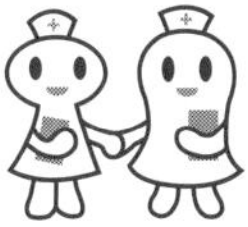

医療事務
ハンドブック
2024

はじめに

医療保険制度は高齢化や少子化、経済動向を踏まえ抜本的改革の第一歩を踏み出しました。

医療機関での業務もますます多様化し、医療事務担当者には専門的知識が要求されています。学習して得た知識は自分の財産となり将来生かせるものとなりますが、今後の制度改革に適宜対応していく柔軟性も必要となってきます。

本書は、医療事務に従事する方々が厳格な収入管理と患者サービスの充実という二つの要請に応えられるよう、医療事務の現場から求められる内容を本旨として編集しました。窓口業務や請求事務において重要となる医療保険制度の概要や診療報酬の基礎的知識等をまとめ、特に公費負担医療費助成制度の概要、医療保険給付割合、一部負担金（窓口徴収）算定方法などを詳細に解析しております。診療報酬明細書の記入例につきましては、各地域により異なる場合もありますのでご了承下さい。また、診療報酬算定の場面で必要な医療用語・略称・人体図なども充実させています。

本書の中には自由に書き込みが出来るページがありますので、事務上の必要事項を書き込んでいただき、あなたのオリジナルのハンドブックを作って頂けたらと思います。

本書が医療事務に従事する方、学習中の方のお役に立ち、医療事務に従事することへのさらなる誇りと励みになりますよう願っております。

2024年５月　編集部

目　次

医　療　事　務

略語・医療用語・人体図

医療事務

マナー

✓身だしなみチェックポイント

髪型

髪が顔にかからないようにきちんとまとめ、ロングヘアーなら一つに束ねておきましょう。不潔感を与えないように特に注意が必要です。

化粧

厚化粧はさけ、健康的でさわやかな印象を与えるようにします。

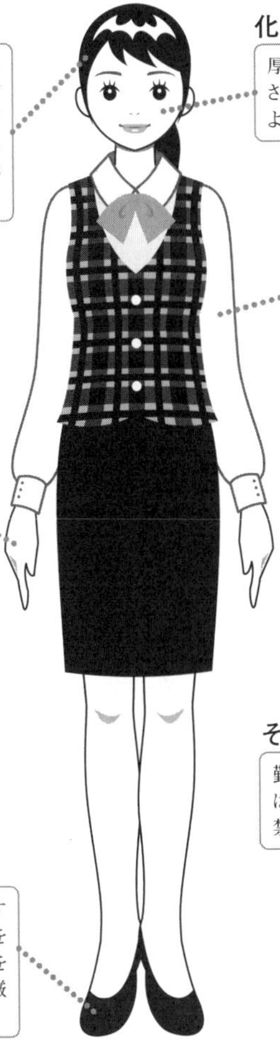

服装

洗濯されていて、アイロンのかかった清潔なものを着用します。襟元や袖口の汚れにも十分注意しましょう。

手元

爪の伸び過ぎに注意し、手は清潔に保ちましょう。ネイルアートや派手なマニキュアは厳禁です。

その他

勤務中はアクセサリーをはずしましょう。香水は禁物です。

足元

シンプルでヒールの高すぎない動きやすいものを着用しましょう。かかとを踏みつけて歩くのは厳禁です。

☑チェックシート

〈身だしなみ〉

- ☐ お化粧は濃過ぎませんか？不健康そうな印象になっていませんか？
- ☐ 髪型は整っていますか？肩より長い髪は束ねていますか？
- ☐ 爪は伸びすぎていませんか？
- ☐ 制服の着用には清潔感がありますか？
- ☐ ストッキングは伝線していませんか？
- ☐ 靴は汚れていませんか？
- ☐ アクセサリーは外していますか？
- ☐ 腕時計は大き過ぎませんか？

〈心がけ〉

- ☐ 笑顔を心がけていますか？
- ☐ 背筋は伸びていますか？
- ☐ 積極的にあいさつをしていますか？
- ☐ 何かをしながらの対応になっていませんか？
- ☐ かけた言葉に心をこめていましたか？

〈敬語〉

	丁寧語	尊敬語	謙譲語
	丁寧に表現する	相手の動作などに敬意を表す	自分の動作などをへりくだって述べる
する	します	される、なさる	いたします
言う	言います	おっしゃる	申す、申し上げる
見る	見ます	ご覧になる	拝見する
聞く	聞きます	お聞きになる	伺う、承る
行く	行きます	行かれる、いらっしゃる	伺う、参る
来る	来ます	お越しになる、いらっしゃる	伺う、参る
会う	会います	お会いになる	お目にかかる
待つ	待ちます	お待ちになる	お待ちする
知る	知っています	ご存知になる	存じ上げる
書く	書きます	書かれる	書かせていただく

〈気をつけたい言葉遣い〉

普段	改まった場合
どなたですか	どちら様でしょうか
何の用でしょうか	どのようなご用件でしょうか
できません	致しかねます
解りません	解りかねます
どうですか	いかがでしょうか
ちょっと待ってください	少々お待ちいただけますか
こちらにどうぞ	こちらにお越しいただけますか
説明します	ご説明いたします
電話の声が聞こえません	少々お電話が遠いようですが
名前は何と読みますか	お名前は何とお読みすれば宜しいでしょうか

〈クッション言葉を活用しましょう〉

「クッション言葉」は相手に何かを依頼したり、お断りや謝罪など伝えにくい言葉の前に添えて会話の雰囲気を和らげます。

お手数ですが
恐れ入りますが
申し訳ございませんが
今お時間よろしいでしょうか
ご迷惑をおかけしますが

〈電話対応〉

□ 対応の基本

・表情が見えず、声のみでの対応になるので
ゆっくり、はっきり、正しい言葉遣いで話します。
・声は小さすぎて相手に聞き取りにくいのも困りますが、
周りの人に聞こえてしまうような大きな声は控えます。
・電話呼び出し音の２コール以内に受話器を取ります。
それ以上お待たせした時には「お待たせ致しました」と添えましょう。

□ 対応例

・メモを手元に置いて、用件を書き留める準備をしましょう。
①あいさつ
午前中（11時くらいまで）は「おはようございます」
それ以降は「こんにちは」
②こちらの医療機関名を名乗ります
③相手の確認
相手が名乗られたら復唱して確認します。
相手が名乗らなければ「失礼ですが、どちら様でしょうか?」とお尋ねします。
④用件を伺う
よくある電話でのお問い合わせには、すぐにお答えできるように準備しておきましょう。
・診療受付時間や休診日
・最寄り駅からの道順　など
⑤自分の名前を名乗る
責任を持って対応し、「○○が承りました」と自分の名前を伝えましょう。
⑥一言を添える
患者さまからのお問い合わせには「お大事になさってください」等のいたわりの言葉を添えましょう。
・治療に関しては、自分で判断せず必ず医師の指示を受けます。
・患者様の個人情報を扱っている事を常に注意しましょう。

被保険者証等見本

◀

(被保険者)　　令和　年　月　日交付

健康保険
被保険者証　記号　　番号　　(枝番)

氏名
性別
生　年　月　日　　年　月　日
資格取得年月日　　年　月　日

保険者所在地
保険者番号・名称

印

◀

(被扶養者)　　令和　年　月　日交付

健康保険
被保険者証　記号　　番号　　(枝番)

氏名　　被保険者氏名
性別　　続柄
生　年　月　日　　年　月　日

保険者所在地
保険者番号・名称

印

(裏面)

住　所	
備　考	

※　以下の欄に記入することにより、臓器提供に関する意思を表示することができます。
記入する場合は、1から3までのいずれかの番号を○で囲んでください。

1．私は、脳死後及び心臓が停止した死後のいずれでも、移植の為に臓器を提供します。
2．私は、心臓が停止した死後に限り、移植の為に臓器を提供します。
3．私は、臓器を提供しません。
《1又は2を選んだ方で、提供したくない臓器があれば、×をつけてください。》
【 心臓・肺・肝臓・腎《じん》臓・膵《すい》臓・小腸・眼球 】
〔特記欄：　　〕
署名年月日：　　年　　月　　日

本人署名（自筆）：　　家族署名（自筆）：

国民健康保険被保険者証

○○都道府県
国民健康保険
被保険者証

有効期限　　年　　月　　日

記　号		番　号	（枝番）
氏　名		性　別	
生　年　月　日			年　　月　　日
適用開始年月日			年　　月　　日
交付年月日			年　　月　　日
世帯主氏名			
住　所			
保険者番号			□□□□□□
交付者名			印

（裏面）

住　所	
備　考	

※　以下の欄に記入することにより、臓器提供に関する意思を表示することができます。記入する場合は、１から３までのいずれかの番号を○で囲んでください。

１．私は、脳死後及び心臓が停止した死後のいずれでも、移植の為に臓器を提供します。
２．私は、心臓が停止した死後に限り、移植の為に臓器を提供します。
３．私は、臓器を提供しません。
《１又は２を選んだ方で、提供したくない臓器があれば、×をつけてください。》
【 心臓・肺・肝臓・腎《じん》臓・膵《すい》臓・小腸・眼球 】
〔特記欄：　　　　　　　　　　　　　　　　　〕
署名年月日：　　　年　　月　　日

本人署名（自筆）：　　　　　　　家族署名（自筆）：

（一）

国民健康保険被保険者証			
有効期限	令和　　年　　月　　日		
記号		番号	（枝番）
世帯主　住　所			
世帯主　氏　名			男 女
世帯主　生年月日	年　　月　　日		
保険者の番号・所在地・名称及び印	□□□□□□ 印	一部負担金の割合	**3割**
交付年月日	令和　　年　　月　　日		

（二）

被保険者氏名	男女別	生年月日	資格取得年月日	保険者印
	男　女	明大昭平	明大昭平	
	男　女	明大昭平	明大昭平	
	男　女	明大昭平	明大昭平	
	男　女	明大昭平	明大昭平	
	男　女	明大昭平	明大昭平	
	男　女	明大昭平	明大昭平	
	男　女	明大昭平	明大昭平	
	男　女	明大昭平	明大昭平	
	男　女	明大昭平	明大昭平	
	男　女	明大昭平	明大昭平	
備考				

◀ 特 退

（被保険者）　　令和　年　月　日交付

健 康 保 険
特 例 退 職
被 保 険 者 証

記号　　番号　　（枝番）

氏名
性別
生　年　月　日　　　年　月　日
資格取得年月日　　　年　月　日

保険者所在地

保 険 者 番 号
保 険 者 名 称　　印

◀ 特 退

（被扶養者）　　令和　年　月　日交付

健 康 保 険
特 例 退 職
被 保 険 者 証

記号　　番号　　（枝番）

氏名　　被保険者氏名
性別　　続柄
生　年　月　日　　　年　月　日

保険者所在地

保 険 者 番 号
保 険 者 名 称　　印

（裏面）

住　所

備　考

※　以下の欄に記入することにより、臓器提供に関する意思を表示することができます。
記入する場合は、１から３までのいずれかの番号を○で囲んでください。

1．私は、脳死後及び心臓が停止した死後のいずれでも、移植の為に臓器を提供します。
2．私は、心臓が停止した死後に限り、移植の為に臓器を提供します。
3．私は、臓器を提供しません。
《1又は2を選んだ方で、提供したくない臓器があれば、×をつけてください。》
【 心臓・肺・肝臓・腎《じん》臓・膵《すい》臓・小腸・眼球 】
〔特記欄：　　　　〕
署名年月日：　　年　月　日

本人署名（自筆）：　　　　家族署名（自筆）：

被保険者証兼高齢受給者証（一体型）

○○都道府県
国民健康保険
被保険者証
兼高齢受給者証

有効期限　年　月　日
記号　番号
（枝番）

氏名　　性別
生年月日　年　月　日
適用開始年月日　年　月　日
交付年月日　年　月　日
発効期日　年　月　日
世帯主氏名　　一部負担金の割合
住所　　○割
保険者番号 □□□□□□　　印
交付者名

〈社保〉

健康保険高齢受給者証

令和　年　月　日交付

記号		番号	(枝番)
被保険者	氏　名		男 女
	生年月日	年　月　日	
対象者	氏　名		男 女
	生年月日	年　月　日	
	住　所		
発効年月日		令和　年　月　日	
有効期限		令和　年　月　日	
一部負担金の割合			
保険者	所在地		
	保険者番号 名　称 及び印		

〈国保〉

○○都道府県国民健康保険
高齢受給者証

有効期限　年　月　日
交付年月日　年　月　日

記　号		番　号	(枝番)
世帯主	住　所		
	氏　名		男・女
対象被保険者	氏　名		男・女
	生年月日	年　月　日	
一部負担金の割合			
発効期日		年　月　日	
保険者番号並びに交付者の名称及び印			

〈社保〉

健康保険限度額適用認定証

令和　年　月　日交付

被保険者	記　号		番　号	(枝番)
	氏　名			男女
	生年月日	昭和・平成・令和　年　月　日		
適用対象者	氏　名			男女
	生年月日	昭和・平成・令和　年　月　日		
	住　所			
発効年月日		令和　年　月　日		
有効期限		令和　年　月　日		
適用区分				
保険者	所在地			
	保険者番号 名　称 及び印			

〈国保〉

○○都道府県国民健康保険
限度額適用認定証

有効期限　年　月　日
交付年月日　年　月　日

記　号			番　号	(枝番)
世帯主(組合員)	住　所			
	氏　名			男・女
適用対象者	氏　名			男・女
	生年月日	年　月　日		
発効期日		年　月　日		
適用区分				
保険者番号並びに交付者の名称及び印				

・70歳未満（申請により交付される）

〈社保〉

健康保険限度額適用・標準負担額減額認定証

令和　　年　　月　　日交付

被保険者	記　号		番　号	（枝番）
	氏　名			男女
	生年月日	昭和・平成・令和　年　月　日		
適用・減額対象者	氏　名			男女
	生年月日	昭和・平成・令和　年　月　日		
	住　所			
発効年月日		年　月　日		
有効期限		年　月　日		
適用区分				
長期入院該当		令和　年　月　日	保険者印	
保険者	所在地			
	保険者番号			
	名称及び印			

〈国保〉

○○都道府県国民健康保険
限度額適用・標準負担額減額認定証

有効期限　　年　月　日
交付年月日　年　月　日

記　号			番　号	（枝番）
世帯主（組合員）	住　所			
	氏　名			男・女
適用・減額対象者	氏　名			男・女
	生年月日	年　月　日		
発効期日		年　月　日		
適用区分				
長期入院該当年月日		令和　年　月　日	交付者印	
保険者番号並びに交付者の名称及び印				

・住民税非課税者（申請により交付される）

後期高齢者医療被保険者証

有効期限　年　月　日
交付年月日　年　月　日

被保険者番号			
被保険者	住所		
	氏名		男・女
	生年月日	年　月　日	
資格取得年月日		年　月　日	
発効期日		年　月　日	
一部負担金の割合			
保険者番号並びに保険者の名称及び印			

後期高齢者医療被保険者証　有効期限　年　月　日

被保険者番号
住所
氏名
生年月日　年　月　日　性別
資格取得年月日　年　月　日
発効期日　年　月　日
交付年月日　年　月　日
一部負担金の割合　○割
保険者番号　3 9 ○○○○○○
保険者名　○○○後期高齢者医療広域連合　印

後期高齢者医療限度額適用・標準負担額減額認定証

有効期限　　年　月　日
交付年月日　年　月　日

<table>
<tr><td colspan="2">被保険者番号</td><td colspan="3"></td></tr>
<tr><td rowspan="3">被保険者</td><td>住所</td><td colspan="3"></td></tr>
<tr><td>氏名</td><td colspan="2"></td><td>男・女</td></tr>
<tr><td>生年月日</td><td colspan="3">年　月　日</td></tr>
<tr><td colspan="2">発効期日</td><td colspan="3">年　月　日</td></tr>
<tr><td colspan="2">適用区分</td><td colspan="3"></td></tr>
<tr><td colspan="2">長期入院該当年月日</td><td>年　月　日</td><td>保険者印</td><td></td></tr>
<tr><td colspan="2">保険者番号並びに保険者の名称及び印</td><td colspan="3"></td></tr>
</table>

任意継続被保険者証

健康保険 本人（被保険者）
被保険者証 令和　年　月　日交付

記号　　番号　　（枝番）

氏名
生年月日　年　月　日　性別
資格取得年月日　年　月　日

任意継続被保険者
資格喪失予定年月日　年　月　日

保険者番号
保険者名称　全国健康保険協会　○○支部
保険者所在地

印

＜任意継続被保険者の取扱い＞

受給資格	被保険者の資格を喪失した者であって、喪失の日の前日まで継続して2月以上被保険者であった者
手続期限	被保険者の資格を喪失した日から20日以内に「任意継続被保険者資格取得申請書」を提出すること
資格の喪失（有効期限）	任意継続被保険者となった日から起算して2年を経過したときは資格を喪失する
給付範囲	健康保険法による「療養の給付」と同様の保険給付となる
保険料	事業主負担分の保険料を含む全額を任意継続被保険者が負担する義務がある
その他	被扶養者（家族）も給付の対象となる

○○都道府県国民健康保険 被保険者資格証明書 有効期限　年　月　日まで 交付年月日　年　月　日交付			
記号		番号	(枝番)
世帯主	住　所		
	氏　名		男・女
被保険者	氏　名		男・女
	生年月日	年　月　日	
交付者	保険者番号並びに交付者の名称及び印	□□□□□□□□	

解説 〈特別療養費〉

国民健康保険料の滞納者に対する措置である。

特別な事情があると認める場合を除き、滞納者に対して被保険者証の返還を求め、被保険者資格証明書を交付する。(世帯員である15歳未満の児童に対しては資格証明書ではなく短期の被保険者証が交付される。)

被保険者（患者）に診療を行った場合は窓口において全額を徴収し、レセプト上部余白に「特別療養費」と**朱記**し別綴りする。(電子データではなく、**紙レセプトで提出**する)

被保険者（患者）は支払った費用について特別療養費として保険者に申請し償還払いを受ける。

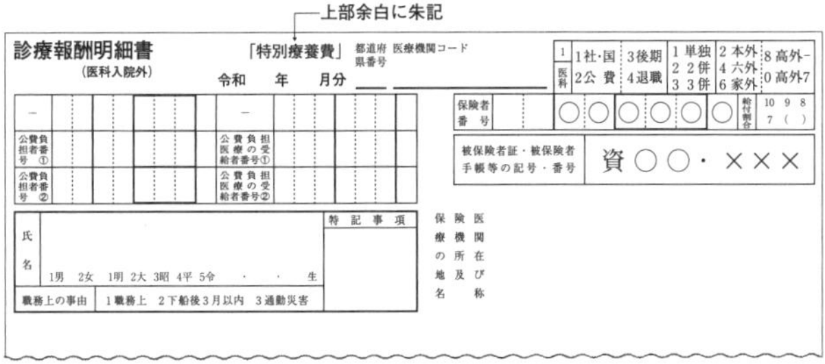

マイナンバーカード

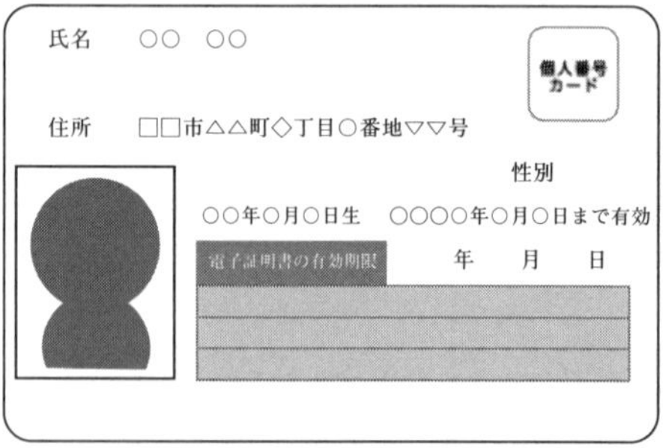

〈マイナンバーカードでの受付〉

マイナンバーカードを健康保険証として利用するには、患者自身がマイナポータルで健康保険証利用申込(初回登録)を行う。

マイナンバーカードを健康保険証として利用する場合

①患者自身が設置されたカードリーダーにマイナンバーカードを置く。
②顔認証または暗証番号(数字4桁)から本人確認することによりオンライン資格確認が可能となる。
③薬剤情報・特定健診等情報の閲覧同意、高額療養費制度を利用する場合等は該当するものを選択する。
④資格確認等が完了したらマイナンバーカードをカードリーダーから取り出す。
※マイナンバーカードは受付では預からず患者自身が操作する。ただし小児・障害者等自らで操作を行うことが難しい場合は、親等の代理人が代理で操作出来る。

＜参考＞ マイナンバーカード保険証利用について(厚生労働省)
https://www.mhlw.go.jp/stf/newpage_08277.html(被保険者向け)
https://www.mhlw.go.jp/stf/newpage_08280.html(医療機関向け)
マイナンバーカードの健康保険証利用(マイナポータル)
https://myna.go.jp/html/hokenshoriyou_top.html

オンライン資格確認

令和５年４月より、オンライン資格確認が原則義務化となった。(経過措置あり)オンライン資格確認では、支払基金・国保中央会のオンライン資格確認等システムにアクセスし、マイナンバーカードのICチップまたは健康保険証の記号番号等により直ちに保険情報の資格確認が完了する。

これに伴い、保険証を個人単位化する必要があることから、令和２年10月から新たに発行される保険証には記号・番号の後に２桁の（枝番）が印字されている。そのため現行では、(枝番）の印字がある保険証と無い保険証が混在している。

（健康保険証とマイナンバーカードの一体化推進に向け、令和６年12月に健康保険証の廃止を予定)

・健康保険証
提示された健康保険証の個人単位の被保険者番号、記号番号等を利用

・マイナンバーカード
患者自身でカードリーダーにかざし、ICチップを用いて本人確認（顔認証又は暗証番号）し利用

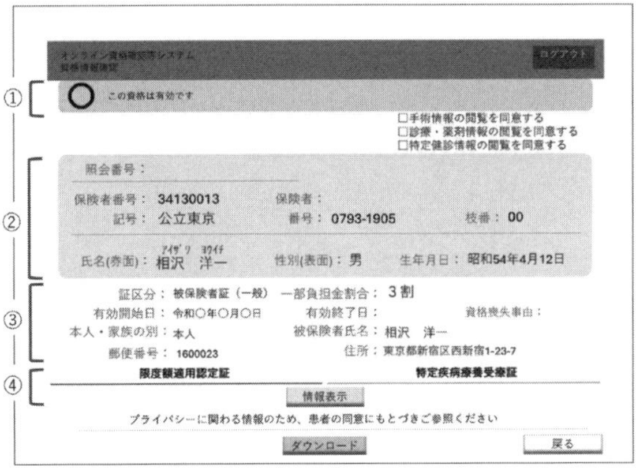

①資格状況、②被保険者情報、③資格情報、④各種証情報

患者から情報閲覧の同意を得ることにより※限度額適用認定証等情報を取得できるため、患者は限度額以上の医療費を窓口で支払う必要が無くなる。

※限度額適用認定証等情報　とは

高齢受給者証、限度額適用認定証、限度額適用・標準負担額減額認定証、特定疾病療養受療証に関する情報

資格確認の対象となる証類は、保険者がシステム管理している証類（健康保険被保険者証、国民健康保険被保険者証、後期高齢者医療被保険者証等）のため、自治体が管理している公費負担、地方単独事業に伴う証類は原則として対象外。

マイナンバーカードを提示し患者の意思を確認した上で、有資格者等(医師、歯科医師、薬剤師等)が閲覧できる情報

・薬剤情報　・特定健診等情報　・診療情報等

医療保険

（主保険）

医療保険（主保険）一覧

<table>
<tr><th></th><th colspan="3">種類</th><th>法別番号</th></tr>
<tr><td rowspan="13">被用者保険</td><td colspan="3">全国健康保険協会管掌健康保険</td><td>01</td></tr>
<tr><td colspan="3">船員保険</td><td>02</td></tr>
<tr><td colspan="2" rowspan="2">日雇特例被保険者の保険</td><td>一般療養</td><td>03</td></tr>
<tr><td>特別療養費</td><td>04</td></tr>
<tr><td colspan="3">組合管掌健康保険</td><td>06</td></tr>
<tr><td colspan="3">自衛官等</td><td>07</td></tr>
<tr><td rowspan="5">共済組合</td><td colspan="2">国家公務員</td><td>31</td></tr>
<tr><td colspan="2">地方公務員等</td><td>32</td></tr>
<tr><td colspan="2">警察</td><td>33</td></tr>
<tr><td colspan="2">公立学校</td><td rowspan="2">34</td></tr>
<tr><td colspan="2">私立学校振興・共済事業団</td></tr>
<tr><td colspan="2" rowspan="2">特例退職被保険者</td><td>特定組合</td><td>63</td></tr>
<tr><td>特定共済</td><td>72 73 74 75</td></tr>
<tr><td rowspan="2">国民健康保険</td><td colspan="3">国民健康保険
(一般国保)(市町村国保・公営国保)</td><td>なし</td></tr>
<tr><td colspan="3">国民健康保険組合(特別国保)(国保組合)</td><td>なし</td></tr>
<tr><td colspan="4">後期高齢者医療制度</td><td>39</td></tr>
</table>

医療保険給付割合及び一部負担金の割合
（70歳未満）

・被用者保険、特例退職被保険者、任意継続被保険者
・国民健康保険

<table>
<tr><td>法別番号</td><td colspan="3">01(協会)　02(船)　03(日)　04(日特)　06(組)　07(自)
31～34(共)　63・72～75(退)　67</td></tr>
<tr><td>受給資格の確認</td><td colspan="3">被保険者証又は被保険者証（＋限度額適用認定証）</td></tr>
<tr><td></td><td></td><td>義務教育就学前 ※1</td><td>義務教育就学後 ※2
70歳未満</td></tr>
<tr><td rowspan="2">保険者の給付割合</td><td>入院</td><td rowspan="2">8割</td><td rowspan="2">7割</td></tr>
<tr><td>外来</td></tr>
<tr><td rowspan="2">一部負担金(窓口徴収)</td><td>入院</td><td rowspan="2">2割　ただし※3　限度</td><td rowspan="2">3割　ただし※3　限度</td></tr>
<tr><td>外来</td></tr>
</table>

・02(船員)「本人のみ」職務外を除き10割給付
・02(船員)通勤災害の場合、初診時200円の一部負担金
・国保は、条例又は規約で一部負担金の割合を減ずることができる
・70歳未満一部負担金の割合は上記のとおり。適用区分が確認できる場合には、各区分ごとに月額限度額(入院・外来別)が定められ現物給付される

※1　義務教育就学前＝6歳に達する日以後の最初の3月31日以前
※2　義務教育就学後＝6歳に達する日以後の最初の3月31日の翌日
※3　適用区分「ア」月額限度額
【252,600円＋（医療費－842,000円）×1％】限度
適用区分「イ」月額限度額
【167,400円＋（医療費－558,000円）×1％】限度
適用区分「ウ」月額限度額
【80,100円＋（医療費－267,000円）×1％】限度
適用区分「エ」月額限度額
【57,600円】限度
適用区分「オ」月額限度額
【35,400円】限度

・適用区分「ア」「イ」「ウ」「エ」は「限度額適用認定証」で、適用区分「オ」は「限度額適用認定証」又は「限度額適用・標準負担額減額認定証」で確認する
・適用区分が確認できない場合、複数の医療機関を受診している場合、入院と外来がある場合等では、後から高額療養費制度が適用され、高額療養費算定基準額(月額限度額)を超えた部分について支給される(償還払)。

医療保険給付割合及び一部負担金の割合
（70歳以上75歳未満）【高齢受給者】（後期高齢者医療除く）

・被用者保険、特例退職被保険者、任意継続被保険者
・国民健康保険

法別番号		01（協会）02（船）03（日）04（日特）06（組）07（自） 31～34（共）63・72～75（退）67			
受給資格の確認		被保険者証＋高齢受給者証 （＋限度額適用・標準負担額減額認定証）			
所得区分		現役並み ※1 所得者Ⅲ、Ⅱ、Ⅰ	一般	低所得者 ※2 Ⅱ	低所得者 ※2 Ⅰ
保険者の給付割合	入院 外来	7割	8割	8割	8割
一部負担金（窓口徴収）	入院	3割 ただし ※3 限度	2割 ただし57,600円限度※4	2割 ただし24,600円限度	2割 ただし15,000円限度
一部負担金（窓口徴収）	外来	3割 ただし ※3 限度	2割 ただし18,000円限度※5	2割 ただし8,000円限度	2割 ただし8,000円限度

※1「高齢受給者証」の一部負担金の割合欄、「限度額適用認定証」の適用区分欄で区分される

※2「健康保険限度額適用・標準負担額減額認定証」又は「国民健康保険限度額適用・標準負担額減額認定証」の交付を受けた者
・低所得者Ⅱ＝市町村民税非課税世帯の者等
・低所得者Ⅰ＝「Ⅱ」のうち所得が一定の基準に満たない70歳以上の者等

※3 「現役並み所得者」月額限度額
現役並み所得Ⅲ
【252,600円＋（医療費－842,000円）×1%】（多数回該当140,100円）
現役並み所得Ⅱ
【167,400円＋（医療費－558,000円）×1%】（多数回該当93,000円）
現役並み所得Ⅰ
【80,100円＋（医療費－267,000円）×1%】限度（多数回該当44,400円）

※4 多数回該当44,400円

※5 年間上限14.4万円

・70歳以上75歳未満高齢受給者（後期高齢者医療除く）一部負担金の割合は上記のとおり。「現役並み所得者Ⅲ、Ⅱ、Ⅰ」、「一般」及び「低所得者Ⅱ、Ⅰ」に区分して月額限度額（入院・外来別）が定められ現物給付される。
・複数の医療機関を受診している場合、入院と外来がある場合等では、後から高額療養費制度が適用され、高額療養費算定基準額（月額限度額）を超えた部分について支給される（償還払）。

後期高齢者医療制度給付割合及び一部負担金の割合（75歳以上）

<table>
<tr><td>法別番号</td><td colspan="6">39（高）</td></tr>
<tr><td>受給資格の確認</td><td colspan="6">被保険者証
（＋限度額適用･標準負担額減額認定証）</td></tr>
<tr><td>対象者</td><td colspan="6">75歳以上の者又は65歳以上75歳未満で寝たきり等の状態及び障害の状態にある旨の市町村長の認定を受けた者</td></tr>
<tr><td rowspan="2">所得区分</td><td colspan="2" rowspan="2">現役並み ※1
所得者Ⅲ、Ⅱ、Ⅰ</td><td rowspan="2">一般Ⅱ</td><td rowspan="2">一般Ⅰ</td><td colspan="2">低所得者 ※2</td></tr>
<tr><td>Ⅱ</td><td>Ⅰ</td></tr>
<tr><td rowspan="2">給付割合</td><td>入院</td><td rowspan="2">7割</td><td rowspan="2">8割</td><td rowspan="2">9割</td><td rowspan="2">9割</td><td rowspan="2">9割</td></tr>
<tr><td>外来</td></tr>
<tr><td rowspan="2">一部負担金（窓口徴収）</td><td>入院</td><td>3割
ただし ※3 限度</td><td colspan="2">2割　1割
ただし57,600円限度※4</td><td>1割
ただし24,600円限度</td><td>1割
ただし15,000円限度</td></tr>
<tr><td>外来</td><td>3割
ただし ※3 限度</td><td>2割
※5 ※6</td><td>1割
ただし18,000円限度※6</td><td>1割
ただし8,000円限度</td><td>1割
ただし8,000円限度</td></tr>
<tr><td>保険請求の方法</td><td colspan="6">国保連合会を通して、各広域連合へ請求</td></tr>
</table>

※1「被保険者証」の一部負担金の割合欄、「限度額適用認定証」の適用区分欄で区分される

※2　後期高齢者医療の「限度額適用･標準負担額減額認定証」の交付を受けた者
- 低所得者Ⅱ＝市町村民税非課税世帯の者等
- 低所得者Ⅰ＝「Ⅱ」のうち所得が一定の基準に満たない75歳以上の者等

※3　「現役並み所得者」月額限度額

現役並み所得Ⅲ
【252,600円＋（医療費－842,000円）×1％】（多数回該当140,100円）

現役並み所得Ⅱ
【167,400円＋（医療費－558,000円）×1％】（多数回該当93,000円）

現役並み所得Ⅰ
【80,100円＋（医療費－267,000円）×1％】限度（多数回該当44,400円）

※4　多数回該当44,400円

※5　令和４年10月から令和７年９月までは
6,000円＋（医療費－30,000円）×10％又は18,000円のいずれか低い方

※6　年間上限14.4万円

- 後期高齢者医療一部負担金の割合は上記のとおり。「現役並み所得者Ⅲ、Ⅱ、Ⅰ」、「一般Ⅱ、Ⅰ」及び「低所得者Ⅱ、Ⅰ」に区分して月額限度額（入院・外来別）が定められ現物給付される。
- 複数の医療機関を受診している場合、入院と外来がある場合等では、後から高額療養費制度が適用され、高額療養費算定基準額（月額限度額）を超えた部分について支給される（償還払）。

食事療養標準負担額及び生活療養標準負担額

◎食事療養標準負担額

<table>
<tr><th colspan="2">対象者の分類</th><th>食事療養標準負担額
（1食につき）</th></tr>
<tr><td>A</td><td>B、C、Dのいずれにも該当しない者</td><td>490円</td></tr>
<tr><td>B</td><td>C、Dのいずれにも該当しない
・小児慢性特定疾病児童等※1又は指定難病患者※2</td><td>280円</td></tr>
<tr><td rowspan="2">C</td><td rowspan="2">70歳未満：低所得者／70歳以上：低所得Ⅱ</td><td>230円</td></tr>
<tr><td>180円（90日超）</td></tr>
<tr><td>D</td><td>70歳以上：低所得Ⅰ</td><td>110円</td></tr>
</table>

◯生活療養標準負担額

<table>
<tr><th rowspan="2" colspan="2">対象者の分類</th><th colspan="2">生活療養標準負担額</th></tr>
<tr><th>食費（1食）</th><th>居住費（1日）</th></tr>
</table>

◇医療の必要性の高い者及び指定難病患者のいずれにも該当しない者

<table>
<tr><td rowspan="2">一般及び
現役並所得者</td><td>入院時生活療養（Ⅰ）</td><td>490円</td><td rowspan="4">370円</td></tr>
<tr><td>入院時生活療養（Ⅱ）</td><td>450円</td></tr>
<tr><td colspan="2">70歳未満：低所得者／70歳以上：低所得Ⅱ</td><td>230円</td></tr>
<tr><td colspan="2">70歳以上：低所得Ⅰ</td><td>140円</td></tr>
<tr><td colspan="2">75歳以上：老齢福祉年金受給者</td><td rowspan="2">100円</td><td rowspan="2">0円</td></tr>
<tr><td colspan="2">境界層該当者※3</td></tr>
</table>

◇医療の必要性の高い者（指定難病患者を除く）

<table>
<tr><td rowspan="2">一般及び
現役並所得者</td><td>入院時生活療養（Ⅰ）</td><td>490円</td><td rowspan="4">370円</td></tr>
<tr><td>入院時生活療養（Ⅱ）</td><td>450円</td></tr>
<tr><td colspan="2">70歳未満：低所得者／70歳以上：低所得Ⅱ</td><td>230円
180円（90日超）</td></tr>
<tr><td colspan="2">70歳以上：低所得Ⅰ</td><td rowspan="3">110円</td></tr>
<tr><td colspan="2">75歳以上：老齢福祉年金受給者</td><td rowspan="2">0円</td></tr>
<tr><td colspan="2">境界層該当者※3</td></tr>
</table>

◇指定難病患者※2

<table>
<tr><td>一般及び現役並所得者</td><td>280円</td><td rowspan="5">0円</td></tr>
<tr><td>70歳未満：低所得者／70歳以上：低所得Ⅱ</td><td>230円
180円（90日超）</td></tr>
<tr><td>70歳以上：低所得Ⅰ</td><td rowspan="3">110円</td></tr>
<tr><td>75歳以上：老齢福祉年金受給者</td></tr>
<tr><td>境界層該当者※3</td></tr>
</table>

※1　児童福祉法に規定する小児慢性特定疾病児童等

※2　難病の患者に対する医療等に関する法律に規定する指定難病の患者

※3　本来の所得区分に基づく負担であれば生活保護を必要とするが、より負担の低い基準を適用して負担軽減すれば生活保護を必要としない状態になる者

高額療養費

高額療養費とは、医療保険加入者が療養の給付等で保険医療機関や保険調剤薬局の窓口で支払った一部負担金の額が、暦月（月の初めから終わりまで）単位で一定額を超えた場合、その超えた金額について保険者より給付される制度です。その月額限度額は、年齢や所得により異なっています。また、70歳以上の場合は、外来と入院でも異なります。

◇給付条件◇

保険医療機関等の窓口にて所得区分等が確認できた場合の現物給付と、それ以外に保険者からの償還払がある。また、同一月内に同一世帯で複数の自己負担があるときには、これらを合算して、月額限度額を超える場合には、超える額が給付される。

高額療養費の算定は、同一月内の入院療養と外来療養及び療養費の一部負担金すべてが対象となる。(食事・生活療養除く)

〈高額療養費対象外項目〉

①差額ベッド代(室料差額分)
②入院時食事療養費にかかる標準負担額
③保険外併用療養費における自費負担分(先進技術部分等)
④歯科の自由診療費
⑤そのほか保険適用外によるもの
(特殊薬剤、正常分娩、経済的理由による人工妊娠中絶、美容外科など)

〈高額療養費の算定基準額〉

（1）70歳未満

（月額）

所得区分		自己負担限度額
年収約 1,160万円～ 健保:標準報酬月額83万円以上 国保:年間所得901万円超	ア	252,600円＋（医療費－842,000円）×1% ［※140,100円］
年収約770～約1,160万円 健保:標準報酬月額53万円以上79万円未満 国保:年間所得600万円超901万円以下	イ	167,400円＋（医療費－558,000円）×1% ［93,000円］
年収約370～約770万円 健保:標準報酬月額28万円以上50万円未満 国保:年間所得210万円超600万円以下	ウ	80,100円＋（医療費－267,000円）×1% ［44,400円］
～年収約370万円 健保:標準報酬月額26万円未満 国保:年間所得210万円以下	エ	57,600円 ［44,400円］
低所得者（住民税非課税）	オ	35,400円 ［24,600円］

※多数回該当:過去12か月に3回以上高額療養費の支給を受け、4回目以降の支給に該当する場合以下［　］は多数回該当を表す

・同一医療機関で、同一月内に支払った医療費の一部負担金（入院・外来別）の限度額。自己負担限度額を超える時、「限度額適用認定証」「限度額適用・標準負担額減額認定証」で所得区分を確認できた場合には現物給付される。

・所得区分が確認できない場合、複数の医療機関を受診している場合、入院療養と外来療養がある場合等では、後から高額療養費制度が適用され、高額療養費算定基準額を超えた部分について支給される（償還払）。

（2）70歳以上75歳未満

（月額）

<table>
<tr><th>所得区分</th><th>外来
（個人単位）</th><th>自己負担限度額
（世帯単位、入院含む）</th></tr>
<tr><td>現役並みⅢ
年収約1160万～
標報83万円以上
課税所得690万円以上</td><td colspan="2">252,600円＋（医療費－842,000円）×1％
［140,100円］</td></tr>
<tr><td>現役並みⅡ
年収770万～1160万
標報53～79万円
課税所得380万円以上</td><td colspan="2">167,400円＋（医療費－558,000円）×1％
［93,000円］</td></tr>
<tr><td>現役並みⅠ
年収370万～770万
標報28～50万円
課税所得145万円以上</td><td colspan="2">80,100円＋（医療費－267,000円）×1％
［44,400円］</td></tr>
<tr><td>一般
（年収156万円～370万円）</td><td>18,000円
（年間14.4万円上限）</td><td>57,600円
［44,400円］</td></tr>
<tr><td>低所得Ⅱ
住民税非課税</td><td rowspan="2">8,000円
（年間14.4万円上限）</td><td>24,600円</td></tr>
<tr><td>低所得Ⅰ
住民税非課税
（住民税非課税・所得が一定以下）</td><td>15,000円</td></tr>
</table>

※収入の合計額が520万円未満（1人世帯の場合は383万円未満）の場合も含む

・現役並み所得者、一般の所得区分は「高齢受給者証」の一部負担金割合欄、「限度額適用認定症」の適用区分欄で確認する。低所得者は「限度額適用・標準負担額減額認定証」にて確認する。

・同一医療機関での同一月の窓口負担が、自己負担限度額を超えるとき、上記に区分して現物給付される。

・外来の自己負担額は個人単位の限度額を適用し、入院では世帯単位の限度額を適用する。同一世帯に他の負担額がある場合には、さらに世帯合算が行われる。

・75歳到達月の高額療養費算定基準額は、各区分に応じ本来の定める額の2分の1となる。

（3）75歳以上

（月額）

所得区分	外来 （個人単位）	自己負担限度額 （世帯単位、入院含む）
現役並みⅢ 課税所得690万円以上	252,600円＋（医療費－842,000円）×1% ［140,100円］	
現役並みⅡ 課税所得380万円以上	167,400円＋（医療費－558,000円）×1% ［93,000円］	
現役並みⅠ 課税所得145万円以上	80,100円＋（医療費－267,000円）×1% ［44,400円］	
一般Ⅱ 課税所得28万円以上 かつ「年金収入＋年金以外合計所得」が 単身200万円以上、世帯で320万円以上	6,000円＋（医療費－30,000円）×10% または18,000円のいずれか低い方※ （年間14.4万円上限）	57,600円 ［44,400円］
一般Ⅰ	18,000円 （年間14.4万円上限）	
低所得Ⅱ 住民税非課税	8,000円 （年間14.4万円上限）	24,600円
低所得Ⅰ 住民税非課税 （住民税非課税・所得が一定以下）		15,000円

※令和４年10月から令和７年９月までの経過措置

・現役並み所得者、一般の所得区分は「被保険者証」の一部負担金割合欄、「限度額適用認定症」の適用区分欄で確認する。低所得者は「限度額適用・標準負担額減額認定証」にて確認する。

・同一医療機関での同一月の窓口負担が、自己負担限度額を超えるとき、上記に区分して現物給付される。

・外来の自己負担額は個人単位の限度額を適用し、入院では世帯単位の限度額を適用する。同一世帯に他の負担額がある場合には、さらに世帯合算が行われる。

・75歳到達月の高額療養費算定基準額は、各区分に応じ本来の定める額の2分の1となる。

＜解説＞

1．政令で定める高額療養費算定基準額(限度額)に１円未満の端数がある場合、その端数金額が50銭未満であるときはこれを切り捨て、その端数金額が50銭以上であるときはこれを１円に切り上げた額とする(１円未満四捨五入)。

2．政令で定める高額療養費算定基準額(限度額)は、「定額部分」に、かかった「医療費から政令で定める額を差し引いた額に$\frac{1}{100}$（１％）を乗じた額」を加えた合計額が高額療養費算定基準額(限度額)となる。但し低所得者、多数回該当、長期高額疾病に該当する場合は１％の負担を求めない。

3．多数回該当の適用
70歳以上75歳未満(後期高齢者医療除く)の者の外来のみによる高額療養費の支給回数は考慮しない。入院を含めた高額療養費支給回数が12カ月以内に３回以上ある場合に４回目から適用される(つねに直近１年間の支給回数をみて4回目から適用)。

4．現物給付化
保険者から所得区分を表す認定証（住民税課税該当者は「限度額適用認定証」、住民税非課税該当者は「限度額適用・標準負担額減額認定証」）の交付を受け、保険医療機関の窓口で提示することにより、窓口での支払を自己負担の上限額までにとどめることができる（現物給付）。この場合、上限を超えた額については保険医療機関が保険者に対して請求するので、加入者が事後に高額療養費の支給申請をする手間を省くことができる。
また、窓口適用では、同一月、個人単位、同一保険医療機関ごと、医科・歯科別、入院・外来別に計算し、自己負担限度額を適用するので、複数の保険医療機関を受診している場合には、それぞれの保険医療機関の窓口で支払った負担額を合算することはできないため、後日、保険者にて合算し高額療養費の給付を受けることになる（償還払）。

5．世帯合算
70歳未満では個人の一部負担金の額が自己負担限度額に達しない場合であっても、同一月内に同一世帯で合算対象基準額である21,000円以上の一部負担金は合算することができる。
70歳以上75歳未満の者（後期高齢者医療除く）、75歳以上の後期高齢者については、すべての一部負担金を合算できる（合算対象基準額は設けていない）。
医療保険各制度間（被用者保険、国保、後期高齢者医療）についての合算は行わない。

6．高額長期疾病の適用

「特定疾病療養受療証」と「被保険者証」を保険医療機関等に提出する。

イ．人工腎臓（人工透析）を実施している慢性腎不全

ロ．血漿分画製剤を投与している先天性血液凝固第Ⅷ因子障害又は先天性血液凝固第Ⅸ因子障害（いわゆる血友病）

ハ．抗ウイルス剤を投与している後天性免疫不全症候群（エイズ患者）（HIV感染を含み厚生労働大臣の定める者に係るものに限る）

所得区分等	70歳未満で人工腎臓を実施している慢性腎不全	その他の特定疾病
区分「ア」「イ」に該当する場合	20,000円	10,000円
上記以外	10,000円	10,000円

<table>
<tr><td colspan="6">健康保険特定疾病療養受療証
年　月　日交付</td></tr>
<tr><td colspan="2">認定疾病名</td><td colspan="4"></td></tr>
<tr><td rowspan="2">受診者</td><td>氏名及び生年月日</td><td colspan="3">年　月　日生</td><td>男
女</td></tr>
<tr><td>住所</td><td colspan="4"></td></tr>
<tr><td rowspan="2">被保険者</td><td>記号</td><td></td><td>番号</td><td colspan="2"></td></tr>
<tr><td>氏名及び生年月日</td><td colspan="3">年　月　日生</td><td>男
女</td></tr>
<tr><td colspan="2">自己負担限度額</td><td colspan="4"></td></tr>
<tr><td colspan="2">発行期日</td><td colspan="4">年　月　日から有効</td></tr>
<tr><td colspan="2">健康保険組合名及び印</td><td colspan="4"></td></tr>
</table>

（4）75歳誕生月における自己負担限度額の特例

75歳の誕生月（誕生日が月の初日の場合は除く）には、それまで加入していた医療保険と後期高齢者医療のそれぞれで、高額療養費の自己負担限度額が個人単位で本来の額の1/2になる。被保険者が75歳に到達し後期高齢者医療制度に該当した場合、被扶養者もこの対象となる。

70歳以上

所得区分	自己負担限度額		
	個人単位（外来）	個人合算	世帯単位（外来＋入院）
現役並み所得Ⅲ	126,300円＋（医療費−421,000円）×1％［70,050円］		252,600円＋（医療費−842,000円）×1％［140,100円］
現役並み所得Ⅱ	83,700円＋（医療費−279,000円）×1％［46,500円］		167,400円＋（医療費−558,000円）×1％［93,000円］
現役並み所得Ⅰ	40,050円＋（医療費−133,500円）×1％［22,200円］		80,100円＋（医療費−267,000円）×1％［44,400円］
一般Ⅱ	6,000円＋（医療費−30,000円）×10％または9,000円のいずれか低い方	28,800円［22,200円］	57,600円［44,400円］
一般Ⅰ	9,000円		
低所得Ⅱ	4,000円	12,300円	24,600円
低所得Ⅰ	4,000円	7,500円	15,000円

［　］内は多数回該当の場合

70歳未満

所得区分	自己負担限度額	
	個人合算	世帯単位
ア	126,300円＋（医療費−421,000円）×1％［70,050円］	252,600円＋（医療費−842,000円）×1％［140,100円］
イ	83,700円＋（医療費−279,000円）×1％［46,500円］	167,400円＋（医療費−558,000円）×1％［93,000円］
ウ	40,050円＋（医療費−133,500円）×1％［22,200円］	80,100円＋（医療費−267,000円）×1％［44,400円］
エ	28,800円［22,200円］	57,600円［44,400円］
オ	17,700円［12,300円］	35,400円［24,600円］

（5）70歳未満と70歳以上75歳未満（後期高齢者医療除く）がいる世帯の一部負担金を合算する場合

所得区分		70歳以上75歳未満（後期高齢者医療除く）		所得区分	70歳未満
		(A)個人単位 外来のみの場合	(B)世帯単位 入院を含む場合		(C)世帯全体（後期高齢者医療除く）
現役並み所得	Ⅲ	252,600円＋（医療費－842,000円）×1％		ア	252,600円＋（医療費－842,000円）×1％［140,100円］
現役並み所得	Ⅱ	167,400円＋（医療費－558,000円）×1％		イ	167,400円＋（医療費－558,000円）×1％［93,000円］
現役並み所得	Ⅰ	80,100円＋（医療費－267,000円）×1％		ウ	80,100円＋（医療費－267,000円）×1％［44,400円］
一　般		18,000円	57,600円［44,400円］	エ	57,600円［44,400円］
低所得	Ⅱ	8,000円	24,600円	オ	35,400円［24,600円］
低所得	Ⅰ	8,000円	15,000円		

［　］内は多数回該当の場合
・70歳以上、入院・外来共に現物給付

※世帯合算（世帯全体）三段階の手順（後期高齢者医療除く）

｛70歳以上75歳未満（後期高齢者医療除く）で入院と外来があった時は(B)「世帯単位の限度額」を、70歳以上75歳未満（後期高齢者医療除く）と70歳未満があった時は(C)「世帯全体の限度額」を所得区分ごとに適用する｝

①まず70歳以上75歳未満の者（後期高齢者医療除く）の外来一部負担金のみを個人単位で合算し(A)の限度額を適用する（外来に係る一部負担金は現物給付されていない）。

②次に、70歳以上75歳未満の者（後期高齢者医療除く）の(A)までの額と入院分を、世帯単位で合算し(B)の限度額を適用する（入院に係る一部負担金はレセプト単位で限度額を超える額が現物給付されている）。

③さらに、70歳以上75歳未満の者（後期高齢者医療除く）の(B)までの額と70歳未満の者の一部負担金を世帯全体で合算し(C)の限度額を適用する。

＜計算例＞

(例)区分「ウ」70歳未満と「一般」70歳以上75歳未満(後期高齢者医療除く)合算の場合

・70歳未満被保険者入院

医療費150,000円

- 7割保険者負担 105,000円
- 3割一部負担 45,000円

・70歳以上被扶養者入院

医療費600,000円

- 8割保険者負担 480,000円
- 2割一部負担 120,000円
  - 現物給付(保険者負担) 120,000−57,600＝62,400円
  - 入院限度額 57,600円

・70歳以上被扶養者外来

D病院外来

医療費50,000円

- 8割保険者負担 40,000円
- 2割一部負担 10,000円

E病院外来

医療費100,000円

- 8割保険者負担 80,000円
- 2割一部負担 20,000円

外来負担計 30,000円

- 償還払 12,000円
- 外来限度額 18,000円(A)

70歳以上世帯負担 75,600円

- 償還払 18,000円
- 70歳以上世帯限度額 57,600円(B)

世帯全体負担 102,600円

- 102,600−86,430=16,170円 償還払
- 80,100+(900,000−267,000)×1％＝86,430円(C) 実質世帯限度額

保険者負担額	705,000円
(105,000+480,000+40,000+80,000)	
現物給付(保険者負担)	62,400円
償還払(高額療養費)	46,170円
	(12,000+18,000+16,170)
実質世帯負担額	86,430円(C)

≪高額医療費貸付制度≫

高額療養費は支給されるまでに約３～４ケ月程度かかります。そこで当座の医療費支払いにあてるための資金（高額療養費支給見込額の８割相当額）を無利子で融資し、適切な療養の確保と家計負担の軽減を計ることを目的とした制度が高額医療費貸付制度です。

対象者

協会けんぽ、船員保険の被保険者または家族で高額療養費の支給見込みのある者

提出書類

①高額医療費貸付金貸付申込書　②高額医療費貸付金借用書
③医療費請求書　④高額療養費支給申請書（貸付用）
⑤高額医療費貸付金振込通知書

融資金額

融資金額（貸付申込額）＝［医療費請求書の請求額 － 高額療養費算定控除額］×0.8

（百円未満切り捨て）

問い合わせ先

「船員保険」は管轄の保険事務所内の社会保険協会支部
「協会けんぽ」は管轄の全国健康保険協会各支部

●融資のしくみ

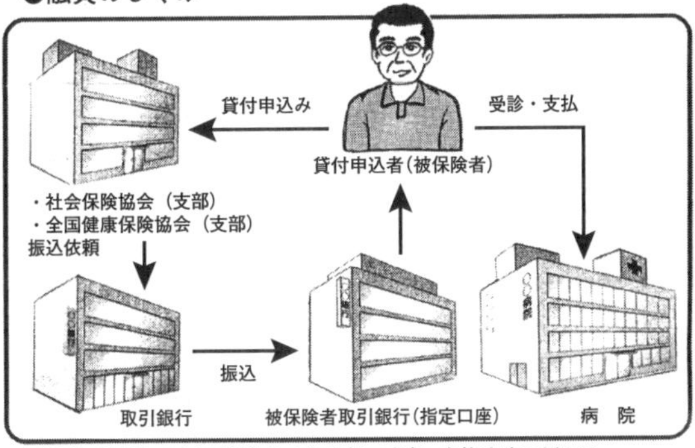

※国民健康保険では市区町村により実施の有無、実施内容が異なる

高額介護合算療養費

医療保険及び介護保険における1年間（毎年8月1日～翌年7月31日）の自己負担合計額が著しく高額になる場合の負担軽減を図るために、年間の自己負担限度額を設け、その限度額を超えた部分について高額介護合算療養費（介護保険制度からは高額医療合算サービス費）として、申請に基づき保険者より支給されます。（償還払）

＜高額医療・高額介護合算制度＞ 厚生労働省HPより抜粋

1. 目的

医療保険、介護保険の両給付を受けることにより、自己負担額が著しく高額になる場合に、医療・介護を通じた限度額を適用することにより、家計の破綻を防止するとともに、両給付の適切かつ効率的な提供を図る。

2. 支給要件

各医療保険における世帯内で、医療及び介護の両制度ともに自己負担額がある世帯を対象とする。また両制度の高額療養費等の限度額に達しているか否かは支給要件とはしない。

3. 支給対象者及び支給額

①支給対象者

被用者保険、後期高齢者医療及び介護保険は被保険者に、また国保は世帯主にそれぞれ支給する。

②支給額

合算の対象となる世帯の全ての自己負担額の合計額(以下「世帯負担合計額」という）から、限度額を控除し、その額に各保険者に加入していた際に要した自己負担額を世帯負担合計額で除して得た率を乗じて得た額を、各保険者より、支給対象者にそれぞれ支給する。

※平成30年8月より限度額に変更あり

〈高額介護合算療養費　算定基準額〉

○70歳未満がいる世帯

所得区分	基準額
年収約1,160万円〜　（区分ア） 健保:標準報酬月額83万円以上　国保:年間所得901万円超	212万円
年収約770〜約1,160万円　（区分イ） 健保:標準報酬月額53万円以上79万円未満　国保:年間所得600万円超901万円以下	141万円
年収約370〜約770万円　（区分ウ） 健保:標準報酬月額28万円以上50万円未満　国保:年間所得210万円超600万円以下	67万円
〜年収約370万円　（区分エ） 健保:標準報酬月額26万円未満　国保:年間所得210万円以下	60万円
低所得者　（区分オ） （住民税非課税）	34万円

○70歳以上の世帯

所得区分	基準額
年収約1160万円〜　（現役並み所得Ⅲ） 標準報酬月額83万円以上　課税所得690万円以上	212万円
年収770万円〜1160万円　（現役並み所得Ⅱ） 標準報酬月額53〜79万円　課税所得380万円以上	141万円
年収370万円〜770万円　（現役並み所得Ⅰ） 標準報酬月額28〜50万円　課税所得145万円以上	67万円
年収156万円〜370万円　（一般） 標準報酬月額26万円以下 課税所得145万円未満	56万円
市町村民税世帯非課税　（低所得Ⅱ）	31万円
市町村民税世帯非課税　（低所得Ⅰ） （所得が一定以下）	19万円 （31万円※）

※介護サービス利用者が世帯内に複数いる場合

・毎年８月から翌年７月までの医療保険及び介護保険に係る自己負担額を対象とする。
・住基上の世帯内における他の医療保険に加入している者との合算は行わず、各医療保険制度における世帯単位の自己負担額を合算の対象とする。
・対象世帯に70〜74歳と70歳未満が混在する場合、まず70〜74歳の自己負担合算額に限度額を適用した後、残る負担額と70歳未満の自己負担合算額を合わせた額に限度額を適用する。

合算療養費の支給計算（一般的な事例）について

(例)	A	B	計	
医療	400,000円	100,000円	500,000円	(医療負担区分「一般」)
介護	50,000円	300,000円	350,000円	

●被用者保険・国民健康保険（2名とも高齢受給者）
A被保険者・世帯主
B被扶養者・世帯主以外
（世帯の負担合算額）
400,000＋100,000＋50,000＋300,000＝850,000円
（支給額）
850,000（世帯負担合計額）－560,000（限度額）＝290,000円
（支給内訳）
・医療保険者：290,000×500,000（※）÷850,000≒170,588円
（被保険者・世帯主であるAに支給）
・介護保険者：290,000×350,000÷850,000≒119,412円
A：119,412×50,000÷350,000≒17,059円
B：119,412×300,000÷350,000≒102,353円
（対個人支給額）
・A　170,588円（医療）＋17,059円（介護）＝187,647円
・B　102,353円（介護のみ）
※　A及びBに係る一部負担金等については、被保険者・世帯主であるAが負担している。

●後期高齢者医療
A被保険者
B被保険者
（世帯の負担合算額）
850,000円
（支給額）
850,000（世帯負担合計額）－560,000（限度額）＝290,000円
（支給内訳）
・医療保険者：290,000×500,000÷850,000≒170,588円
A：170,588×400,000÷500,000≒136,470円
B：170,588×100,000÷500,000≒34,118円
・介護保険者：290,000×350,000÷850,000≒119,412円
A：119,412×50,000÷350,000≒17,059円
B：119,412×300,000÷350,000≒102,353円
（対個人支給額）
・A　136,470円（医療）＋17,059円（介護）＝153,529円
・B　34,118円（医療）＋102,353円（介護）＝136,471円

レセプト「特記事項」欄に記載する略号

コード	略号	内　　容
01	公	医療保険単独の者及び後期高齢者医療単独の者に係る明細書で、「公費負担医療が行われる療養に係る高額療養費の支給について」(昭和48年10月30日付保発第42号、庁保発第26号)による公費負担医療が行われる療養に要する費用の額が、健康保険法施行令(大正15年勅令第243号)第42条及び高齢者医療確保法施行令(昭和57年政令第293号)第15条に規定する金額を超える場合
02	長	以下のいずれかに該当する場合 ①高額長期疾病に係る特定疾病療養受療証を提出又は特定疾病療養受療証情報を提供した患者の負担額が、健康保険法施行令第42条第9項第1号に規定する金額を超えた場合(ただし、患者が特定疾病療養受療証の提出又は特定疾病療養受療証情報の提供を行った際に、既に同号に規定する金額を超えて受領している場合であって、現物給付化することが困難な場合を除く) ②後期高齢者医療特定疾病療養受療証を提示又は後期高齢者医療特定疾病療養受療証情報を提供した患者の負担額が、高齢者医療確保法施行令第15条第6項に規定する金額を超えた場合(ただし、患者が後期高齢者医療特定疾病療養受療証の提示又は高期高齢者医療特定疾病療養受療証情報を提供を行った際に、既に同項に規定する金額を超えて受領している場合であって、現物給付化することが困難な場合を除く)
03	長処	慢性腎不全に係る自己連続携行式腹膜灌流(CAPD)を行っている患者に対して、同一月内の投薬を院外処方箋のみにより行い、保険医療機関では当該患者の負担額を受領しない場合
04	後保	公費負担医療のみの場合であって、請求点数を高齢者医療確保法の規定による医療の提供をする場合
07	老併	介護老人保健施設に入所中の患者の診療料を、併設保険医療機関において算定した場合(なお、同一月に同一患者につき、介護老人保健施設に入所中の診療と介護老人保健施設に入所中以外の外来分の診療がある場合は、それぞれ別個の明細書に記載すること)

コード	略号	内　　容
08	老健	介護老人保健施設に入所中の患者の診療料を、併設保険医療機関以外の保険医療機関において算定した場合(なお、同一月に同一患者につき、介護老人保健施設に入所中の診療と介護老人保健施設に入所中以外の外来分の診療がある場合は、それぞれ別個の明細書に記載すること)
09	施	平成18年3月31日保医発第0331002号に規定する特別養護老人ホーム等に入所中の患者について診療報酬を算定した場合(なお、同一月に同一患者につき、特別養護老人ホーム等に赴き行った診療と、それ以外の外来分の診療がある場合は、それぞれ明確に区分できるよう「摘要」欄に記載すること)
10	第三	患者の疾病又は負傷が、第三者の不法行為(交通事故等)によって生じたと認められる場合
11	薬治	厚生労働大臣の定める評価療養、患者申出療養及び選定療養（平成 18 年厚生労働省告示第 495 号）第 1 条第 2 号の規定に基づく医薬品、医療機器等の品質、有効性及び安全性の確保等に関する法律（昭和 35 年法律第 145 号）(以下「医薬品医療機器等法」という)に規定する治験（人体に直接使用される薬物に係るものに限る)に係る診療報酬の請求である場合
12	器治	厚生労働大臣の定める評価療養、患者申出療養及び選定療養第1条第3号の規定に基づく医薬品医療機器等法に規定する治験（機械器具等に係るものに限る）に係る診療報酬の請求である場合
13	先進	地方厚生(支)局長に届け出て別に厚生労働大臣が定める先進医療を実施した場合(この場合にあっては、当該先進医療の名称及び当該先進医療について徴収した特別の料金の額を「摘要」欄の最上部に記載すること)

コード	略号	内　　容
14	制超	「診療報酬の算定方法」に規定する回数を超えて行った診療であって「保険外併用療養費に係る厚生労働大臣が定める医薬品等」（平成18年厚生労働省告示第498号）の第7号の5に規定する診療（以下、「制限回数を超えて行う診療」という）に係る診療報酬の請求である場合（この場合にあっては、当該「制限回数を超えて行う診療」の名称、徴収した特別の料金及び回数を「摘要」欄へ記載すること）
16	長2	高額長期疾病に係る特定疾病療養受療証を提出又は特定疾病療養受療証情報を提供した患者の負担額が、健康保険法施行令第42条第9項第2号に規定する金額を超えた場合（ただし、患者が特定疾病療養受療証の提出又は特定疾病療養受療証情報の提供を行った際に、既に同号に規定する金額を超えて受領している場合であって、現物給付化することが困難な場合を除く）
21	高半	月の初日以外の日に75歳に到達し後期高齢者医療の被保険者となったことにより被用者保険の被保険者でなくなった者の被扶養者であった者又は月の初日以外の日に75歳に到達し後期高齢者医療の被保険者となったことにより国民健康保険組合の組合員でなくなった者の世帯に属する組合員以外の被保険者であった者（いずれも市町村国保に加入することになる）であって、当該後期高齢者医療の被保険者が75歳に到達した月に療養を受けた者（以下「自己負担限度額特例対象被扶養者等」という）の場合
25	出産	平成23年１月31日保発第0131第2号から第４号までにより定める「「出産育児一時金等の医療機関等への直接支払制度」実施要綱」に基づき、直接支払制度を利用する者の出産に係る診療報酬請求である場合

コード	略号	内　　容
26	区ア	70歳未満で以下のいずれかに該当する場合 ①「標準報酬月額83万円以上（国民健康保険にあっては、旧ただし書き所得901万円超）の世帯」の限度額適用認定証（適用区分が（ア））が提示又は限度額適用認定証情報が提供された場合 ②「標準報酬月額83万円以上（国民健康保険にあっては、旧ただし書き所得901万円超）の世帯」の適用区分（ア）の記載のある難病の患者に対する医療等に関する法律（平成26年法律第50号。以下「難病法」という。）に基づく医療受給者証（以下「特定医療費受給者証」という。）、特定疾患医療受給者証又は小児慢性特定疾病医療受給者証が提示された場合（特記事項「31」に該当する場合を除く） 70歳以上で以下のいずれかに該当する場合 ①「標準報酬月額83万円以上（国民健康保険及び後期高齢者医療にあっては、課税所得690万円以上）の世帯」の高齢受給者証若しくは後期高齢者医療被保険者証（一部負担金の割合（３割））の提示のみ又は高齢受給者証情報若しくは後期高齢者医療被保険者証情報の提供のみの場合 ②「標準報酬月額83万円以上（国民健康保険及び後期高齢者医療にあっては、課税所得690万円以上）の世帯」の適用区分（Ⅵ）の記載のある特定医療費受給者証又は特定疾患医療受給者証が提示された場合（特記事項「31」に該当する場合を除く。）
27	区イ	70歳未満で以下のいずれかに該当する場合 ①「標準報酬月額53万～79万円（国民健康保険にあっては、旧ただし書き所得600万円超～901万円以下）の世帯」の限度額適用認定証（適用区分が（イ））が提示又は限度額適用認定証情報が提供された場合 ②「標準報酬月額53万～79万円（国民健康保険にあっては、旧ただし書き所得600万円超～901万円以下）の世帯」の適用区分（イ）の記載のある特定医療費受給者証、特定疾患医療受給者証又は小児慢性特定疾病医療受給者証が提示された場合（特記事項「32」に該当する場合を除く） 70歳以上で以下のいずれかに該当する場合 ①「標準報酬月額53万～79万円（国民健康保険及び後期高齢者医療にあっては、課税所得380万円以上）の世帯」の限度額適用認定証（適用区分が（現役並みⅡ又は現役Ⅱ））が提示又は限度額適用認定証情報が提供された場合 ②「標準報酬月額53万～79万円（国民健康保険及び後期高齢者医療にあっては、課税所得380万円以上）の世帯」の適用区分（Ⅴ）の記載のある特定医療費受給者証又は特定疾患医療受給者証が提示された場合（特記事項「32」に該当する場合を除く。）

コード	略号	内　　容
28	区ウ	70歳未満で以下のいずれかに該当する場合 ①「標準報酬月額28万～50万円（国民健康保険にあっては、旧ただし書き所得210万円超～600万円以下）の世帯」の限度額適用認定証（適用区分が（ウ））が提示又は限度額適用認定証情報を提供された場合 ②「標準報酬月額28万～50万円（国民健康保険にあっては、旧ただし書き所得210万円超～600万円以下）の世帯」の適用区分（ウ）の記載のある特定医療費受給者証、特定疾患医療受給者証又は小児慢性特定疾病医療受給者証が提示された場合（特記事項「33」に該当する場合を除く） 70歳以上で以下のいずれかに該当する場合 ①「標準報酬月額28万～50万円（国民健康保険及び後期高齢者医療にあっては、課税所得145万円以上）の世帯」の限度額適用認定証（適用区分が（現役並みⅠ又は現役Ⅰ））が提示又は限度額適用認定証情報を提供された場合 ②「標準報酬月額28万～50万円（国民健康保険及び後期高齢者医療にあっては、課税所得145万円以上）の世帯」の適用区分（Ⅳ）の記載のある特定医療費受給者証又は特定疾患医療受給者証が提示された場合（特記事項「33」に該当する場合を除く。）
29	区エ	70歳未満で以下のいずれかに該当する場合 ①「標準報酬月額26万円以下（国民健康保険にあっては、旧ただし書き所得210万円以下）の世帯」の限度額適用認定証（適用区分が（エ））が提示又は限度額適用認定証情報が提供された場合 ②「標準報酬月額26万円以下（国民健康保険にあっては、旧ただし書き所得210万円以下）の世帯」の適用区分（エ）の記載のある特定医療費受給者証、特定疾患医療受給者証、小児慢性特定疾病医療受給者証又は肝がん・重度肝硬変治療研究促進事業参加者証が提示された場合（特記事項「34」に該当する場合を除く） 70歳以上で以下のいずれかに該当する場合 ①「標準報酬月額26万円以下（国民健康保険にあっては、課税所得145万円未満）の世帯」の高齢受給者証（一部負担金の割合（2割））の提示のみ又は高齢受給者証情報の提供のみの場合 ②「標準報酬月額26万円以下（国民健康保険にあっては、課税所得145万円未満）の世帯」の適用区分（Ⅲ）の記載のある特定医療費受給者証、特定疾患医療受給者証又は肝がん・重度肝硬変治療研究促進事業参加者証が提示された場合（特記事項「34」に該当する場合を除く。）

コード	略号	内　　容
30	区オ	70 歳未満で以下のいずれかに該当する場合 ①「低所得者の世帯」の限度額適用認定証若しくは限度額適用・標準負担額減額認定証（適用区分が（オ））が提示又は限度額適用認定証情報若しくは限度額適用・標準負担額減額認定証情報が提供された場合 ②「低所得者の世帯」の適用区分（オ）の記載のある特定医療費受給者証、特定疾患医療受給者証、小児慢性特定疾病医療受給者証又は肝がん・重度肝硬変治療研究促進事業参加者証が提示された場合（特記事項「35」に該当する場合を除く） 70歳以上で以下のいずれかに該当する場合 ①「低所得者の世帯」の限度額適用認定証若しくは限度額適用・標準負担額減額認定証（適用区分が（Ⅰ又はⅡ））が提示又は限度額適用認定証情報若しくは限度額適用・標準負担額減額認定証情報が提供された場合 ②「低所得者の世帯」の適用区分（Ⅰ又はⅡ）の記載のある特定医療費受給者証、特定疾患医療受給者証又は肝がん・重度肝硬変治療研究促進事業参加者証が提示された場合
31	多ア	以下のいずれかに該当する場合 ①70 歳未満で「標準報酬月額 83 万円以上（国民健康保険にあっては、旧ただし書き所得 901 万円超）の世帯」の適用区分（ア）の記載のある特定医療費受給者証、特定疾患医療受給者証又は小児慢性特定疾病医療受給者証が提示された場合であって、難病法による特定医療、特定疾患治療研究事業、小児慢性特定疾病医療支援又は肝がん・重度肝硬変治療研究促進事業に係る公費負担医療（入院に限る）の自院における高額療養費の支給が直近12か月間において4月目以上である場合（以下「特定疾病給付対象療養高額療養費多数回該当の場合」という。ただし、肝がん・重度肝硬変治療研究促進事業については、特記事項「34」及び同「35」に限る。） ②70歳以上で「標準報酬月額83万以上（国民健康保険及び後期高齢者医療にあっては、課税所得690万円以上）の世帯」の適用区分（Ⅵ）の記載のある特定医療費受給者証又は特定疾患医療受給者証が提示された場合であって、特定疾病給付対象療養高額療養費多数回該当の場合（小児慢性特定疾病医療支援を除く。）

コード	略号	内　　　容
32	多イ	以下のいずれかに該当する場合 ①70 歳未満で「標準報酬月額 53 万～79 万円（国民健康保険にあっては、旧ただし書き所得 600 万円超～901 万円以下）の世帯」の適用区分（イ）の記載のある特定医療費受給者証、特定疾患医療受給者証又は小児慢性特定疾病医療受給者証が提示された場合であって、特定疾病給付対象療養高額療養費多数回該当の場合 ②70歳以上で「標準報酬月額53万～79万円（国民健康保険及び後期高齢者医療にあっては、課税所得380万円以上）の世帯」の適用区分（Ⅴ）の記載のある特定医療費受給者証又は特定疾患医療受給者証が提示された場合であって、特定疾病給付対象療養高額療養費多数回該当の場合（小児慢性特定疾病医療支援を除く。）
33	多ウ	以下のいずれかに該当する場合 ①70 歳未満で「標準報酬月額 28 万～50 万円（国民健康保険にあっては、旧ただし書き所得 210 万円超～600 万円以下）の世帯」の適用区分（ウ）の記載のある特定医療費受給者証、特定疾患医療受給者証又は小児慢性特定疾病医療受給者証が提示された場合であって、特定疾病給付対象療養高額療養費多数回該当の場合 ②70歳以上で「標準報酬月額28万～50万円（国民健康保険及び後期高齢者医療にあっては、課税所得145万円以上）の世帯」の適用区分（Ⅳ）の記載のある特定医療費受給者証又は特定疾患医療受給者証が提示された場合であって、特定疾病給付対象療養高額療養費多数回該当の場合（小児慢性特定疾病医療支援を除く。）
34	多エ	以下のいずれかに該当する場合 ①70 歳未満で「標準報酬月額 26 万円以下（国民健康保険にあっては、旧ただし書き所得 210 万円以下）の世帯」の適用区分（エ）の記載のある特定医療費受給者証、特定疾患医療受給者証、小児慢性特定疾病医療受給者証又は肝がん・重度肝硬変治療研究促進事業参加者証が提示された場合であって、特定疾病給付対象療養高額療養費多数回該当の場合 ②70 歳以上で「標準報酬月額 26 万円以下（国民健康保険にあっては課税所得 145 万円未満）の世帯」の適用区分（Ⅲ）の記載のある特定医療費受給者証、特定疾患医療受給者証又は肝がん・重度肝硬変治療研究促進事業参加者証が提示された場合であって、特定疾病給付対象療養高額療養費多数回該当の場合（小児慢性特定疾病医療支援を除く。）

コード	略号	内　　容
35	多オ	70 歳未満で「低所得者の世帯」の適用区分（オ）の記載のある特定医療費受給者証、特定疾患医療受給者証、小児慢性特定疾病医療受給者証又は肝がん・重度肝硬変治療研究促進事業参加者証が提示された場合であって、特定疾病給付対象療養高額療養費多数回該当の場合
36	加治	厚生労働大臣の定める評価療養、患者申出療養及び選定療養第 1 条第 3 号の 2 の規定に基づく医薬品医療機器等法に規定する治験（加工細胞等（医薬品、医療機器等の品質、有効性及び安全性の確保等に関する法律施行規則（昭和 36 年厚生省令第 1 号）第 275 条の 2 に規定する加工細胞等をいう。以下同じ）に係るものに限る）に係る診療報酬の請求である場合
37	申出	別に厚生労働大臣が定める患者申出療養（当該療養を適切に実施できるものとして厚生労働大臣に個別に認められた病院又は診療所において行われるものに限る）を実施した場合（この場合にあっては、当該療養の名称及び当該療養について徴収した特別の料金の額を「摘要」欄の最上部に記載すること）
38	医併	介護医療院に入所中の患者の診療料を、併設保険医療機関において算定した場合（なお、同一月に同一患者につき、介護医療院に入所中の診療と介護医療院に入所中以外の外来分の診療がある場合は、それぞれ別個の明細書に記載すること。）
39	医療	介護医療院に入所中の患者の診療料を、併設保険医療機関以外の保険医療機関において算定した場合（なお、同一月に同一患者につき、介護医療院に入所中の診療と介護医療院に入所中以外の外来分の診療がある場合は、それぞれ別個の明細書に記載すること。）
41	区カ	後期高齢者医療で以下のいずれかに該当する場合 ①課税所得28万円以上145万円未満で年金収入とその他の合計所得金額が単身世帯で200万円以上（後期高齢者が2人以上の世帯の場合は320万円以上）の後期高齢者医療被保険者証（一部負担金の割合（2割））の提示のみ又は後期高齢者医療被保険者証情報の提供のみの場合 ②課税所得28万円以上145万円未満で年金収入とその他の合計所得金額が単身世帯で200万円以上（後期高齢者が2人以上の世帯の場合は320万円以上）の後期高齢者医療被保険者証（一部負担金の割合（2割））かつ適用区分（Ⅲ）の記載のある特定医療費受給者証、特定疾患医療受給者証若しくは肝がん・重度肝硬変治療研究促進事業参加証が提示又は後期高齢者医療被保険者証情報が提供かつ適用区分（Ⅲ）の記載のある特定医療費受給者証、特定疾患医療受給者証若しくは肝がん・重度肝硬変治療研究促進事業参加者証が提示された場合（特記事項「43」に該当する場合を除く。）

コード	略号	内　　容
42	区キ	後期高齢者医療で以下のいずれかに該当する場合 ①課税所得28万円未満（「低所得者の世帯」を除く。）若しくは課税所得28万円以上145万円未満で年金収入とその他の合計所得金額が単身世帯で200万円未満（後期高齢者が2人以上の世帯の場合は320万円未満）の後期高齢者医療被保険者証（一部負担金の割合（1割））の提示のみ又は後期高齢者医療被保険者証情報の提供のみの場合 ②課税所得28万円未満（「低所得者の世帯」を除く。）若しくは課税所得28万円以上145万円未満で年金収入とその他の合計所得金額が単身世帯で200万円未満（後期高齢者が2人以上の世帯の場合は320万円未満）の後期高齢者医療被保険者証（一部負担金の割合（1割））かつ適用区分（Ⅲ）の記載のある特定医療費受給者証、特定疾患医療受給者証若しくは肝がん・重度肝硬変治療研究促進事業参加証が提示又は後期高齢者医療被保険者証情報が提供かつ適用区分（Ⅲ）の記載のある特定医療費受給者証、特定疾患医療受給者証若しくは肝がん・重度肝硬変治療研究促進事業参加証が提示された場合（特記事項「44」に該当する場合を除く。）
43	多カ	後期高齢者医療で課税所得28万円以上145万円未満で年金収入とその他の合計所得金額が単身世帯で200万円以上（後期高齢者が2人以上の世帯の場合は320万円以上）の後期高齢者医療被保険者証（一部負担金の割合（2割））かつ適用区分（Ⅲ）の記載のある特定医療費受給者証、特定疾患医療受給者証若しくは肝がん・重度肝硬変治療研究促進事業参加証が提示又は後期高齢者医療被保険者証情報が提供かつ適用区分（Ⅲ）の記載のある特定医療費受給者証、特定疾患医療受給者証若しくは肝がん・重度肝硬変治療研究促進事業参加証が提示された場合であって、特定疾病給付対象療養高額療養費多数回該当の場合（小児慢性特定疾病医療支援を除く。）
44	多キ	後期高齢者医療で課税所得28万円未満（「低所得者の世帯」を除く。）若しくは課税所得28万円以上145万円未満で年金収入とその他の合計所得金額が単身世帯で200万円未満（後期高齢者が2人以上の世帯の場合は320万円未満）の後期高齢者医療被保険者証（一部負担金の割合（1割））かつ適用区分（Ⅲ）の記載のある特定医療費受給者証、特定疾患医療受給者証若しくは肝がん・重度肝硬変治療研究促進事業参加証が提示又は後期高齢者医療被保険者証情報が提供かつ適用区分（Ⅲ）の記載のある特定医療費受給者証、特定疾患医療受給者証若しくは肝がん・重度肝硬変治療研究促進事業参加証が提示された場合であって、特定疾病給付対象療養高額療養費多数回該当の場合（小児慢性特定疾病医療支援を除く。）

※「区カ」、「区キ」、「多カ」及び「多キ」については、令和4年10月1日から適用する。令和4年9月30日までの間は、後期高齢者医療にあっては従前どおり「区エ」及び「多エ」を使用されたい。

保険外扱い

窓口受付において、傷病の原因となった事情により医療保険及び公費負担医療の適用をうけられない場合があります。

以下は、そのうち代表的な例を挙げました。

- 労働者災害補償保険法
- 自動車損害賠償責任保険法

労働者災害補償保険法

業務災害(業務上) 又は通勤災害 (通勤途上)でケガや病気になった時、労災保険の療養補償給付により労災指定の医療機関で無料で治療を受けることを補償したものである。

受給資格の確認	・患者氏名、住所、電話番号等 ・労災確定者か未定者かの確認
労災確定の場合	・「療養の給付(費用)請求書」の内容確認 (業務上・通勤災害) ・窓口徴収 指定医療機関……なし 非指定医療機関…全額徴収 (患者自身が償還を受ける)
受診途中で労災確定	労災様式…確認 労災指定医療機関…徴収した金額を全額返金する 労災指定以外の医療機関…療養費払い (立替分を本人が労働基準監督署に請求する)
労災未定及び労災未使用	全額自己負担 (※参照)
保険請求の方法	・「労災診療費請求書」に患者ごとに作成した「診療費内訳書(レセプト)」を添付し、労働基準局長が指定する日(各都道府県で若干異なる)までに提出 ・請求書の作成→単位 初回分 ……各労働基準監督署ごとにまとめ各々送付 2回目以降…すべてをまとめ医療機関所在地の労働基準監督署に送付 ※第1回目の請求時には、「療養の給付請求書」又は「指定病院等(変更)届」を添付する

◎保険給付に必要な請求書

労災保険の給付には、給付内容によりそれぞれ請求書の様式が定められている。

	内容	種別	書式名	請求書等の種類
療養	労災指定医療機関に受診した場合	業務	様式第5号	療養補償給付請求書
		通勤	様式第16号の3	療養給付請求書
	別の労災指定医療機関に転医する場合（転医先の医療機関に提出）	業務	様式第6号	療養補償給付を受ける指定病院等（変更）届
		通勤	様式第16号の4	療養給付を受ける指定病院等（変更）届
	非指定医療機関に受診し診療費を自費で払った場合	業務	様式第7号	療養の費用請求書
		通勤	様式第16号の5	療養の費用請求書
休業	療養のため休業し、4日以上賃金が受け取れなかった場合	業務	様式第8号	休業補償給付支給請求書
		通勤	様式第16号の6	休業給付支給請求書
障害	負傷または疾病が治ったときに身体に障害が残った場合	業務	様式第10号	障害補償給付支給請求書
		通勤	様式第16号の7	障害給付支給請求書
遺族	業務上または通勤上の事由により死亡した場合	業務	様式第12号	遺族補償年金支給請求書
		業務	様式第15号	遺族補償一時金支給請求書
		通勤	様式第16号の8	遺族年金支給請求書
		通勤	様式第16号の9	遺族一時金支給請求書
葬祭	業務上または通勤上の事由により死亡し葬祭を行う場合	業務	様式第16号	葬祭料請求書
		通勤	様式第16号の10	葬祭給付請求書
介護	一定の障害により常時または随時介護を受けている場合	業務	様式第16号の2の2	介護補償給付支給請求書
		通勤	様式第16号の2の2	介護給付支給請求書
傷病	療養開始後1年6か月経過しても傷病が治っておらず傷病等級に該当する場合	業務	様式第16号の2	傷病の状態等に関する届
		通勤		

労災指定医療機関用（業務上）様式第５号

（表）

様式第５号（表面）　労働者災害補償保険

業務災害用

療養補償給付たる療養の給付請求書

裏面に記載してある注意事項をよく読んだ上で、記入してください。

標準字体	0	1	2	3	4	5	6	7	8	9	゛	゜	ー

アイウエオカキクケコサシスセソタチツテトナニヌ
ネノハヒフヘホマミムメモヤユヨラリルレロワン

※帳票種別 34590　①管轄局署　②業通別 1 1業 3通　③保留 1未手当 3その他　④処理区分　⑤受付年月日 ※

標準字体で記入してください。

⑥労働保険番号（府県・所掌・管轄・基幹番号・枝番号）　年金証書番号記入欄

⑦支給・不支給決定年月日 ※

⑧性別（1男 3女）　⑨労働者の生年月日　⑩負傷又は発病年月日

⑪再発年月日 ※

⑫労働者の　シメイ（カタカナ）：姓と名の間は１文字あけて記入してください。濁点・半濁点は１文字として記入してください。

⑬三者 ※　⑭特疾　⑮特別加入者

氏名　（　歳）

⑰負傷又は発病の時刻　午前・後　時　分頃

⑯郵便番号 □□□－□□□□　フリガナ

住所

⑱災害発生の事実を確認した者の職名、氏名

職名

職種　　氏名

⑲災害の原因及び発生状況　（あ）どのような場所で（い）どのような作業をしているときに（う）どのような物又は環境に（え）どのような不安全な又は有害な状態があって（お）どのような災害が発生したかを詳細に記入すること

⑳指定病院等の　名称　　電話番号　局　番

所在地　　郵便番号　－

㉑傷病の部位及び状態

⑫の者については、⑩、⑰及び⑲に記載したとおりであることを証明します。　年　月　日

事業の名称　　電話番号　局　番

事業場の所在地　　郵便番号　－

事業主の氏名　　印

（法人その他の団体であるときはその名称及び代表者の氏名）

労働者の所属事業場の名称・所在地　　電話番号　局　番

（注意）1　労働者の所属事業場の名称・所在地については、労働者が直接所属する事業場が一括適用の取扱いを受けている場合に、労働者が直接所属する支店、工事現場等を記載してください。
2　派遣労働者について、療養補償給付のみの請求がなされる場合にあっては、派遣先事業主は、派遣元事業主が証明する事項の記載内容が事実と相違ない旨裏面に記載してください。

上記により療養補償給付たる療養の給付を請求します。　年　月　日

労働基準監督署長　殿

病院・診療所・薬局・訪問看護事業者　経由

請求人の　郵便番号　－　電話番号　局　番

住所　（　方）

氏名　印

支給・不支給決定決議書	署長	次長	課長	係長	係	決定年月日	・　・
						不支給の理由	
	調査年月日	・　・	・　・	・　・			
	復命書番号	第　号	第　号	第　号			

（この欄は記入しないでください。）

※印の欄は記入しないでください。（職員が記入します。）

折り曲げる場合には（◀）の所を谷に折りさらに２つ折りにしてください。

（裏）

様式第5号（裏面）

[項目記入にあたっての注意事項]

1　記入すべき事項のない欄又は記入枠は空欄のままとし、事項を選択する場合には該当事項を○で囲んでください。（ただし、⑧欄並びに⑨及び⑩欄の元号については、該当番号を記入枠に記入してください。）

2　⑱は、災害発生の事実を確認した者（確認した者が多数のときは最初に発見した者）を記載してください。

3　傷病補償年金の受給権者が当該傷病に係る療養の給付を請求する場合には、⑤労働保険番号欄に左詰めで年金証書番号を記入してください。また、⑨及び⑩は記入しないでください。

4　「事業主の氏名」の欄及び「請求人の氏名」の欄は、記名押印することに代えて、自筆による署名をすることができます。

[標準字体記入にあたっての注意事項]

□□□で表示された記入枠に記入する文字は、光学式文字読取装置で直接読取りを行うので、以下の注意事項に従って、表面の右上に示す標準字体で記入してください。

1　筆記用具は黒ボールペンを使用してください。

2　記入枠からはみださないように書いてください。

（例）ア → ア　7 → 7

3　「促音」「よう音」などは大きく書いてください。

（例）キッテ → キツテ　キョ → キヨ

4　濁点、半濁点は1文字として書いてください。

（例）バ → ハ゛　プ → フ゜

5　特に以下のことに気をつけてください。

(1)　シツソン は斜の弧を書きはじめるとき、小さくカギをつけてください。

(2)　1 はカギをつけないで垂直に書いてください。

(3)　4 の2本の縦線は上で閉じないでください。

[その他の注意事項]

この用紙は、機械によって読取りを行いますので汚したり、穴をあけたり、必要以上に強く折り曲げたり、のりづけしたりしないでください。

派遣先事業主証明欄	派遣元事業主が証明する事項（表面の⑩、⑰及び⑲）の記載内容について事実と相違ないことを証明します。 年　月　日 事業の名称　　電話番号　局　番 郵便番号　― 事業場の所在地 事業主の氏名　印 （法人その他の団体であるときはその名称及び代表者の氏名）

表面の記入枠を訂正したときの訂正印欄	削字　加字　印	社会保険労務士記載欄	作成年月日・提出代行者・事務代理者の表示	氏名	電話番号
				印	

労災指定医療機関用（通勤上）様式第16号の3

（表）

様式第16号の3(表面)　労働者災害補償保険

通勤災害用

療養給付たる療養の給付請求書

裏面に記載してある注意事項をよく読んだ上で、記入してください。

標	準	字	体	0	1	2	3	4	5	6	7	8	9	゛	゜	ー
ア	イ	ウ	エ	オ	カ	キ	ク	ケ	コ	サ	シ	ス	セ	ソ	タ	チ	ツ	テ	ト	ナ	ニ	ヌ
ネ	ノ	ハ	ヒ	フ	ヘ	ホ	マ	ミ	ム	メ	モ	ヤ	ユ	ヨ	ラ	リ	ル	レ	ロ	ワ	ン

※帳票種別　3 4 5 9 0　①管轄局署　②業通別　3（1業 3通）　③保留（1金レセ 3年給付）　⑥処理区分

※④受付年月日

⑤労働保険番号（府県　所掌　管轄　基幹番号　枝番号）　年金証書番号記入欄

※⑦支給・不支給決定年月日

⑧性別（1男 3女）　⑨労働者の生年月日　⑩負傷又は発病年月日

※⑪再発年月日

⑫労働者の
シメイ（カタカナ）：姓と名の間は1文字あけて記入してください。濁点・半濁点は1文字として記入してください。

※⑬三者（1有 3無 5他）　※⑭特別加入者

氏名　（　　歳）

郵便番号　□□□-□□□□

住所　フリガナ

職種

⑮第三者行為災害　該当する・該当しない

⑯健康保険日雇特例被保険者手帳の記号及び番号

標準字体で記入してください。

※印の欄は記入しないでください。（職員が記入します。）

⑰通勤災害に関する事項　裏面のとおり

⑱指定病院等の　名称　電話番号　局番
　　　　　　　　所在地　郵便番号　－

⑲傷病の部位及び状態

⑫の者については、⑲及び裏面の(ロ)、(ハ)、(ニ)、(ホ)、(ト)、(チ)、(リ)(通常の通勤の経路及び方法に限る。)及び(ヲ) に記載したとおりであることを証明します。

年　月　日

事業の名称　電話番号　局番

事業場の所在地　郵便番号　－

事業主の氏名　印

（法人その他の団体であるときはその名称及び代表者の氏名）

労働者の所属事業場の名称・所在地　電話番号　局番

（注意）1　事業主は、裏面の(ロ)、(ハ)及び(リ)については、知り得なかった場合には証明する必要がないので、知り得なかった事項の符号を消してください。
2　労働者の所属事業場の名称・所在地については、労働者が直接所属する事業場が一括適用の取扱いを受けている場合に、労働者が直接所属する支店、工事現場等を記載してください。
3　派遣労働者について、療養給付のみの請求がなされる場合にあっては、派遣先事業主は、派遣元事業主が証明する事項の記載内容が事実と相違ない旨裏面に記載してください。

上記により療養給付たる療養の給付を請求します。

年　月　日

労働基準監督署長 殿

病院・診療所・薬局・訪問看護事業者 経由

請求人の　郵便番号　－　電話番号　局番
住所　（　方）
氏名　印

折り曲げる場合には(◀)の所を谷に折りさらに2つ折りにしてください。

不支給 / 支給 決定決議書	署長	次長	課長	係長	係	決定年月日	・　・
						不支給の理由	
調査年月日	・　・	・　・	・　・				
復命書番号	第　号	第　号	第　号				

（この欄は記入しないでください。）

（裏）

様式第16号の3 （裏面）

通勤災害に関する事項

(イ) 災害時の通勤の種別（該当する記号を記入）		イ．住居から就業の場所への移動　ロ．就業の場所から住居への移動　ハ．就業の場所から他の就業の場所への移動　ニ．イに先行する住居間の移動　ホ．ロに後続する住居間の移動
(ロ) 負傷又は発病の年月日及び時刻		年　月　日　午前/後　時　分頃
(ハ) 災害発生の場所		(ニ) 就業の場所（災害時の通勤の種別がハに該当する場合は移動の終点たる就業の場所）
(ホ) 就業開始の予定年月日及び時刻（災害時の通勤の種別がイ、ハ又はニに該当する場合は記載すること）		年　月　日　午前/後　時　分頃
(ヘ) 住居を離れた年月日及び時刻（災害時の通勤の種別がイ、ニ又はホに該当する場合は記載すること）		年　月　日　午前/後　時　分頃
(ト) 就業終了の年月日及び時刻（災害時の通勤の種別がロ、ハ又はホに該当する場合は記載すること）		年　月　日　午前/後　時　分頃
(チ) 就業の場所を離れた年月日及び時刻（災害時の通勤の種別がロ又はハに該当する場合は記載すること）		年　月　日　午前/後　時　分頃
(リ) 災害時の通勤の種別に関する移動の通常の経路、方法及び所要時間並びに災害発生の日に住居又は就業の場所から災害発生の場所に至った経路、方法、所要時間その他の状況		（通常の通勤所要時間　時間　分）
(ヌ) 災害の原因及び発生状況		
(ル) 現認者の　住所		電話番号　局　番
氏名		
(ヲ) 転任の事実の有無（災害時の通勤の種別がニ又はホに該当する場合）	有・無	(ワ) 転任直前の住居に係る住所

［項目記入にあたっての注意事項］

1　記入すべき事項のない欄又は記入枠は空欄のままとし、事項を選択する場合には当該事項を○で囲んでください。（ただし、⑧欄並びに⑨及び⑩欄の元号については該当番号を記入枠に記入してください。）

2　傷病年金の受給権者が当該傷病にかかる療養の給付を請求する場合には、⑤労働保険番号欄に左詰で年金証書番号を記入してください。また、⑨及び⑩は記入しないでください。

3　⑱は、請求人が健康保険の日雇特例被保険者でない場合には記載する必要はありません。

4　（ホ）は、災害時の通勤の種別がハの場合には、移動の終点たる就業の場所における就業開始の予定時刻を、ニの場合には、後続するイの移動の終点たる就業の場所における就業開始の予定の年月日及び時刻を記載してください。

5　（ト）は、災害時の通勤の種別がハの場合には、移動の起点たる就業の場所における就業終了の年月日及び時刻を、ホの場合には、先行するロの移動の起点たる就業の場所における就業終了の年月日及び時刻を記載してください。

6　（チ）は、災害時の通勤の種別がハの場合には、移動の起点たる就業の場所を離れた年月日及び時刻を記載してください。

7　（リ）は、通常の通勤の経路を図示し、災害発生の場所及び災害発生の日に住居又は就業の場所から災害発生の場所に至った経路を朱線等を用いてわかりやすく記載するとともに、その他の事項についてもできるだけ詳細に記載してください。

8　（ヌ）は、どのような場所を、どのような方法で往復している際に、どのような物で又はどのような状況において、どのようにして災害が発生したかをわかりやすく記載してください。

9　「事業主の氏名」の欄及び「請求人の氏名」の欄は、記名押印することに代えて、自筆による署名をすることができます。

［標準字体記入にあたっての注意事項］

□□□で表示された記入枠に記入する文字は、光学式文字読取装置で直接読取りを行いますので、以下の注意事項に従って、表面の右上に記す標準字体で記入してください。

1　筆記用具は黒ボールペンを使用し、記入枠からはみださないように書いてください。

2　「促音」「よう音」などは大きく書き、濁点、半濁点は1文字として書いてください。

（例）キッテ → キツテ　　キョ → キヨ　　バ → ハ゛

3　シツソンは斜の線を書きはじめるとき、小さくカギをつけてください。

4　1はカギをつけないで縦線に、4の2本の縦線は上で閉じないで書いてください。

派遣先事業主証明欄	派遣先事業主が証明する事項（表面の⑦並びに(ロ)、(ハ)、(ニ)、(ホ)、(ト)、(チ)、(リ)（通常の通勤の経路及び方法に限る。）及び(ヲ)）の記載内容について事実と相違ないことを証明します。 年　月　日　事業の名称　電話番号　局　番 事業場の所在地　郵便番号　— 事業主の氏名　印 （法人その他の団体であるときはその名称及び代表者の氏名）

表面の記入枠を訂正したときの訂正印欄	削　字　加　字　印	社会保険労務士記載欄	作成年月日・提出代行者・事務代理者の表示	氏　名	電話番号
				印	

保険外

労災非指定医療機関用（業務上）様式第7号

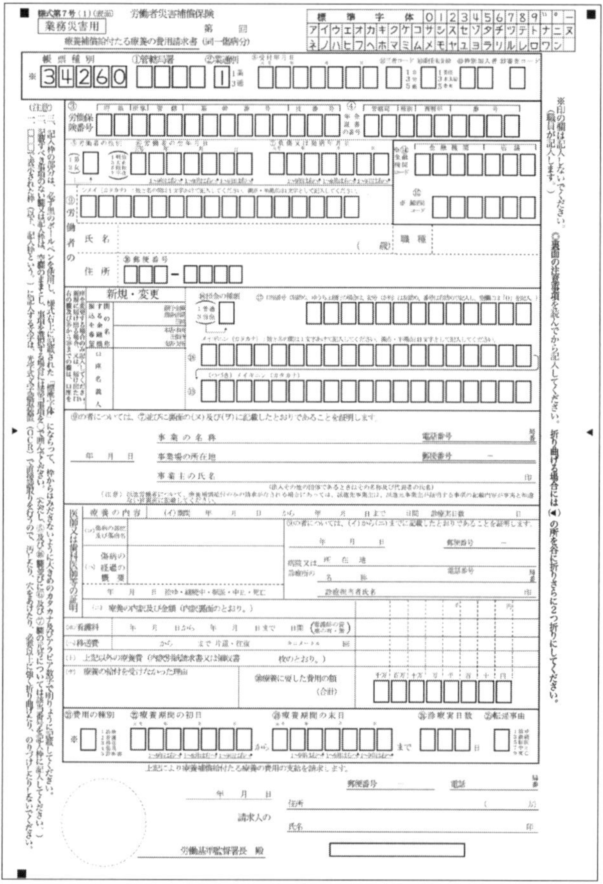

（裏）

様式第７号（１）（裏面）

(ワ) 労働者の所属事業場の名称・所在地		(ヌ) 負傷又は発病の時刻 午前／後　　時　　分頃	(ル) 災害発生の事実を確認した者の　職名 氏名

(ヲ) 災害の原因及び発生状況　(あ)どのような場所で(い)どのような作業をしているときに(う)どのような物又は環境に(え)どのような不安全な又は有害な状態があって(お)どのような災害が発生したかを詳細に記入すること

療養の内訳及び金額

診療内容		点数(点)
初診	時間外・休日・深夜	
再診	外来診療料　×　回	
	継続管理加算　×　回	
	外来管理加算　×　回	
	時間外　×　回	
	休日　×　回	
	深夜　×　回	
指導		
在宅	往診　回	
	夜間　回	
	緊急・深夜　回	
	在宅患者訪問診療　回	
	その他	
	薬剤　回	
投薬	内服　薬剤　単位	
	調剤　×　回	
	屯服　薬剤　単位	
	外用　薬剤　単位	
	調剤　×　回	
	処方　×　回	
	麻毒　回	
	調基	
注射	皮下筋肉内　回	
	静脈内　回	
	その他　回	
処置	回	
	薬剤	
手術 麻酔	回	
	薬剤	
検査	回	
	薬剤	
画像 診断	回	
	薬剤	
その他	処方せん　回	
	薬剤	
入院	入院年月日　年　月　日	
	病・診・衣　入院基本料・加算 ×　日間 ×　日間 ×　日間 ×　日間 ×　日間	
	特定入院料・その他	
小計	点	①　円

診療内容	金額	摘要
初診	円	
再診　回	円	
指導　回	円	
その他	円	
食事（基準　） 円×　日間 円×　日間 円×　日間	円 円 円	
小計　②	円	

摘要

合計金額 ①＋②	円

派遣先事業主証明欄	
年　月　日	派遣元事業主が証明する事項（表面の⑦並びに(ヌ)及び(ヲ)）の記載内容について事実と相違ないことを証明します。 事業の名称　電話番号　局　番 事業場の所在地　郵便番号　－ 事業主の氏名　印 （法人その他の団体であるときはその名称及び代表者の氏名）

表面の記入枠を訂正したときの訂正印欄	削　字 加　字　印

社会保険労務士記載欄	作成年月日・提出代行者の表示	氏名	電話番号
		印	

（注意）

一、共通の注意事項
（一）事項を選択する場合には、該当する事項を○で囲むこと。
（二）(ホ)、(ヘ)及び(ト)については、その費用についての明細書及び看護移送等をした者の請求書又は領収書を添えること。
（三）(リ)(イ)の期間には、最終の投薬の期間をも算入すること。
（四）(ワ)は、労働者の直接所属する事業場が一括適用の取扱いを受けている場合に、労働者が直接所属する支店、工事現場等を記載すること。
（五）(ヲ)は、どのような場所で、どのような作業をしているときに、どのような物で又はどのような状況において、どのようにして災害が発生したかを簡明に記載すること。

二、傷病補償年金の受給権者が当該傷病に係る療養の費用を請求する場合以外の場合の注意事項
（一）⑧は、記載する必要がないこと。
（二）(ル)は、災害発生の事実を確認した者（確認した者が多数あるときは最初に発見した者）を記載すること。
（三）(ヌ)及び(ヲ)は、第二回以後の請求の場合には記載する必要がないこと。
（四）第二回以後の請求が離職後である場合には事業主の証明は受ける必要がないこと。

三、傷病補償年金の受給権者が当該傷病に係る療養の費用を請求する場合の注意事項
（一）⑧、⑨、⑫及び(ヌ)から(ヲ)までは記載する必要がないこと。
（二）事業主の証明は受ける必要がないこと。

四、「事業主の氏名」の欄、「病院又は診療所の診療担当者氏名」の欄及び「請求人の氏名」の欄は、記名押印することに代えて、自筆による署名をすることができる。

（表）

労災非指定医療機関用（通勤上）様式第16号の5

様式第16号の5（1）（表面） 労働者災害補償保険

通勤災害用

療養給付たる療養の費用請求書 第　回（同一傷病分）

標準字体	0	1	2	3	4	5	6	7	8	9	゛	゜	ー

アイウエオカキクケコサシスセソタチツテトナニヌ
ネノハヒフヘホマミムメモヤユヨラリルレロワン

※帳票種別 34260　①管轄局署　②業通別 3（1業 3通）　③受付年月日　※二次コード（1 2 5）　※特別加入者　※支給（1 3 5）　※審査コード

③労働保険番号（府県 所掌 管轄 基幹番号 枝番号）　④年金証書の番号（管轄局 種別 西暦年 番号）

⑤労働者の性別（1男 3女）　⑥労働者の生年月日（元号 年 月 日）　⑦負傷又は発病年月日（元号 年 月 日）

※⑭金融機関コード（金融機関 店舗）　⑮※郵便局コード

⑨労働者の　シメイ（カタカナ）：姓と名の間は1文字あけて記入してください。濁点・半濁点は1文字として記入してください。

氏名（　歳）　職種

住所　⑧郵便番号 □□□－□□□□

新規・変更

振込を希望する金融機関の名称　口座名義人

⑯預金の種類（1普通 3当座）　⑰口座番号（右詰め、ゆうちょ銀行の場合は、記号（5桁）は左詰め、番号は右詰めで記入し、空欄には「0」を記入。）

⑱メイギニン（カタカナ）：姓と名の間は1文字あけて記入してください。濁点・半濁点は1文字として記入してください。

⑲（つづき）メイギニン（カタカナ）

⑨の者については、⑦並びに裏面の(ワ)（通常の通勤の経路及び方法に限る。）、(カ)、(ヨ)、(タ)、(レ)、(ソ)、(ネ)及び(ム)に記載したとおりであることを証明します。

年　月　日

事業の名称　電話番号

事業場の所在地　郵便番号　－

事業主の氏名　印

（法人その他の団体であるときはその名称及び代表者の氏名）

（注意）1 事業主は裏面の(ワ)、(カ)及び(ヨ)については、知り得なかった場合には証明する必要がないので、知り得なかった事項の符号を消してください。
2 派遣労働者について、療養給付のみの請求がなされる場合にあっては、派遣先事業主は、派遣元事業主が証明する事項の記載内容が事実と相違ない旨裏面に記載してください。

医師又は歯科医師等の証明

療養の内容　(イ)期間　年　月　日から　年　月　日まで　日間　診療実日数　日

(ロ)傷病の部位及び傷病名

(ハ)傷病の経過の概要

年　月　日 治ゆ・継続中・転医・中止・死亡

⑨の者については、(イ)から(ニ)までに記載したとおりであることを証明します。

年　月　日　郵便番号　－

病院又は診療所の　所在地　名称　電話番号

診療担当者氏名　印

(ニ) 療養の内訳及び金額（内訳裏面のとおり。）　千　円

(ホ)看護料　年　月　日から　年　月　日まで　日間（看護師の資格の有・無）

(ヘ)移送費　から　まで 片道・往復　キロメートル　回

(ト) 上記以外の療養費（内訳別紙請求書又は領収書　枚のとおり。）

(チ) 療養の給付を受けなかった理由

⑳療養に要した費用の額（合計）　千万 百万 十万 万 千 百 十 円

㉑費用の種別 ※（1 診療 2 薬剤 3 看護 4 移送 5 診・薬）　㉒療養期間の初日（元号 年 月 日）から　㉓療養期間の末日（元号 年 月 日）まで　㉔診療実日数　日　㉕転帰事由（1 治ゆ 3 継続 5 転医 7 中止 9 死亡）

上記により療養給付たる療養の費用の支給を請求します。

年　月　日　郵便番号　－　電話　局番

請求人の　住所（　方）　氏名　印

労働基準監督署長　殿

（注意）
一、□□□で表示された枠（以下、記入枠という。）に記入する文字は、光学式文字読取装置（OCR）で直接読取を行うので、汚したり、穴をあけたり、必要以上に強く折り曲げたり、のりづけしたりしないでください。
二、記載すべき事項のない欄又は記入枠は、空欄のままとし、事項を選択する場合には該当事項を○で囲んでください。（ただし、⑤及び⑯欄並びに⑮及び⑦欄の元号については該当番号を記入枠に記入してください。）
三、記入枠の部分は、必ず黒のボールペンを使用し、様式右上に記載された「標準字体」にならって、枠からはみださないように大きめのカタカナ及びアラビア数字で明りょうに記載してください。

※印の欄は記入しないでください。（職員が記入します。）
◎裏面の注意事項を読んでから記入してください。折り曲げる場合には（◀）の所を谷に折りさらに2つ折りにしてください。

（裏）

様式第16号の5（1）（裏面）

(リ) 災害時の通勤の種別（該当する記号を記入）		イ．住居から就業の場所への移動　ロ．就業の場所から住居への移動 ハ．就業の場所から他の就業の場所への移動 ニ．イに先行する住居間の移動　ホ．ロに後続する住居間の移動
(ヌ) 労働者の所属事業場の名称・所在地		(ル) 現認者の　住所　氏名　電話
(ヲ) 災害の原因及び発生状況		
(カ) 負傷又は発病の年月日及び時刻	年　月　日　午前/午後　時　分頃	(ワ) 災害時の通勤の種別に関する移動の通常の経路、方法及び所要時間並びに災害発生の日に住居又は就業の場所から災害発生の場所に至った経路、方法、日時、その他の状況
(ヨ) 災害発生の場所		
(タ) 就業の場所（災害時の通勤の種別がハに該当する場合は移動の終点たる就業の場所）		
(レ) 就業開始の予定年月日及び時刻（災害時の通勤の種別がイ、ハ又はニに該当する場合は記載すること）	年　月　日　午前/午後　時　分頃	
(ソ) 住居を離れた年月日及び時刻（災害時の通勤の種別がイ、ニ又はホに該当する場合は記載すること）	年　月　日　午前/午後　時　分頃	
(ツ) 就業終了の年月日及び時刻（災害時の通勤の種別がロ、ハ又はホに該当する場合は記載すること）	年　月　日　午前/午後　時　分頃	
(ネ) 就業の場所を離れた年月日及び時刻（災害時の通勤の種別がロ又はハに該当する場合は記載すること）	年　月　日　午前/午後　時　分頃	
(ナ) 第三者行為災害	該当する・該当しない	
(ラ) 健康保険日雇特例被保険者手帳の記号及び番号		（通常の移動の所要時間　時間　分）
(ム) 転任の事実の有無（災害時の通勤の種別がニ又はホに該当する場合）	有・無	(ウ) 転任直前の住居に係る住所

療養の内訳及び金額

診療内容		点数（点）
初診	時間外・休日・深夜	
再診	外来診療料　×　回 継続管理加算　×　回 外来管理加算　×　回 時間外　×　回 休日　×　回 深夜　×　回	
指導		
在宅	往診　回 夜間　回 緊急・深夜　回 在宅患者訪問診療　回 その他 薬剤　回	
投薬	内服　薬剤　単位 調剤　×　回 屯服　薬剤　単位 外用　薬剤　単位 調剤　×　回 処方　×　回 麻毒　回 調基	
注射	皮下筋肉内　回 静脈内　回 その他　回	
処置	回 薬剤	
手術麻酔	回 薬剤	
検査	回 薬剤	
画像診断	回 薬剤	
その他	処方せん　回 薬剤	
入院	入院年月日　年　月　日 病・診・衣　入院基本料・加算 ×　日間 ×　日間 ×　日間 ×　日間 ×　日間 特定入院料・その他	
小計	点	①　円

診療内容	金額	摘要
初診	円	
再診　回	円	
指導　回	円	
その他	円	
食事（基準　） 円×　日間 円×　日間 円×　日間	円 円 円	
小計　②	円	

摘要

合計金額 ①＋②	円

（注意）

一、共通の注意事項

(一) 事項を選択する場合には、該当する事項を○で囲むこと。

(二) (ホ)、(ヘ)及び(ト)については、その費用についての明細書及び看護移送等をした者の請求書又は領収書を添えること。

(三) (イ)の期間には、最終の投薬の期間をも算入すること。

(四) (ヌ)は、労働者の直接所属する事業場が一括適用の取扱いを受けている場合に、労働者が直接所属する支店、工事現場等を記載すること。

(五) (ヲ)は、どのような場所を、どのような方法で移動している際に、どのような物で又はどのような状況において、どのようにして災害が発生したかを簡明に記載すること。

(六) (ラ)は、請求人が健康保険の日雇特例被保険者でない場合には、記載する必要がないこと。

二、傷病年金の受給権者が当該傷病に係る療養の費用を請求する場合以外の場合の注意事項

(一) ④は記載する必要がないこと。

(二) 第二回以後の請求の場合には、(リ)から(ワ)まで、並びに(ム)及び(ウ)については記載する必要がなく、また事業主の証明は受ける必要がないこと。

三、傷病年金の受給権者が当該傷病に係る療養の費用を請求する場合の注意事項

(一) (ホ)、(ヘ)、(ト)及び(ル)から(ウ)までは記載する必要がないこと。

(二) 事業主の証明は受ける必要がないこと。

四、「事業主の氏名」の欄、「病院又は診療所の診療担当者氏名」の欄及び「請求人の氏名」の欄は、記名押印することに代えて、自筆による署名をすることができる。

派遣先事業主証明欄	派遣先事業主が証明する事項（表面の⑦並びに(ワ)（通常の通勤の経路及び方法に限る。）、(カ)、(ヨ)、(タ)、(レ)、(ツ)、(ネ)及び(ム)）の記載内容について事実と相違ないことを証明します。 年　月　日　事業の名称　電話番号（　） 郵便番号　－ 事業場の所在地 事業主の氏名　印 （法人その他の団体であるときはその名称及び代表者の氏名）

表面の記入枠を訂正したときの訂正印欄	削　字 加　字	印

社会保険労務士記載欄	作成年月日・提出代行者の表示	氏名	電話番号
		印	

保険外

【　労災保険　請求のしくみ　】

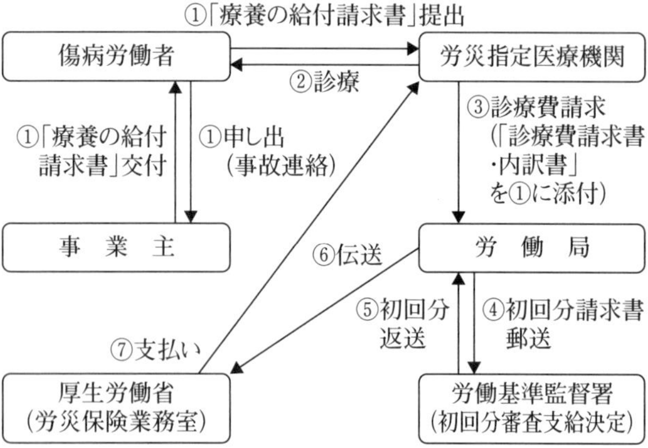

①　傷病労働者は雇用主に対して、業務災害又は通勤災害で負傷したことを申し出る。事業主は労働災害を認める旨を記した「療養の給付請求書」を交付する。労働者は労災指定医療機関に「療養の給付請求書」を提出する。
②　労災指定医療機関は労働者に対して労災保険による診療を行う。
③　労災指定医療機関は請求書を作成し、労働局に提出する。
④　初回分の請求書は、労働局から労働基準監督署へ郵送される。
⑤　労働基準監督署は初回分請求書を審査し、労災による支給の決定をし、労働局に返送する。
⑥　労働局は請求書を厚生労働省（労災保険業務室）に伝送する。
⑦　厚生労働省は請求額を一括して計算し、金融機関を通して医療機関に払込みを行い、医療機関あてに払込通知書を発行する。

給付の期間…受傷から治ゆまで
※治ゆとは、元の健康状態に回復した場合だけを意味するのではなく、通常の治療を行ってもそれ以上の効果を期待できない状態も治ゆとする。→　症状固定という

自動車損害賠償責任保険法

自賠責保険は、自動車の運行によって他人の生命・身体を害した場合に、法律上の損害賠償責任を負担することによって生ずる損害について保険金が支払われる。原付自転車を含むすべての自動車を保有する人が加入を義務づけられている強制保険であり、損害賠償法に基づいた自動車事故の被害者が医療保障を受けられるよう救済を目的としたものである。

窓口の確認事項	・患者氏名、住所、電話番号 ・対人事故の被害者であること※1 ・警察の届出等
保険の確認等	・保険会社名、営業所名、電話番号 担当者名の確認 ↓（保険会社と連絡） 保険会社一括支払い （後日、診断書様式・明細書様式が送付される） ＊保険会社と連絡がとれない場合 …全額患者自己負担、確認後清算する
窓口徴収	なし(ただし自己負担がある時のみ徴収)
保険請求の方法	月毎に請求書を作成し保険会社へ ↕ 後日、保険会社より現金が振込まれる

※1 単独事故又は対人事故の加害者については医療保険適用。

《　自賠責保険を利用する場合　》

自動車損害賠償補償法では、請求者は加害者と被害者に限定している。

●加害者請求…保険金の請求

・加害者が被害者へ支払った賠償金の額を限度に、保険会社へ請求する。(本請求)

・治療が長引き損害額が確定しないときで、既に発生した損害額が10万円以上になる場合は内払いの請求もできる。

●被害者請求…損害賠償の請求

・加害者から賠償が受けられない場合、加害者の加入している損害保険会社に直接、損害賠償額を請求する。(本請求)

・治療が長引き損害額が確定しないときで、既に発生した損害額が10万円以上になる場合は内払いの請求もできる。

・被害者からは、当座の出費に充てるために、診断書を添えて仮渡金の請求もできる。

※ただし被害者請求の場合、被害者から賠償金の請求・受領権の委任を受けることで、医療機関が保険会社に医療費を直接請求することができる。これを「医療機関による受任請求」という。

(任意保険一括払いで受任請求の場合)

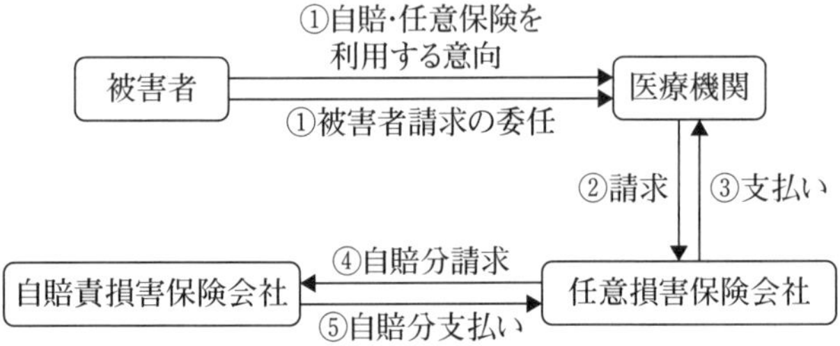

《　健康保険を利用する場合　》

自動車事故による負傷について、健康保険で治療を行うことができる。

被害者である被保険者自身が健康保険の保険者に「第三者行為による傷病届」を提出することにより、被害者の有する加害者(第三者)に対する損害賠償請求権が保険者に移行する。

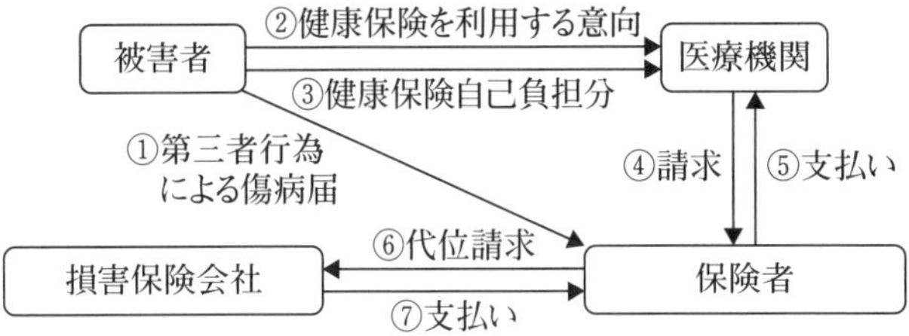

※注意事項

交通事故の医療費については、保険会社が一括して支払う方法が一般的ではあるが、以下の通り請求方法の種類があるので、必要に応じて患者に確認すること。

〈請求方法の種類〉

- 患者(被害者)から直接自費徴収する。
- 加害者から自費徴収する。(加害者請求)
- 被害者請求の「医療費の受任請求」
- 被害者請求の「医療費の支払指図」
- 任意保険の一括払い
- 社保又は国保使用の保険診療→ 「第三者行為による傷病届」事故証明書、(示談書)を保険者に提出する。
- 通勤災害を含む労災保険診療

(職務中又は通勤途上の交通事故は通常自賠責が優先し、次いで労災保険を利用するが、過失の割合等情況により労災保険が優先する場合もある。)

公費負担医療

公費負担医療制度

公費負担医療制度には国の法律によるもの、東京都（県）医療費助成制度によるもの、市町村独自の医療費助成制度によるもの等複雑多岐にわたっておりその取扱いも県によって違いがあります。

本書は、主に東京都の取扱いで概要・レセプト記載等をのせています。

レセプト記載及び医療費請求書等の取扱い

- 国の法律によるもの……すべて主保険と併用 → 支払基金／国保連合会
- 東京都医療費助成制度によるもの………主保険と併用 → 支払基金／国保連合会

レセプト等の提出先

- 社保
  - 主保険社保（併用含む） → 支払基金
  - 公費単独 → 支払基金
  - 公費と公費 → 支払基金
- 国保　主保険国保（併用含む） → 国保連合会
- 後期高齢者医療 → 国保連合会

※1「保険請求の方法」は主な請求（提出）先を示します。

※2 計算例における

社保：被用者保険、国保：国民健康保険
後期高齢者：後期高齢者医療制度
主保険：被用者保険、国民健康保険共通
を意味します。

公費負担医療制度一覧

<table>
<tr><td rowspan="19">公費負担医療制度</td><th>法律名</th><th>種類</th><th>法別番号</th><th>（頁）</th></tr>
<tr><td rowspan="2">戦傷病者特別援護法</td><td>療養の給付（法第10条）</td><td>13</td><td>98</td></tr>
<tr><td>更生医療（法第20条）</td><td>14</td><td>101</td></tr>
<tr><td>原子爆弾被爆者に対する援護に関する法律</td><td>認定疾病医療（法第10条）</td><td>18</td><td>113</td></tr>
<tr><td rowspan="2">感染症の予防及び感染症の患者に対する医療に関する法律</td><td>新感染症の患者の入院（法第37条）</td><td rowspan="2">29</td><td rowspan="2">140</td></tr>
<tr><td>新感染症外出自粛対象者の医療（法第50条の３）</td></tr>
<tr><td colspan="2">心神喪失等の状態で重大な他害行為を行った者の医療及び観察等に関する法律による医療の実施に係る医療の給付（法第81条）</td><td>30</td><td>141</td></tr>
<tr><td rowspan="2">感染症の予防及び感染症の患者に対する医療に関する法律</td><td>結核患者の適正医療（法第37条の２）</td><td>10</td><td>78</td></tr>
<tr><td>結核患者の入院（法第37条）</td><td>11</td><td>85</td></tr>
<tr><td>精神保健及び精神障害者福祉に関する法律</td><td>措置入院（法第29条）</td><td>20</td><td>119</td></tr>
<tr><td rowspan="4">障害者総合支援法</td><td>精神通院医療（法第５条）</td><td>21</td><td>122</td></tr>
<tr><td>更生医療（法第５条）</td><td>15</td><td>104</td></tr>
<tr><td>育成医療（法第５条）</td><td>16</td><td>108</td></tr>
<tr><td>療養介護医療（法第70条）及び基準該当療養介護医療（法第71条）</td><td>24</td><td>134</td></tr>
<tr><td colspan="2">麻薬及び向精神薬取締法による入院措置（法第58条の８）</td><td>22</td><td>130</td></tr>
<tr><td rowspan="2">感染症の予防及び感染症の患者に対する医療に関する法律</td><td>一類感染症等の患者の入院（法第37条）</td><td rowspan="2">28</td><td rowspan="2">139</td></tr>
<tr><td>新型インフルエンザ等感染症外出自粛対象者の医療（法第44条の３の２）</td></tr>
<tr><td rowspan="2">児童福祉法</td><td>療育の給付（法第20条）</td><td>17</td><td>111</td></tr>
<tr><td>肢体不自由児通所医療（法第21条の５の29）及び障害児入所医療（法第24条の20）</td><td>79</td><td>184</td></tr>
</table>

	法律名	種類	法別番号	(頁)
公費負担医療制度	原子爆弾被爆者に対する援護に関する法律	一般疾病医療費(法第18条)	19	116
	母子保健法による養育医療(法第20条)		23	131
	児童福祉法による小児慢性特定疾病医療支援(法第19条の2)		52	159
	難病患者に対する医療等に関する法律	特定医療(法第5条)	54	169
	特定疾患治療費、先天性血液凝固因子障害等治療費、水俣病総合対策費の国庫補助による療養費及び研究治療費、茨城県神栖町における有機ヒ素化合物による環境汚染及び健康被害に係る緊急措置事業要綱による医療費及びメチル水銀の健康影響による治療研究費		51	149
	肝炎治療特別促進事業に係る医療の給付及び肝がん・重度肝硬変治療研究促進事業による高療該当肝がん・重度肝硬変入院関係医療に係る医療費の支給		38	142
	児童福祉法の措置等に係る医療の給付		53	167
	石綿による健康被害の救済に関する法律による医療費の支給(法第4条)		66	180
	特定B型肝炎ウイルス感染症給付費等の支給に関する特別措置法による定期検査費及び母子感染症防止医療費の支給(法第12条第1項及び第13条第1項)		62	—
	中国残留邦人等の円滑な帰国の促進並びに永住帰国した中国残留邦人等及び特定配偶者の自立の支援に関する法律第14条第4項に規定する医療支援給付(中国残留邦人等の円滑な帰国の促進及び永住帰国後の自立の支援に関する法律の一部を改正する法律附則第4条第2項において準用する場合を含む。)		25	136
	生活保護法による医療扶助(法第15条)		12	90

※2以上の公費負担医療制度の併用が有る場合は、この表の上から順に「第1公費」「第2公費」とする。

(頁)

●感染症予防法対象疾患 …………………………………… (258)
●難病医療法に規定する指定難病 ………………………… (268)
●児童福祉法に規定する小児慢性特定疾病 ……………… (275)

（東京都医療費助成制度によるもの）　法別番号　（頁）

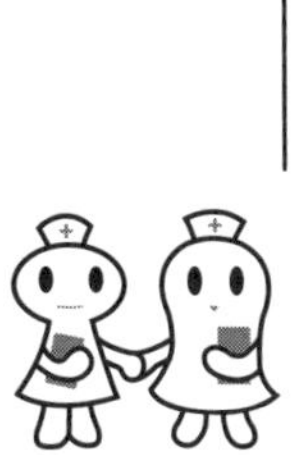

第14号様式の2(第14条、第21条関係)

(表)

患　　者　　票

□感染症の予防及び感染症の患者に対する医療に関する法律第37条の2

□感染症の予防及び感染症の患者に対する医療に関する法律施行規則第19条

公費負担者番号			
公費負担医療の受給者番号		0	
医療費助成負担者番号			
交付保健所所在地及び名称	印	交付年月日　年　月　日	
患者	氏　名	男・女　歳	
	生年月日	年　月　日	
	住　所		
被保険者等の別	社保(本人・家族)　国保(一般・退職本人・退職家族)　後期高齢 生保(保護受給中・保護申請中)　その他(　　　)		
診療報酬	社保の例　・　後期高齢の例(　年　月から)　・　協定		
指定医療機関(病院 診療所)	名　称		
	所在地		
病　名	1	2	3
公費負担有効期間	年　月　日から 年　月　日まで		
医療費助成有効期間	年　月　日から 年　月　日まで		
医療の種類	A 化学療法	1 抗結核薬 (　　)剤使用	1 薬品名　INH　RFP　RBT　SM EB　KM　TH　EVM PZA　PAS　CS　DLM 2 1のうち局所療法に用いるもの(　　　)
		2 副腎(じん)皮質ホルモン剤	薬品名(　　　)
	B 外科的療法	1 肺結核	1 肺虚脱療法　2 空洞直達療法　3 肺切除術
		2 結核性膿(のう)胸	
		3 骨関節結核	
		4 泌尿器結核	
		5 その他(　　　)	
	C 骨関節結核の装具療法		
	D AからCまでに必要な単純ｴｯｸｽ線検査・CT検査、菌検査並びにB又はCに必要な処置その他の治療		
	E B又はCに必要な収容	日間(術前　日から術後　日まで)	
摘　要			

感染症予防法
……結核患者の適正医療（10）

＜一般＞
1013XXXΔ

受給資格の確認		被保険者証＋患者票
対象者		結核患者（指定医療機関）
公費負担	入院	公費対象分×$\frac{95}{100}$…結核が負担（ただし各種医療保険が優先）
	外来	公費対象分×$\frac{95}{100}$…結核が負担（ただし各種医療保険が優先）
窓口徴収	入院	・公費対象分×$\frac{5}{100}$ ・公費対象外……医療保険給付の残りの部分＋標準負担額
	外来	・公費対象分×$\frac{5}{100}$ ・公費対象外……医療保険給付の残りの部分
保険請求の方法		・{ 社保と(10)併用レセプト / 結核(10)と生保(12)併用レセプト } ＞支払基金 ・国保と(10)併用レセプト ──► 国保連合会

主保険＋結核(10)

診療報酬明細書
(医科入院外)

令和　年　月分　都道府県番号　医療機関コード　10−1

1 医科	①社・国 2公 費	3後期 4退職	1 単独 ②2 併 3 3 併	②本外 4 六外 6 家外	8 高外− 0 高外7

保険者番号 ・ ・ ⊙ ⊙ ⊙ ⊙ ⊙ ⊙　給付割合 10 9 8 7 ( )

公費負担者番号①	1 0 1 3 ××× △	公費負担医療の受給者番号①	×××××× △
公費負担者番号②		公費負担医療の受給者番号②	

被保険者証・被保険者手帳等の記号・番号　(枝番)

氏名　1男 2女 1明 2大 3昭 4平 ・ ・ 生

職務上の事由　1 職務上 2 下船後3月以内 3 通勤災害

特記事項

保険医療機関の所在地及び名称　**外来**

提出先：支払基金又は国保連合会

請求点数1,323点（内公費対象分470点）の場合

13,230円
- 公費対象外 8,530円
  - 7割　5,971円　主保険支払
  - 3割　2,559円　患者負担
- 公費対象分 4,700円
  - 9.5割　4,465円
    - 3,290円　主保険支払（4,700×0.7）
    - 4,465−3,290=1,175円　公費支払
  - 0.5割　235円　患者負担

主保険支払額　9,261円（5,971+3,290）
公費支払額　1,175円
窓口患者負担金　2,794円→2,790円

療養の給付	請求 点	※決定 点	一部負担金額 円			
保険	1,323		減額 割(円)免除・支払猶予			
公費①	470 点	※ 点	円			
公費②	点	※ 点	円	※ 高額療養費 円	※公費負担点数 点	※公費負担点数 点

高齢受給者＋結核(10)

診療報酬明細書
(医科入院外)

令和　年　月分　都道府県番号　医療機関コード　10－2

1 医科	①社・国　2公　費	3後期　4退職	1 単独　②2併　3 3併	2 本外　⑧高外一　4 六外　6 家外　0 高外7

公費負担者番号①	10××××× △
公費負担医療の受給者番号①	×××××× △
公費負担者番号②	
公費負担医療の受給者番号②	
保険者番号	
給付割合	10　9　8　7（　）
被保険者証・被保険者手帳等の記号・番号	（枝番）
氏名	1男　2女　1明　2大　3昭　4平　・　・　生
職務上の事由	1職務上　2下船後3月以内　3通勤災害
特記事項	29 区エ
保険医療機関の所在地及び名称	一般・外来

提出先：支払基金又は国保連合会

請求点数1,323点（内公費対象分470点）の場合

13,230円
- 公費対象外 8,530円
  - 8割　6,824円　主保険支払
  - 2割　1,706円　患者負担
- 公費対象分 4,700円
  - 9.5割　4,465円
    - 3,760円　主保険支払（4,700×0.8）
    - 4,465－3,760＝705円　公費支払
  - 0.5割　235円　患者負担

主保険支払額	10,584円	（6,824+3,760）
公費支払額	705円	
窓口患者負担金	1,941円	（1,706+235）→1,940円

療養の給付	請求　点	※決定　点	一部負担金額　円			
保険	1,323		減額　割(円)免除・支払猶予			
公費①	470					
公費②				※高額療養費　円	※公費負担点数　点	※公費負担点数　点

感染症予防法
……結核患者の適正医療(10)<都単独事業>

<低所得者>
1013XXXΔ
9313XXXΔ

受給資格の確認		被保険者証＋患者票 [社保又は後期高齢者＝93137008 (都助成で現物給付) 国保 ＝93131001 (付加給付で現物給付)]
対象者		結核患者（指定医療機関）
公費負担	入院	公費対象分×$\frac{95}{100}$…結核が負担（ただし各種医療保険が優先）
	外来	公費対象分×$\frac{95}{100}$…結核が負担（ただし各種医療保険が優先）
窓口徴収	入院	・公費対象分×$\frac{5}{100}$…(93)現物給付（自己負担なし） ・公費対象外……医療保険給付の残りの部分＋標準負担額
	外来	・公費対象分×$\frac{5}{100}$…(93)現物給付（自己負担なし） ・公費対象外……医療保険給付の残りの部分
保険請求の方法		・{社保と(10)併用レセプト / 結核(10)と生保(12)併用レセプト} ＞支払基金 ・国保と(10)併用レセプト ──→国保連合会

主保険＋結核(10)＋93

診療報酬明細書
(医科入院外)

令和　年　月分　都道府県番号　医療機関コード　10－3

1 医科	①社・国	3後期	1単独	2本外	8高外一
	2公費	4退職	2 2併	4六外	0高外7
			③3併	⑥家外	

保険者番号		給付割合	10 9 8 7 ( )

公費負担者番号①	1013XXX△	公費負担医療の受給者番号①	XXXXXX△
公費負担者番号②	9313XXX△	公費負担医療の受給者番号②	

被保険者証・被保険者手帳等の記号・番号　(枝番)

氏名	1男 2女 1明 2大 3昭 4平 5令 ・ ・ 生	特記事項
職務上の事由	1職務上 2下船後3月以内 3通勤災害	

保険医療機関の所在地及び名称

低所得者・外来

提出先：支払基金又は国保連合会

請求点数1,323点（内公費対象分470点）の場合

13,230円
- 公費対象外 8,530円
  - 7割　5,971円　主保険支払
  - 3割　2,559円　患者負担
- 公費対象分 4,700円
  - 9.5割　4,465円
    - 3,290円　主保険支払 (4,700×0.7)
    - 4,465−3,290＝1,175円 (10)公費支払
  - 0.5割　235円　(93)現物給付

主保険支払額　9,261円（5,971＋3,290）

公費支払額
- (10)　1,175円
- (93)　235円

窓口患者負担金　2,559円→2,560円

療養の給付		請求　点	※決定　点	一部負担金額　円			
	保険	1,323		減額　割(円)免除・支払猶予			
	公費①	470　点	※　点	円			
	公費②	点	※　点	円	※高額療養費　円	※公費負担点数　点	※公費負担点数　点

後期高齢者(39)＋結核(10)＋93

診療報酬明細書
(医科入院外)

令和　年　月分　都道府県番号　医療機関コード　10－4

1 医科	1社・国 2公 費	③後期 4退職	1 単独 2 2併 ③3併	2 本外 4 六外 6 家外	⑧高外一 0 高外7

保険者番号	3	9	×	×	×	×	×	×	給付割合 10 9 8 7 ( )

公費負担者番号①	1	0	×	×	×	×	×	△
公費負担医療の受給者番号①	×	×	×	×	×	×	△	
公費負担者番号②	9	3	1	3	×	×	×	△
公費負担医療の受給者番号②								

被保険者証・被保険者手帳等の記号・番号　(枝番)

氏名　1男 2女 1明 2大 3昭 4平 5令 ・ ・ 生

職務上の事由　1 職務上　2 下船後3月以内　3 通勤災害

特記事項
30
区オ

保険医療機関の所在地及び名称　低所得者・外来

提出先：国保連合会

請求点数1,323点（内公費対象分470点）の場合

13,230円
- 公費対象外 8,530円
  - 9割　7,677円　後期高齢者支払
  - 1割　853円　患者負担
- 公費対象分 4,700円
  - 9.5割　4,465円
    - 4,230円　後期高齢者支払 (4,700×0.9)
    - 4,465－4,230＝235円 (10) 公費支払
  - 0.5割　235円　(93) 現物給付

後期高齢者支払額　11,907円（7,677＋4,230）

公費支払額
- (10)　235円
- (93)　235円

窓口患者負担金　853円→850円

療養の給付	請求 点	※決定 点	一部負担金額 円	
保険	1,323		減額 割(円)免除・支払猶予	
公費①	470 点	※ 点	円	
公費②	点	※ 点	円	※高額療養費 円　※公費負担点数 点　※公費負担点数 点

第14号様式(第14条関係)

第　　　号
年　月　日

(申請者)

　　　　　　　　　　殿

保健所長　印

医療費公費負担決定通知書

感染症の予防及び感染症の患者に対する医療に関する法律第37条（第７条第１項において準用する場合を含む。）に規定する医療に要する費用について、下記のとおり公費負担することを決定します。

記

1　患者氏名　　　　　　（　　年　月　日生）

2　患者住所

3　勧告等を行った日　　　　年　月　日

4　入院医療機関名

5　自己負担の有無　　　有 ・ 無

(負担額)　※　　　　　円

※〔計算式〕20,000円（月額）÷その月の実日数×公費負担の期間の日数

公費負担者番号			1	3				
公費負担受給者番号								
公費負担の期間	年　月　日～　年　月　日							

(日本工業規格A列４番)

感染症予防法……結核患者の入院（11）

受給資格の確認		被保険者証＋医療費公費負担決定通知書
対象者		結核を伝染させるおそれのある者 (指定医療機関)
公費負担	入院	全額結核が負担 (ただし各種医療保険が優先)
	外来	(指示書による外来受診 全額結核が負担)
窓口徴収	入院	なし（ただし負担能力により自己負担あり）
	外来	(なし)
保険請求の方法		・公費単独(11)レセプト／社保と(11)併用レセプト ＞ 支払基金 ・国保と(11)併用レセプト ―→ 国保連合会

主保険＋結核（11）

診療報酬明細書
（医科入院）

令和　年　月分　都道府県番号　医療機関コード　11−1

1 医科　①社・国　2公費　3後期　4退職　1単独　②2併　3 3併　①本入　3六入　5家入　7高入−　9高入7

保険者番号　・　・　⊙⊙⊙⊙⊙⊙　給付割合　10　9　8　7（　）

公費負担者番号①	11××××△	公費負担医療の受給者番号①	××××××△
公費負担者番号②		公費負担医療の受給者番号②	

被保険者証・被保険者手帳等の記号・番号　（枝番）

区分　精神　結核　療養	特記事項
氏名　1男　2女　1明　2大　3昭　4平　5令　・　・　生	28 区ウ
職務上の事由　1職務上　2下船後3月以内　3通勤災害	

保険医療機関の所在地及び名称　入院

提出先：支払基金又は国保連合会

請求点数68,800点　30日間入院の場合

医療保険 688,000円
- 7割　481,600円　主保険支払
- 3割　206,400円
  - 206,400−84,310＝122,090円　主保険支払（現物給付）
  - 80,100＋(688,000−267,000)×1%＝84,310円　公費支払

食事療養 57,600円
- 57,600−41,400＝16,200円　主保険支払
- 460円×90回＝41,400円　公費支払

主保険支払額　619,890円（481,600＋122,090＋16,200）
公費支払額　125,710円（84,310＋41,400）
窓口患者負担金　0円

※高額療養費　円		※公費負担点数　点	
		※公費負担点数　点	
97 食事・生活	基準Ⅰ　640円×　90回	基準(生)　円×　回	
	特別　円×　回	特別(生)　円×　回	
	食堂　円×　日	減・免・猶・Ⅰ・Ⅱ・3月超	
	環境　円×　日		

療養の給付	請求　点	※決定　点	負担金額　円	食事・生活療養	回	請求　円	※決定　円	（標準負担額）　円
保険	68,800		84,310 減額　割(円)免除・支払猶予	保険	90	57,600		41,400
公費①	点	※　点	円	公費①	回	円	※　円	円
公費②	点	※　点	円	公費②	回	円	※　円	円

結核（11）単独

診療報酬明細書
（医科入院）

令和　年　月分　都道府県番号　医療機関コード　11－2

1 医科	1 社・国　②公費	3 後期　4 退職	①単独　2 2併　3 3併	①本入　3 六入　5 家入	7 高入一　9 高入7

公費負担者番号①	1 1 ×××× △	公費負担医療の受給者番号①	×××××× △	保険者番号	給付割合 10 9 8 7（ ）
公費負担者番号②		公費負担医療の受給者番号②		被保険者証・被保険者手帳等の記号・番号	（枝番）

区分	精神　結核　療養	特記事項
氏名	1男 2女 1明 2大 3昭 4平 5令 ・ ・ 生	
職務上の事由	1 職務上 2 下船後3月以内 3 通勤災害	

保険医療機関の所在地及び名称　**入院**

提出先：支払基金

請求点数68,800点　30日間入院の場合

医療保険
688,000円　10割　688,000円　公費支払

食事療養
57,600円　10割　57,600円　公費支払

公費支払額　745,600円（688,000+57,600）
窓口患者負担金　0円

※高額療養費　円		※公費負担点数　点	
97 食事・生活	基準Ⅰ　640円×　90回	※公費負担点数　点	
	特別　円×　回	基準（生）　円×　回	
	食堂　円×　日	特別（生）　円×　回	
	環境　円×　日	減・免・猶・Ⅰ・Ⅱ・3月超	

療養の給付	請求　点	※決定　点	負担金額　円	食事・生活療養	回	請求　円	※決定　円	（標準負担額）　円
保険			減額　割（円）免除・支払猶予	保険				
公費①	68,800			公費①	90	57,600		
公費②				公費②				

後期高齢者(39)＋結核(11)

診療報酬明細書
(医科入院)

令和　年　月分　　都道府県番号　医療機関コード　11－3

1 医科	1社・国　2公費	③後期　4退職	1単独　②2併　3 3併	1本入　3六入　5家入	⑦高入一　9高入7

保険者番号	3 9 × × × × × ×
給付割合	10　9　8　7（　）
被保険者証・被保険者手帳等の記号・番号	(枝番)

公費負担者番号①	1 1 × × × × × △	公費負担医療の受給者番号①	× × × × × × △
公費負担者番号②		公費負担医療の受給者番号②	

区分	精神　結核　療養	特記事項
氏名	1男　2女　1明　2大　3昭　4平　5令　・　・　生	29 区エ
職務上の事由	1職務上　2下船後3月以内　3通勤災害	

保険医療機関の所在地及び名称　**一般・入院**

提出先：国保連合会

請求点数68,800点　30日間入院の場合

医療保険 688,000円
- 9割　619,200円　後期高齢者支払
- 1割　68,800円
  - 68,800－57,600＝11,200円　後期高齢者支払(現物給付)
  - 57,600円限度　公費支払

食事・生活療養 57,600円
- 57,600－41,400＝16,200円　後期高齢者支払
- 460円×90回＝41,400円　公費支払

後期高齢者支払額	646,600円	(619,200＋11,200＋16,200)
公費支払額	99,000円	(57,600＋41,400)
窓口患者負担金	0円	

※高額療養費　円		※公費負担点数　点	
		※公費負担点数　点	
97 食事・生活	基準Ⅰ　640円×　90回	基準(生)　円×　回	
	特別　円×　回	特別(生)　円×　回	
	食堂　円×　日	減・免・猶・Ⅰ・Ⅱ・3月超	
	環境　円×　日		

医療費の１割
ただし限度額まで

療養の給付		請求 点	※決定 点	負担金額 円	食事・生活療養		回	請求 円	※決定 円	(標準負担額) 円
	保険	68,800		57,600 減額　割(円)免除・支払猶予		保険	90	57,600		41,400
	公費①	点	※　点	円		公費①	回	円	※　円	円
	公費②	点	※　点	円		公費②	回	円	※　円	円

生活保護法……医療扶助（12）

様式第23号

生活保護法医療券・調剤券（　　年　　月分）

公費負担者番号	12	有効期間	日から 日まで
受給者番号	1234566	単独・併用別	単独・併用
※交付番号	交付　○○－○○○○○○		
氏名	（男・女）明・大・昭・平・令　　年　　月　　日生		
居住地			
指定医療機関			
傷病名	(1) (2) (3)	診療別	入院　歯科 入院外　調剤 訪問看護
		本人支払額	円
地区担当者名	取扱担当者名 福祉事務所長　印		
備考	社会保険	あり（健・共）　なし	
	感染症の予防及び感染症の患者に対する医療に関する法律第37条の2	あり　なし	
	その他	あり　なし	

※　生活保護法による医療扶助（診療報酬等）実施方法

1. 指定医療機関は福祉事務所が発行する生活保護法医療券（様式第23号）から必要事項を省令レセプトに転記し、その省令レセプトにて支払基金あて請求する。
2. 福祉事務所から送付された生活保護法医療券は福祉事務所において医療券発行簿との照合確認作業の必要性から診療報酬請求月の翌月から1年間保管後指定医療機関責任の下処分する。

生活保護法……医療扶助（12）

受給資格の確認		・社保の被保険者証＋生活保護法医療券 ・生活保護法医療券
対象者		生活保護法の医療券の交付を受けた者 （指定医療機関）
公費負担	入院・外来共通	全額生活保護法が負担 （ただし他法負担が優先）
窓口徴収	入院・外来共通	なし（ただし、本人の収入及び扶養義務者があるときはその範囲内で自己負担あり）
保険請求の方法		・公費単独(12)レセプト ・結核(10)と(12)併用レセプト ・社保と(12)併用レセプト → 支払基金

生保(12)単独

診療報酬明細書
(医科入院外)

令和　年　月分

都道府県番号　医療機関コード　12−1

1	1社・国	3後期	①単独	②本外	8 高外一
医科	②公 費	4退職	2 2併	4 六外	0 高外7
			3 3併	6 家外	

保険者番号　　給付割合 10 9 8 7 ( )

公費負担者番号①	12XXXXX△	公費負担医療の受給者番号①	XXXXXX△
公費負担者番号②		公費負担医療の受給者番号②	

被保険者証・被保険者手帳等の記号・番号　(枝番)

氏名	1男 2女 1明 2大 3昭 4平 5令 ・ ・ 生	特記事項
職務上の事由	1職務上 2下船後3月以内 3通勤災害	

保険医療機関の所在地及び名称
交付番号 ○○−○○○○○○○
外来
提出先：支払基金

請求点数1,323点の場合

13,230円 { 10割 13,230円 生保支払
13,230円 { 0割 0円 患者負担

生保支払額　13,230円
窓口患者負担金　0円

療養の給付		請求 点	※ 決定 点	一部負担金額 円			
	保険			減額 割(円)免除・支払猶予			
	公費①	1,323 点	※ 点	円			
	公費②	点	※ 点	円	※ 高額療養費 円	※公費負担点数 点	※公費負担点数 点

生保(12)単独

診療報酬明細書
(医科入院)

令和　年　月分　都道府県番号　医療機関コード　12−2

1 医科	1社・国	3後期	①単独	①本入	7高入−
	②公費	4退職	2 2併	3六入	9高入7
			3 3併	5家入	

公費負担者番号①	12××××△	公費負担医療の受給者番号①	××××××△
公費負担者番号②		公費負担医療の受給者番号②	

保険者番号	
給付割合	10 9 8 7 ( )
被保険者証・被保険者手帳等の記号・番号	(枝番)

区分	精神　結核　療養	特記事項
氏名	1男 2女 1明 2大 3昭 4平 5令 ・ ・ 生	
職務上の事由	1職務上 2下船後3月以内 3通勤災害	

保険医療機関の所在地及び名称

交付番号 ○○−○○○○○○○

入院

提出先：支払基金

請求点数45,000点 30日間入院 本人支払額 3,540円 の場合

医療保険 450,000円 {
450,000−3,540＝446,460円　生保支払
3,540円　患者負担

食事療養
57,600円　生保支払

生保支払額　504,060円（446,460＋57,600）
窓口患者負担金　3,540円

※高額療養費	円		※公費負担点数 点	
97 食事・生活	基準Ⅰ	640 円× 90 回	※公費負担点数 点	
	特別	円× 回	基準(生) 円× 回	
	食堂	円× 日	特別(生) 円× 回	
	環境	円× 日	減・免・猶・Ⅰ・Ⅱ・3月超	

療養の給付	請求 点	※決定 点	負担金額 円	食事・生活療養	回	請求 円	※決定 円	(標準負担額) 円
保険			減額 割(円)免除・支払猶予	保険				
公費①	45,000 点	※ 点	3,540 円	公費①	90 回	57,600 円	※ 円	円
公費②	点	※ 点	円	公費②	回	円	※ 円	円

結核（10）＋生保（12）

診療報酬明細書
（医科入院外）

令和　年　月分　都道府県番号 ＿＿ 医療機関コード 12－3

1 医科	1社・国 ②公費	3後期 4退職	1単独 ②2併 3 3併	②本外 4六外 6家外	8高外一 0高外7

保険者番号		給付割合	10 9 8 7（ ）
被保険者証・被保険者手帳等の記号・番号	（枝番）		

－			－	
公費負担者番号①	1 0 × × × × ×	△	公費負担医療の受給者番号①	× × × × × × △
公費負担者番号②	1 2 × × × × ×	△	公費負担医療の受給者番号②	× × × × × × △

氏名	1男 2女 1明 2大 3昭 4平 5令 ・ ・ 生	特記事項
職務上の事由	1職務上 2下船後3月以内 3通勤災害	

保険医療機関の所在地及び名称
交付番号 ○○－○○○○○○○
外来
提出先：支払基金

請求点数　1,323点
（内結核470点）
の場合

13,230円	結核対象外	8,530円－10割		8,530円	生保支払
	結核対象分	4,700円	9.5割	4,465円	結核支払
			0.5割	235円	生保支払

生保支払額　8,765円（8,530＋235）
結核支払額　4,465円
窓口患者負担金　0円

療養の給付		請求 点	※決定 点	一部負担金額 円			
	保険			減額 割（円）免除・支払猶予			
	公費①	470					
	公費②	1,323			※高額療養費 円	※公費負担点数 点	※公費負担点数 点

結核(10)＋生保(12)

診療報酬明細書
(医科入院)

令和　年　月分

都道府県番号　医療機関コード　12−4

1 医科	1社・国 ②公費	3後期 4退職	1 単独 ②2併 3 3併	①本入 3 六入 5 家入	7 高入− 9 高入7

保険者番号			給付割合	10 9 8 7 ( )
被保険者証・被保険者手帳等の記号・番号			(枝番)	

公費負担者番号①	1 0 × × × × × △	公費負担医療の受給者番号①	× × × × × × △
公費負担者番号②	1 2 × × × × × △	公費負担医療の受給者番号②	× × × × × × △

区分	精神　結核　療養	特記事項
氏名	1男 2女 1明 2大 3昭 4平 5令 ・ ・ 生	
職務上の事由	1職務上 2下船後3月以内 3通勤災害	

保険医療機関の所在地及び名称
交付番号 ○○−○○○○○○○
入院
提出先：支払基金

請求点数　45,870点
(内結核1,344点)
30日間入院の場合

医療保険 458,700円
- 結核対象外　445,260円−10割　445,260円　生保支払
- 結核対象分　13,440円
  - 9.5割　12,768円　結核支払
  - 0.5割　672円　生保支払

食事療養
57,600円　生保支払

生保支払額　503,532円（445,260+672+57,600）
結核支払額　12,768円
窓口患者負担金　0円

※高額療養費 円				※公費負担点数 点	
				※公費負担点数 点	
97 食事・生活	基準Ⅰ	640円×	90回	基準(生) 円× 回	
	特別	円×	回	特別(生) 円× 回	
	食堂	円×	日	減・免・猶・Ⅰ・Ⅱ・3月超	
	環境	円×	日		

療養の給付	請求 点	※決定 点	負担金額 円	食事・生活療養	回	請求 円	※決定 円	(標準負担額) 円
保険			減額 割(円)免除・支払猶予	保険				
公費①	1,344			公費①				
公費②	45,870			公費②	90	57,600		

精神(21)＋生保(12)

診療報酬明細書
(医科入院外)

令和　年　月分　　都道府県番号　医療機関コード　12−5

1 医科	1社・国 ②公費	3後期 4退職	1単独 ②2併 3 3併	②本外 4六外 6家外	8高外一 0高外7

保険者番号　　　給付割合　10 9 8 7 ( )

−									−								
公費負担者番号①	2	1	1	3	6	0	1	5	公費負担医療の受給者番号①	×	×	×	×	×	×	△	
公費負担者番号②	1	2	1	3	×	×	×	△	公費負担医療の受給者番号②	×	×	×	×	×	×	△	

被保険者証・被保険者手帳等の記号・番号　　(枝番)

氏名
1男　2女　1明　2大　3昭　4平　5令　・　・　生
職務上の事由　1職務上　2下船後3月以内　3通勤災害

特記事項

保険医療機関の所在地及び名称
交付番号 ○○−○○○○○○○
外来
提出先：支払基金

請求点数1,323点の場合（内（21）対象分1,040点）

13,230円
- (21)対象分　10,400円　精神支払
- (21)対象外　2,830円　生保支払

精神支払額　10,400円
生保支払額　2,830円
窓口患者負担金　0円

療養の給付	請求　点	※決定　点	一部負担金額　円 減額　割(円)免除・支払猶予			
保険						
公費①	1,040 点	※　点	0 円			
公費②	1,323 点	※　点	円	※高額療養費　円	※公費負担点数　点	※公費負担点数　点

全て自立支援医療の対象である場合は、自立支援医療より10割給付されるので、自立支援医療単独の請求となる。

主保険＋生保(12)

診療報酬明細書
（医科入院外）

令和　年　月分　都道府県番号　医療機関コード　12−6

1 医科	①社・国　2公費	3後期　4退職	1単独　②2併　3 3併	②本外　4六外　6家外	8高外−　0高外7

保険者番号	・・・・・・・・
給付割合	10　9　8　7（　）
被保険者証・被保険者手帳等の記号・番号	（枝番）

公費負担者番号①	12××××△	公費負担医療の受給者番号①	××××××△
公費負担者番号②		公費負担医療の受給者番号②	

氏名	1男　2女　1明　2大　3昭　4平　5令　・　・　生	特記事項
		30　区オ
職務上の事由	1職務上　2下船後3月以内　3通勤災害	

保険医療機関の所在地及び名称
交付番号 ○○−○○○○○○
外来
提出先：支払基金

請求点数15,000点の場合

医療保険 150,000円
- 7割　105,000円　主保険
- 3割　45,000円
  - 45,000−35,400=9,600円　主保険
  - 35,400円　生保支払

主保険支払　114,600円（105,000+9,600）
生保支払額　35,400円
窓口患者負担金　0円

療養の給付	請求　点	※決定　点	一部負担金額　円			
保険	15,000		35,400 減額　割（円）免除・支払猶予			
公費①	点	※　点	円			
公費②	点	※　点	円	※高額療養費　円	※公費負担点数　点	※公費負担点数　点

戦傷病者特別援護法……療養の給付（13）

<table>
<tr><td colspan="4">療　養　券（病院・診療所用）</td></tr>
<tr><td colspan="2">公費負担者番号</td><td colspan="2">1 3</td><td>認定　年　月　日</td></tr>
<tr><td colspan="2">公費負担医療の受給者番号</td><td colspan="2"></td><td>昭和
平成　年　月　日
令和</td></tr>
<tr><td rowspan="2">戦傷病者</td><td>氏名</td><td></td><td>生年月日</td><td>明治
大正　年　月　日
昭和</td></tr>
<tr><td>現住所</td><td colspan="3"></td></tr>
<tr><td colspan="2">療養を必要とする傷病名</td><td colspan="3"></td></tr>
<tr><td colspan="2">療養を認める期間</td><td colspan="3">令和　年　月　日から
令和　年　月　日まで
（入院
入院外）</td></tr>
<tr><td colspan="2" rowspan="2">療養を受けようとする医療機関（病院・診療所）</td><td>所在地</td><td colspan="2"></td></tr>
<tr><td>名称</td><td colspan="2"></td></tr>
<tr><td colspan="5">上記のとおり決定する。

令和　年　月　日

都道府県知事　氏　　名　印</td></tr>
</table>

戦傷病者特別援護法……療養の給付（13）

受給資格の確認	療養券	
対象者	戦傷病者手帳の交付を受けている者 ※公務上の傷病と因果関係のないものについては医療保険適用 (指定医療機関)	
公費負担	入院・外来共通	全額公費負担
窓口徴収	入院・外来共通	なし
保険請求の方法	公費単独(13)レセプト ──→ 支払基金	

公費

戦傷病者療養給付(13)単独

診療報酬明細書
(医科入院外)

令和　年　月分

都道府県番号　医療機関コード　13−1

1	1社・国	3後期	①単独	2 本外	⑧高外−
医科	②公 費	4退職	2 2併	4 六外	0 高外7
			3 3併	6 家外	

−								−							
公費負担者番号①	1	3	×	×	×	×	×	△	公費負担医療の受給者番号①	×	×	×	×	×	×	△
公費負担者番号②									公費負担医療の受給者番号②							

保険者番号

給付割合　10　9　8　7（　）

被保険者証・被保険者手帳等の記号・番号　（枝番）

氏名	1男　2女　1明　2大　3昭　4平　5令　・　・　生	特記事項
職務上の事由	1 職務上　2 下船後3月以内　3 通勤災害	

保険医療機関の所在地及び名称　**外来**

提出先：支払基金

請求点数　1,323点の場合

13,230円 {
10割　13,230円　公費支払
0割　0円　患者負担

公費支払額　13,230円
窓口患者負担金　0円

療養の給付		請求　点	※決定　点	一部負担金額　円			
	保険			減額　割(円)免除・支払猶予			
	公費①	1,323 点	※　点	円			
	公費②	点	※　点	円	※高額療養費　円	※公費負担点数　点	※公費負担点数　点

戦傷病者特別援護法……更生医療（14）

様式第14号(1)（第13条関係）

<table>
<tr><td colspan="6">更　生　医　療　券（病院・診療所用）</td></tr>
<tr><td colspan="2">公費負担者番号</td><td colspan="3">1 4</td><td>交　付　年　月　日</td></tr>
<tr><td colspan="2">公費負担医療の受給者番号</td><td colspan="3"></td><td>令和　年　月　日</td></tr>
<tr><td rowspan="5">戦傷病者</td><td>氏　名</td><td></td><td>生年月日</td><td colspan="2">明治
大正
昭和　年　月　日</td></tr>
<tr><td rowspan="2">現　住　所</td><td rowspan="2"></td><td rowspan="2">職　業</td><td>現職</td><td></td></tr>
<tr><td>希望職業</td><td></td></tr>
<tr><td>原傷病名</td><td colspan="4"></td></tr>
<tr><td>現在の障害部位及び程度</td><td colspan="4"></td></tr>
<tr><td colspan="2" rowspan="2">医療の具体的方針</td><td>入　院</td><td colspan="3"></td></tr>
<tr><td>入院外</td><td colspan="3"></td></tr>
<tr><td colspan="2">指定医療機関（病院・診療所）名</td><td></td><td>指定医療機関（病院・診療所）所在地</td><td colspan="2"></td></tr>
<tr><td colspan="2" rowspan="2">医療費概算額</td><td rowspan="2"></td><td rowspan="2">診療予定期間</td><td rowspan="2">有効期間</td><td>自　月　日</td></tr>
<tr><td>至　月　日</td></tr>
<tr><td colspan="6">上記のとおり決定する。

令和　年　月　日

都道府県知事　印</td></tr>
</table>

戦傷病者特別援護法……更生医療（14）

受給資格の確認		更生医療券
対象者		戦傷病者手帳の交付を受けている者で公務上の傷病により下記の状態にある戦傷病者 視覚障害、聴覚又は平衡機能障害、音声・言語・そしゃく機能障害、中枢神経機能障害、肢体不自由（肢切断含む）、心臓・じん臓・呼吸器・ぼうこう・直腸・小腸・肝臓の機能障害等 ※公務上の傷病と因果関係にないものは医療保険適用（指定医療機関）
公費負担	入院・外来共通	全額公費負担
窓口徴収	入院・外来共通	なし
保険請求の方法		公費単独(14)レセプト ──→ 支払基金

戦傷病者更生医療(14)単独

診療報酬明細書
(医科入院外)

令和　年　月分

都道府県番号　医療機関コード　14－1

1 医科	1社・国 ②公費	3後期 4退職	①単独 2 2併 3 3併	2本外 4六外 6家外	⑧高外－ 0高外7

公費負担者番号①	1 4 × × × × × △	公費負担医療の受給者番号①	× × × × × × △
公費負担者番号②		公費負担医療の受給者番号②	

保険者番号		給付割合 10 9 8 7 ( )
被保険者証・被保険者手帳等の記号・番号		(枝番)

氏名	1男 2女 1明 2大 3昭 4平 5令　・　・　生	特記事項
職務上の事由	1職務上 2下船後3月以内 3通勤災害	

保険医療機関の所在地及び名称　外来

提出先：支払基金

請求点数1,323点の場合

13,230円 { 10割　13,230円　公費支払
　　　　　 0割　　　　0円　患者負担

公費支払額　13,230円
窓口患者負担金　0円

療養の給付		請求 点	※決定 点	一部負担金額 円			
	保険			減額 割(円)免除・支払猶予			
	公費①	1,323 点	※ 点	円			
	公費②	点	※ 点	円	※高額療養費 円	※公費負担点数 点	※公費負担点数 点

障害者総合支援法……更生医療（15）

自立支援医療受給者証（　更生医療　）					
公費負担者番号		1 5			
自立支援医療費受給者番号					
受診者	フリガナ 氏　　名			性別	生年月日 年　月　日
	フリガナ 住　　所				
	被保険者証の記号及び番号			保険者名	
	重度かつ継続	該当　・　非該当			
保護者（受診者が18歳未満の場合記入）		フリガナ 氏 名			続柄
		フリガナ 住 所			
指定医療機関名	病院・診療所		所在地・電話番号		
	薬　　局		所在地・電話番号		
	訪問看護事業者		所在地・電話番号		
自己負担上限額		月額　　　　円			
有効期間		年　月　日　から　　年　月　日　まで			

上記のとおり決定する。

年　　月　　日　　　　　　　新宿区長

障害者総合支援法……更生医療（15）

受給資格の確認		被保険者証＋医療受給者証
対象者		18歳以上で身体障害者手帳の交付をうけた者 ※18歳未満は児童福祉法の対象 (指定医療機関)
公費負担	入院	・医療保険×$\frac{90}{100}$(ただし各種医療保険が優先) 及び自己負担上限額 別表 を超えた額 ・標準負担額を控除した残りの部分
	外来	・医療保険×$\frac{90}{100}$(ただし各種医療保険が優先) 及び自己負担上限額 別表 を超えた額
窓口徴収	入院	・医療保険×$\frac{10}{100}$ (ただし政令で定める自己負担上限額 別表 を限度) ・標準負担額
	外来	・医療保険×$\frac{10}{100}$ (ただし政令で定める自己負担上限額 別表 を限度)
保険請求の方法		・社保と(15)併用レセプト ──→ 支払基金 ・国保と(15)併用レセプト ──→ 国保連合会

主保険＋更生医療（15）

診療報酬明細書
（医科入院外）

令和　年　月分　都道府県番号　医療機関コード　15－1

1 医科　①社・国　2公費　3後期　4退職　1 単独　②2併　3 3併　②本外　4 六外　6 家外　8 高外一　0 高外7

保険者番号　・　・　⊙⊙⊙⊙⊙⊙　給付割合　10 9 8 7（ ）

公費負担者番号①	15×××××△	公費負担医療の受給者番号①	××××××△
公費負担者番号②		公費負担医療の受給者番号②	

被保険者証・被保険者手帳等の記号・番号　（枝番）

氏名　1男 2女 1明 2大 3昭 4平 5令　・　・　生

職務上の事由　1職務上　2下船後3月以内　3通勤災害

特記事項

保険医療機関の所在地及び名称　外来

提出先：支払基金又は国保連合会

請求点数 2,823点
2,500円自己負担上限　｝の場合

28,230円
- 9割　25,407円
  - 19,761円　主保険支払（28,230×0.7）
  - 25,407－19,761＝5,646円　公費支払
- 1割　2,823円
  - 2,823－2,500＝323円　公費支払
  - 2,500円　患者負担

主保険支払額　19,761円
公費支払額　5,969円（5,646＋323）
窓口患者負担金　2,500円

医療券等に記載されている公費負担医療に係る負担額を下回る場合は
10円未満四捨五入する前の一部負担金の額を記載する

公費医療費の1割　但し自己負担上限額まで

療養の給付	請求　点	※決定　点	一部負担金額　円			
保険	2,823		減額　割（円）免除・支払猶予			
公費①	点	※　点	円 2,500			
公費②	点	※　点	円	※高額療養費　円	※公費負担点数　点	※公費負担点数　点

別表　法別番号 15、16、21が該当

◇政令で定める自立支援医療の自己負担上限額（月額）

<table>
<tr><td rowspan="3">一定所得以下</td><td>生保</td><td colspan="3">0円</td></tr>
<tr><td>低1</td><td colspan="3">2,500円</td></tr>
<tr><td>低2</td><td>5,000円</td><td>育成医療の経過措置</td><td>※高額治療継続者</td></tr>
<tr><td rowspan="2">中間的な所得</td><td>中間1</td><td rowspan="2">医療保険の
自己負担限度額</td><td>5,000円</td><td>5,000円</td></tr>
<tr><td>中間2</td><td>10,000円</td><td>10,000円</td></tr>
<tr><td>一定所得以上</td><td>一定
以上</td><td colspan="2">公費負担の対象外</td><td>20,000円
（一定所得以上の
経過措置）</td></tr>
</table>

※高額治療継続者（重度かつ継続）の対象範囲

- 疾病・症状から対象となる者

  精神通院医療…①統合失調症、躁うつ病・うつ病、てんかん、認知症等の脳機能障害、薬物関連障害（依存症等）

  ②精神医療に一定以上の経験を有する医師が診断した者

  更生・育成医療…腎機能障害、小腸機能障害、心臓機能障害（心臓移植後の抗免疫療法に限る）、免疫機能障害、肝臓機能障害（肝臓移植後の抗免疫療法に限る）

- 疾病等に関わらず高額な費用負担が継続することから対象となる者

  医療保険の高額療養費多数回該当者

・経過措置（経過的特例措置）は令和3年3月31日まで

障害者総合支援法……育成医療（16）

自立支援医療（育成医療）受給者証					
公費負担者番号		1 6	交付年月日		補装具
受給者番号					
保険証	記号		保険者番号		
	番号				
受診者	氏名				性別
	生年月日				
保護者	氏名			受診者との続柄	
	住所				
病名					
障害の状況及び程度			自己負担額		
医療の具体的方針			自己負担上限額		
診療予定期間				入院・通院の別	
指定医療機関名					
有効期間					

上記のとおり認定する。

年　月　日

印

障害者総合支援法……育成医療（16）

受給資格の確認		被保険者証＋医療受給者証
対象者		18歳未満で次の障害を有する児童 {肢体不自由、視覚障害、聴覚・平衡機能障害、音声・言語・そしゃく機能障害、心臓機能障害、腎臓機能障害、小腸機能障害、肝臓機能障害、その他の先天性内臓障害、免疫機能障害 （指定医療機関）
公費負担	入院	・医療保険×$\frac{90}{100}$（ただし各種医療保険が優先）及び自己負担上限額別表を超えた額 ・標準負担額を控除した残りの部分
	外来	・医療保険×$\frac{90}{100}$（ただし各種医療保険が優先）及び自己負担上限額別表を超えた額
窓口徴収	入院	・医療保険×$\frac{10}{100}$ （ただし政令で定める自己負担上限額別表を限度） ・標準負担額
	外来	・医療保険×$\frac{10}{100}$ （ただし政令で定める自己負担上限額別表を限度）
保険請求の方法		・社保と（16）併用レセプト⟶支払基金 ・国保と（16）併用レセプト⟶国保連合会

主保険＋育成医療(16)

診療報酬明細書
(医科入院外)

令和　年　月分　都道府県番号　医療機関コード　16−1

1 医科	①社・国 2公 費	3後期 4退職	1 単独 ②2併 3 3併	2 本外 4 六外 ⑥家外	8 高外− 0 高外7

公費負担者番号①	1	6	×	×	×	×	×	△	公費負担医療の受給者番号①	×	×	×	×	×	×	△
公費負担者番号②									公費負担医療の受給者番号②							

保険者番号	・	・	⊙	⊙	⊙	⊙	⊙	⊙	給付割合	10 9 8 7 ( )

被保険者証・被保険者手帳等の記号・番号	(枝番)

氏名		特記事項
	1男 2女 1明 2大 3昭 4平 5令 ・ ・ 生	
職務上の事由	1 職務上 2 下船後3月以内 3 通勤災害	

保険医療機関の所在地及び名称　外来

提出先：支払基金又は国保連合会

請求点数 1,323点
2,500円自己負担上限
} の場合

13,230円
- 9 割　11,907円
  - 9,261円　主保険支払
    (13,230×0.7)
  - 11,907−9,261＝2,646円
    公費支払
- 1 割　1,323円→1,320円　患者負担

主保険支払額　9,261円
公費支払額　2,646円
窓口患者負担金　1,323円→1,320円

医療券等に記載されている公費負担医療に係る負担額を下回る場合は
10円未満四捨五入する前の一部負担金の額を記載する

公費医療費の1割　但し自己負担上限額まで

療養の給付		請求 点	※決定 点	一部負担金額 円			
	保険	1,323		減額 割(円)免除・支払猶予			
	公費①	点	※ 点	円 1,323			
	公費②	点	※ 点	円	※ 高額療養費 円	※公費負担点数 点	※公費負担点数 点

療育医療券				
公費負担者番号		1 7	交付年月日	補装具
受給者番号			年　月　日	
保険証	記号		保険者番号	
	番号			
受療者	氏名			性別
	生年月日			
申請者	氏名		受療者との続柄	
	住所			
医療機関名				入院・通院の別
有効期間	年　月　日から　年　月　日まで			入院のみ

上記のとおり決定する。

年　月　日

東京都知事

経由保健所	保健所

児童福祉法……療育の給付（17）

受給資格の確認	被保険者証＋療育医療券	
対象者	（骨関節結核 その他の結核）治療の為長期入院の必要と認められた18歳未満の児童 （指定医療機関）	
公費負担	入院・外来共通	医療保険と結核(10)が優先 残りの部分公費負担
窓口徴収	入院・外来共通	なし
保険請求の方法	・社保と結核(10)・(17)併用レセプト ──→支払基金 ・国保と結核(10)・(17)併用レセプト ──→国保連合会	

公費負担者番号								
受給者番号								

認　　定　　書

氏　　名

明治
大正　　年　　月　　日生（男・女）
昭和

認定疾病名

原子爆弾被爆者に対する援護に関する法律（平成６年法律第117号）第11条第１項の規定により、上記のとおり認定する。

令和　　年　　月　　日

厚生労働大臣　○　○　○　㊞

原子爆弾被爆者援護法……認定疾病医療（18）

受給資格の確認		被爆者健康手帳＋認定書
対象者		｛被爆者健康手帳 認　定　書｝の交付をうけている者 ※因果関係のない傷病については 医療保険適用（指定医療機関）
公費負担	入院・外来共通	全額公費負担
窓口徴収	入院・外来共通	なし
保険請求の方法		公費単独(18)レセプト→支払基金

原爆認定医療（18）単独

診療報酬明細書
（医科入院外）

令和　年　月分

都道府県番号　医療機関コード　18−1

1 医科	1 社・国　②公費	3 後期　4 退職	①単独　2 2併　3 3併	2 本外　4 六外　6 家外	⑧高外−　0 高外7

保険者番号　　給付割合　10　9　8　7（　）

公費負担者番号①	1 8 ×××××△
公費負担医療の受給者番号①	××××××△
公費負担者番号②	
公費負担医療の受給者番号②	

被保険者証・被保険者手帳等の記号・番号　（枝番）

氏名　1男　2女　1明　2大　3昭　4平　5令　・　・　生

職務上の事由　1 職務上　2 下船後3月以内　3 通勤災害

特記事項

保険医療機関の所在地及び名称　外来

提出先：支払基金

請求点数　1,323点の場合

13,230円 { 10割　13,230円　公費支払
　　　　　　0割　　　　0円　患者負担

公費支払額　13,230円
窓口患者負担金　0円

療養の給付	請求　点	※決定　点	一部負担金額　円
保険			減額　割（円）免除・支払猶予
公費①	1,323 点	※　点	円
公費②	点	※　点	円

※高額療養費　円　※公費負担点数　点　※公費負担点数　点

（表　紙）

公費負担者番号	
公費負担医療の受給者番号	

（手帳番号）

被　爆　者　健　康　手　帳

氏　名

公費負担者番号	
公費負担医療の受給者番号	

都道府県知事（市長）印

都　道　府　県　（市）

ふりがな 氏　名		男・女	明治 大正 昭和　　年　　月　　日生
被爆時の年　齢	満　　　　歳		
居住地 （現在地）	都道府県　　区市郡　　町村　　番地		
交　付 年月日	年　　月　　日		
更新期限	年　　月　　日		

原子爆弾被爆者援護法……一般疾病医療（19）

受給資格の確認		被保険者証＋被爆者健康手帳
対　象　者		被爆者健康手帳の交付を受けている者 （指定医療機関）
公費負担	入院・外来共通	医療保険給付の残りの部分公費負担
窓口徴収	入院・外来共通	なし
保険請求の方法		・社保と（19）併用レセプト ──► 支払基金 ・国保と（19）併用レセプト ──► 国保連合会 ※生活保護法（12）と原爆（19）の場合は原爆（19）優先単独 ◇平成20年３月28日付　厚生労働省の通知により記載要領の変更あり

後期高齢者（39）＋原爆一般（19）

診療報酬明細書
（医科入院）　令和　年　月分　都道府県番号　医療機関コード　19－1

1 医科	1社・国　2公費	③後期　4退職	1単独　②2併　3 3併	1本入　3六入　5家入	⑦高入一　9高入7

保険者番号	3	9	×	×	×	×	×	×	給付割合	10 9 8 7 ( )

公費負担者番号①	1	9	×	×	×	×	×	△	公費負担医療の受給者番号①	×	×	×	×	×	×	△
公費負担者番号②									公費負担医療の受給者番号②							

被保険者証・被保険者手帳等の記号・番号　（枝番）

区分　精神　結核　療養	特記事項
氏名　1男　2女　1明　2大　3昭　4平　5令　・　・　生	29　区エ
職務上の事由　1職務上　2下船後3月以内　3通勤災害	

保険医療機関の所在地及び名称　**一般・入院**

提出先：国保連合会

請求点数68,800点　30日間入院の場合

医療保険 688,000円
- 9割　619,200円　後期高齢者支払
- 1割　68,800円
  - 68,800－57,600＝11,200円　後期高齢者支払（現物給付）
  - 57,600円限度　公費支払

食事・生活療養 57,600円
- 57,600－41,400＝16,200円　後期高齢者支払
- 460円×90回＝41,400円　公費支払

後期高齢者支払額　646,600円（619,200＋11,200＋16,200）
公費支払額　99,000円（57,600＋41,400）
窓口患者負担金　0円

※高額療養費　円		※公費負担点数　点
97 食事・生活	基準Ⅰ　640円×　90回	※公費負担点数　点
	特別　円×　回	基準（生）　円×　回
	食堂　円×　日	特別（生）　円×　回
	環境　円×　日	減・免・猶・Ⅰ・Ⅱ・3月超

医療費の1割
但し限度額まで

療養の給付	請求　点	※決定　点	負担金額　円（減額　割（円）免除・支払猶予）	食事・生活療養	回	請求　円	※決定　円	（標準負担額）円
保険	68,800		57,600	保険	90	57,600		41,400
公費①	点	※　点	円	公費①	回	円	※　円	円
公費②	点	※　点	円	公費②	回	円	※　円	円

福保障精医第　　　号

令和　　年　　月　　日

管 理 者　様

東京都福祉保健局障害者施策推進部長

入 院 措 置 者 入 院 依 頼 書

精神保健及び精神障害者福祉に関する法律第29条の規定に基づく入院措置を決定した下記精神障害者について、その入院及び医療を貴院にお願いする。

記

被診察者	氏　名	明治・大正 昭和・平成　年　月　日生　男 令和　　　　　　　　　　　女		
	住　所			
診 察 年 月 日		令和　年　月　日		
入 院 措 置 年 月 日		令和　年　月　日	診察実施場所	
診 断 名 、 病 状 等		別添　措置入院に関する診断書控のとおり		
備　考				

精神保健福祉法……措置入院（20）

<table>
<tr><td>受給資格
の
確認</td><td colspan="2">被保険者証＋入院措置者入院依頼書</td></tr>
<tr><td>対　象　者</td><td colspan="2">精神保健指定医の診察の結果、精神障害者であり、かつ、医療及び保護のため入院させなければその精神障害のため自身を傷つけまたは他人に害を及ぼすおそれがあると認められ、知事が措置入院させた者（指定医療機関）</td></tr>
<tr><td rowspan="2">公費負担</td><td>入院</td><td>全額精神保健福祉法が負担
（ただし各種医療保険が優先）</td></tr>
<tr><td>外来</td><td>―――</td></tr>
<tr><td rowspan="2">窓口徴収</td><td>入院</td><td>なし（ただし負担能力に応じ自己負担あり）</td></tr>
<tr><td>外来</td><td>―――</td></tr>
<tr><td>保険請求
の
方法</td><td colspan="2">・{ 公費単独(20)レセプト
　 社保と(20)併用レセプト } ＞ 支払基金
・国保と(20)併用レセプト ―→ 国保連合会</td></tr>
</table>

主保険＋精神(20)

診療報酬明細書
(医科入院)

令和　年　月分　都道府県番号　医療機関コード　20−1

1 医科	①社・国 2公 費	3後期 4退職	1 単独 ②2併 3 3併	1 本入 3 六入 ⑤家入	7 高入− 9 高入7

保険者番号	・	・	⊙	⊙	⊙	⊙	⊙	⊙	給付割合 10 9 8 7 ( )

公費負担者番号①	2	0	×	×	×	×	×	△	公費負担医療の受給者番号①	×	×	×	×	×	×	△
公費負担者番号②									公費負担医療の受給者番号②							

被保険者証・被保険者手帳等の記号・番号　(枝番)

区分	精神　結核　療養	特記事項
氏名	1男 2女 1明 2大 3昭 4平 5令 ・ ・ 生	28 区ウ
職務上の事由	1職務上 2下船後3月以内 3通勤災害	

保険医療機関の所在地及び名称　入院

提出先：支払基金又は国保連合会

請求点数68,800点　30日間入院の場合

医療保険 688,000円
- 7割　481,600円　主保険支払
- 3割　206,400円
  - 206,400−84,310＝122,090円
    主保険支払（現物給付）
  - 80,100＋(688,000−267,000)×1%
    ＝84,310円　公費支払

食事療養 57,600円
- 57,600−41,400＝16,200円　主保険支払
- 460円×90回＝41,400円　公費支払

主保険支払額	619,890円	(481,600＋122,090＋16,200)
公費支払額	125,710円	(84,310＋41,400)
窓口患者負担金	0円	

※高額療養費　円		※公費負担点数　点
97 食事・生活	基準Ⅰ　640円×　90回	※公費負担点数　点
	特別　円×　回	基準(生)　円×　回
	食堂　円×　日	特別(生)　円×　回
	環境　円×　日	減・免・猶・Ⅰ・Ⅱ・3月超

療養の給付	請求 点	※決定 点	負担金額 円	食事・生活療養	回	請求 円	※決定 円	(標準負担額) 円
保険	68,800		84,310 減額 割(円)免除・支払猶予	保険	90	57,600		41,400
公費①	点	※ 点	円	公費①	回	円	※ 円	円
公費②	点	※ 点	円	公費②	回	円	※ 円	円

障害者総合支援法……精神通院医療（21）

自立支援医療受給者証（精神通院）

東京都知事　印

取扱窓口名			公費負担者番号	2	1	1	3	6	0	1	5
受給者番号			負担者番号								
受給者	氏名		生年月日								
受給者	住所										
有効期間	公費負担										
有効期間	医療費助成										
月額自己負担上限額						重度かつ継続					
医療機関	名称										
医療機関	所在地										
薬局	名称										
薬局	所在地										
その他	名称										
その他	所在地										

障害者総合支援法……精神通院医療(21)

＜一般＞
21136015

<table>
<tr><td>受給資格
の
確認</td><td colspan="2">被保険者証＋医療受給者証</td></tr>
<tr><td>対象者</td><td colspan="2">通院による治療を継続的に必要とする程度の状態の精神障害(てんかんを含む)を有する者</td></tr>
<tr><td rowspan="2">公費負担</td><td>入院</td><td>――――</td></tr>
<tr><td>外来</td><td>医療保険×$\frac{90}{100}$ (ただし各種医療保険が優先)
及び自己負担上限額<u>別表</u>を超えた額</td></tr>
<tr><td rowspan="2">窓口徴収</td><td>入院</td><td>――――</td></tr>
<tr><td>外来</td><td>医療保険×$\frac{10}{100}$
(ただし政令で定める自己負担上限額<u>別表</u>を限度)</td></tr>
<tr><td>保険請求
の
方法</td><td colspan="2">・社保と(21)併用レセプト／精神(21)と生保(12)併用レセプト → 支払基金

・国保と(21)併用レセプト → 国保連合会</td></tr>
</table>

主保険＋精神(21)

診療報酬明細書
（医科入院外）　令和　年　月分

都道府県番号　医療機関コード　21－1

1 医科	①社・国 2公費	3後期 4退職	1単独 ②2併 3 3併	2本外 4六外 ⑥家外	8高外一 0高外7

保険者番号　・　・　⊙⊙⊙⊙⊙⊙　給付割合 10 9 8 7 (　)

公費負担者番号①	2	1	1	3	6	0	1	5	公費負担医療の受給者番号①	×	×	×	×	×	×	△
公費負担者番号②									公費負担医療の受給者番号②							

被保険者証・被保険者手帳等の記号・番号　（枝番）

氏名　1男 2女　1明 2大 3昭 4平 5令　・　・　生

職務上の事由　1 職務上　2 下船後3月以内　3 通勤災害

特記事項

保険医療機関の所在地及び名称　外来

提出先：支払基金又は国保連合会

請求点数1,497点
5,000円自己負担上限　｝の場合

14,970円
- 9割　13,473円
  - 10,479円　主保険支払（14,970×0.7）
  - 13,473−10,479＝2,994円　公費支払
- 1割　1,497円　患者負担

主保険支払額　10,479円
公費支払額　2,994円
窓口患者負担金　1,497円→1,500円

医療券等に記載されている公費負担医療に係る負担額を下回る場合は
10円未満四捨五入する前の一部負担金の額を記載する

公費医療費の1割　ただし自己負担上限額まで

療養の給付	請求　点	※決定　点	一部負担金額　円	
保険	1,497		減額　割（円）免除・支払猶予	
公費①	点	※　点	円　1,497	
公費②	点	※　点	円	※高額療養費　円　※公費負担点数　点　※公費負担点数　点

主保険＋精神(21)

診療報酬明細書
(医科入院外)

令和　年　月分　都道府県番号　医療機関コード　21－2

1 医科	①社・国	3後期	1 単独	2 本外	8 高外一
	2公 費	4退職	② 2 併	4 六外	0 高外7
			3 3 併	⑥家外	

保険者番号　・　・　⊙　⊙　⊙　⊙　⊙　⊙　給付割合　10 9 8 7 (　)

公費負担者番号①	2 1 1 3 6 0 1 5	公費負担医療の受給者番号①	×××××× △
公費負担者番号②		公費負担医療の受給者番号②	

被保険者証・被保険者手帳等の記号・番号　(枝番)

氏名　1男 2女 1明 2大 3昭 4平 5令　・　・　生

職務上の事由　1職務上 2下船後3月以内 3通勤災害

特記事項

保険医療機関の所在地及び名称　外来

提出先：支払基金又は国保連合会

請求点数1,618点（内公費対象分894点）
医療保険の自己負担限度額
} の場合

16,180円
- 公費対象外 7,240円
  - 7割　5,068円　主保険支払
  - 3割　2,172円　患者負担
- 公費対象分 8,940円
  - 9割　8,046円
    - 6,258円　主保険支払 (8,940×0.7)
    - 8,046−6,258=1,788円　公費支払
  - 1割　894円　患者負担

主保険支払額　11,326円（5,068＋6,258）
公費支払額　1,788円
窓口患者負担金　3,066円（2,172＋894）→3,070円

医療券等に記載されている公費負担医療に係る負担額を下回る場合は10円未満四捨五入する前の一部負担金の額を記載する

公費医療費の1割　ただし自己負担上限額まで

療養の給付	請求　点	※決定　点	一部負担金額　円			
保険	1,618		減額　割(円)免除・支払猶予			
公費①	894 点	※　点	894 円			
公費②	点	※　点	円	※高額療養費　円	※公費負担点数　点	※公費負担点数　点

後期高齢者(39)＋精神(21)

診療報酬明細書
(医科入院外)

令和　　年　　月分　　都道府県番号 医療機関コード 21－3

1 医科	1社・国 2公費	③後期 4退職	1単独 ②2併 3 3併	2本外 4六外 6家外	⑧高外－ 0高外7

保険者番号	3	9	×	×	×	×	×	×	給付割合	10 9 8 7 ( )

公費負担者番号①	2	1	1	3	6	0	1	5	公費負担医療の受給者番号①	×	×	×	×	×	×	△
公費負担者番号②									公費負担医療の受給者番号②							

被保険者証・被保険者手帳等の記号・番号　　(枝番)

氏名	1男 2女 1明 2大 3昭 4平 5令 ・ ・ 生	特記事項
職務上の事由	1職務上 2下船後3月以内 3通勤災害	29 区エ

保険医療機関の所在地及び名称　一般・外来

提出先：国保連合会

請求点数1,618点(内公費対象分894点)
医療保険の自己負担限度額
の場合

16,180円
- 公費対象外 7,240円
  - 9割　6,516円　後期高齢者支払
  - 1割　724円　患者負担
- 公費対象分 8,940円
  - 9割　8,046円
    - 8,046円　後期高齢者支払 (8,940×0.9)
    - 8,046−8,046＝0円　公費支払
  - 1割　894円　患者負担

後期高齢者支払額　14,562円　(6,516＋8,046)
公費支払額　0円
窓口患者負担金　1,618円　(724＋894)→1620円

医療券等に記載されている公費負担医療に係る負担額を下回る場合は
10円未満四捨五入する前の一部負担金の額を記載する

公費医療費の1割　ただし自己負担上限額まで

療養の給付	請求 点	※決定 点	一部負担金額 円			
保険	1,618		減額 割(円)免除・支払猶予			
公費①	894 点	※ 点	894 円			
公費②	点	※ 点	円	※高額療養費 円	※公費負担点数 点	※公費負担点数 点

障害者総合支援法……精神通院医療(21)(都単独事業)

<低所得者>
21136015
9313XXX△

受給資格の確認		被保険者証＋医療受給者証 [社保又は後期高齢者=93133007 (都助成で現物給付) 国保 =93132009 (付加給付で現物給付)]
対象者		通院による治療を継続的に必要とする程度の状態の精神障害(てんかんを含む)を有する者
公費負担	入院	――
	外来	医療保険×$\frac{90}{100}$(ただし各種医療保険が優先) 及び自己負担上限額 別表 を超えた額
窓口徴収	入院	――
	外来	医療保険×$\frac{10}{100}$…(93)現物給付(自己負担なし) (ただし政令で定める自己負担上限額 別表 を限度)
保険請求の方法		・{社保と(21)併用レセプト / 精神(21)と生保(12)併用レセプト} → 支払基金 ・国保と(21)併用レセプト → 国保連合会

主保険＋精神(21)＋93

診療報酬明細書
（医科入院外）

令和　年　月分

都道府県番号　医療機関コード　21－4

1 医科	①社・国	3後期	1 単独	2 本外	8 高外一
	2公費	4退職	2 2併	4 六外	0 高外7
			③ 3併	⑥家外	

公費負担者番号①	2	1	1	3	6	0	1	5	公費負担医療の受給者番号①	×	×	×	×	×	×	△
公費負担者番号②	9	3	1	3	×	×	×	△	公費負担医療の受給者番号②							

保険者番号　・・⊙⊙⊙⊙⊙⊙　給付割合 10 9 8 7 (　)

被保険者証・被保険者手帳等の記号・番号　（枝番）

氏名
1男 2女 1明 2大 3昭 4平 5令　・　・　生

職務上の事由　1 職務上　2 下船後3月以内　3 通勤災害

特記事項

保険医療機関の所在地及び名称

低所得者・外来

提出先：支払基金又は国保連合会

請求点数3,200点（内公費対象分3,000点）
2,500円自己負担上限
　　　　　　　　　　　　　　　　　　　　　　　　　}の場合

32,000円
- 公費対象外 2,000円
  - 7 割　1,400円　主保険支払
  - 3 割　600円　患者負担
- 公費対象分 30,000円
  - 9 割　27,000円
    - 21,000円　主保険支払（30,000×0.7）
    - 27,000－21,000＝6,000円　(21)公費支払
  - 1 割　3,000円
    - 3,000－2,500＝500円　(21)公費支払
    - 2,500円　(93)現物給付

主保険支払額		22,400円	(1,400＋21,000)
公費支払額	(21)	6,500円	(6,000＋500)
	(93)	2,500円	
窓口患者負担金		600円	

医療券等に記載されている公費負担医療に係る負担額を下回る場合は
10円未満四捨五入する前の一部負担金の額を記載する

公費医療費の1割　ただし自己負担上限額まで

療養の給付	請求　点	※決定　点	一部負担金額　円			
保険	3,200		減額　割（円）免除・支払猶予			
公費①	3,000 点	※　点	2,500 円			
公費②	点	※　点	円	※高額療養費　円	※公費負担点数　点	※公費負担点数　点

後期高齢者(39)＋精神(21)＋93

診療報酬明細書
(医科入院外)

令和　年　月分

都道府県番号　医療機関コード　21－5

1 医科	1社·国　③後期 2公費　4退職	1単独 2 2併 ③3併	2本外　⑧高外一 4六外　0高外7 6家外

保険者番号	3	9	×	×	×	×	×	×	給付割合 10 9 8 7 ( )

公費負担者番号①	2	1	1	3	6	0	1	5	公費負担医療の受給者番号①	×	×	×	×	×	×	△
公費負担者番号②	9	3	1	3	×	×	×	△	公費負担医療の受給者番号②							

被保険者証・被保険者手帳等の記号・番号　(枝番)

氏名	1男 2女 1明 2大 3昭 4平 5令 ・ ・ 生	特記事項 30 区オ
職務上の事由	1職務上　2下船後3月以内　3通勤災害	

保険医療機関の所在地及び名称

低所得者・外来

提出先：国保連合会

請求点数3,200点(内公費対象分3,000点)
2,500円自己負担上限
の場合

- 32,000円
  - 公費対象外 2,000円
    - 9割　1,800円　後期高齢者支払
    - 1割　200円　患者負担
  - 公費対象分 30,000円
    - 9割　27,000円
      - 27,000円　後期高齢者支払 (30,000×0.9)
      - 27,000−27,000=0円　(21)公費支払
    - 1割　3,000円
      - 3,000−2,500=500円　(21)公費支払
      - 2,500円　(93)現物給付

後期高齢者支払額　28,800円　(1,800+27,000)

公費支払額
- (21)　500円
- (93)　2,500円

窓口患者負担金　200円

医療券等に記載されている公費負担医療に係る負担額を下回る場合は
10円未満四捨五入する前の一部負担金の額を記載する

公費医療費の1割　ただし自己負担上限額まで

療養の給付	請求　点	※決定　点	一部負担金額　円			
保険	3,200		減額　割(円)免除·支払猶予			
公費①	3,000 点	※　点	2,500 円			
公費②	点	※　点	円	※高額療養費　円	※公費負担点数　点	※公費負担点数　点

麻薬及び向精神薬取締法……入院措置（22）

<table>
<tr><td>受給資格の確認</td><td colspan="2">医師の届出（都道府県知事）</td></tr>
<tr><td>対象者</td><td colspan="2">精神保健指定医の診察の結果、麻薬中毒者及びその疑いのある者で知事が入院措置の必要と認めた者（指定医療機関）</td></tr>
<tr><td rowspan="2">公費負担</td><td>入院</td><td>全額公費負担
（ただし各種医療保険が優先）</td></tr>
<tr><td>外来</td><td>――――</td></tr>
<tr><td rowspan="2">窓口徴収</td><td>入院</td><td>なし（ただし負担能力に応じ自己負担あり）</td></tr>
<tr><td>外来</td><td>――――</td></tr>
<tr><td>保険請求の方法</td><td colspan="2">・社保と(22)併用レセプト
　公費単独(22)レセプト　＞　支払基金
・国保と(22)併用レセプト → 国保連合会</td></tr>
</table>

養育医療券				
公費負担者番号		2 3 1 3	交付年月日	補装具
受給者番号				×××
保険証	記号		保険者番号	
	番号			
受療者	氏名		性別	
	生年月日			
申請者	氏名		受療者との続柄	
	住所			
医療機関名			入院・通院の別	
有効期間		年　月　日から　年　月　日まで	入院のみ	
上記のとおり決定する。 年　月　日 東京都知事 又は ○○区長				
経由保健所		保健所		

母子保健法……養育医療（23）

受給資格の確認		被保険者証＋養育医療券
対象者		入院を必要とする下記の未熟児 ・出生児の体重が2,000 g 以下の乳児 ・生活力が特に薄弱であって、一定症状を示す乳児 (指定医療機関)
公費負担	入院	医療保険給付の残りの部分公費負担
	外来	――
窓口徴収	入院	なし(ただし負担能力に応じ自己負担あり)
	外来	――
保険請求の方法		・社保と(23)併用レセプト→支払基金 ・国保と(23)併用レセプト→国保連合会

主保険＋養育医療(23)

診療報酬明細書
(医科入院)

令和　年　月分　都道府県番号　医療機関コード　23－1

1 医科	①社・国　2公費	3後期　4退職	1単独　②2併　3 3併	1本入　③六入　5家入	7高入一　9高入7

保険者番号	
給付割合	10 9 8 7 ( )
被保険者証・被保険者手帳等の記号・番号	(枝番)

公費負担者番号①	2 3 X X X X X △	公費負担医療の受給者番号①	X X X X X X △
公費負担者番号②		公費負担医療の受給者番号②	

区分	精神　結核　療養	特記事項
氏名	1男 2女 1明 2大 3昭 4平 5令 ・ ・ 生	28 区ウ
職務上の事由	1職務上 2下船後3月以内 3通勤災害	

保険医療機関の所在地及び名称　入院

提出先：支払基金又は国保連合会

請求点数68,800点　30日間入院の場合

医療保険 688,000円
- 8割　550,400円　主保険支払
- 2割　137,600円
  - 137,600－84,310＝53,290円　主保険支払（現物給付）
  - 80,100＋(688,000－267,000)×1％＝84,310円　公費支払

食事療養 57,600円
- 57,600－41,400＝16,200円　主保険支払
- 460円×90回＝41,400円　公費支払

主保険支払額	619,890円	(550,400＋53,290＋16,200)
公費支払額	125,710円	(84,310＋41,400)
窓口患者負担金	0円	

※高額療養費　円		※公費負担点数　点	
		※公費負担点数　点	
97 食事・生活	基準Ⅰ　640円×90回	基準(生)　円×　回	
	特別　円×　回	特別(生)　円×　回	
	食堂　円×　日	減・免・猶・Ⅰ・Ⅱ・3月超	
	環境　円×　日		

療養の給付	請求 点	※決定 点	負担金額 円
保険	68,800		84,310 減額　割(円)免除・支払猶予
公費①			
公費②			

食事・生活療養	回	請求 円	※決定 円	(標準負担額) 円
保険	90	57,600		41,400
公費①				
公費②				

障害者総合支援法
…療養介護医療及び基準該当療養介護医療(24)

<table>
<tr><td colspan="5">療養介護医療受給者証</td></tr>
<tr><td colspan="2">公費負担者番号</td><td colspan="3"></td></tr>
<tr><td colspan="2">公費受給者番号</td><td colspan="3"></td></tr>
<tr><td rowspan="5">支給決定障害者</td><td>フリガナ</td><td colspan="3"></td></tr>
<tr><td>居住地</td><td colspan="3"></td></tr>
<tr><td>フリガナ</td><td></td><td colspan="2">生年月日</td></tr>
<tr><td>氏名</td><td></td><td colspan="2">年　月　日</td></tr>
<tr><td>被保険者証の記号及び番号</td><td></td><td>保険者名及び番号</td><td></td></tr>
<tr><td colspan="2" rowspan="2">負担上限月額</td><td>療養介護医療（食事療養（生活療養）を除く）</td><td colspan="2">月額　円</td></tr>
<tr><td>食事療養（生活療養）</td><td colspan="2">月額　円</td></tr>
<tr><td colspan="2">支給決定期間</td><td colspan="3">年　月　日から　年　月　日まで</td></tr>
<tr><td colspan="2">交付年月日</td><td colspan="3">年　月　日</td></tr>
<tr><td colspan="2">支給市町村名及び印</td><td colspan="3"></td></tr>
</table>

障害者総合支援法
…療養介護医療及び基準該当療養介護医療(24)

受給資格の確認		被保険者証＋療養介護医療受給者証
対象者		療養介護に係る支給決定を受けた障害者が、支給決定の有効期間内において、指定障害福祉サービス事業者等から当該指定に係る療養介護医療を受けたとき
公費負担	入院	・医療保険×$\frac{90}{100}$(ただし各種医療保険が優先) 及び療養介護医療等に係る負担上限月額を超えた額 ・標準負担額分を控除した残りの部分
	外来	・医療保険×$\frac{90}{100}$(ただし各種医療保険が優先) 及び療養介護医療等に係る負担上限月額を超えた額
窓口徴収	入院	・医療保険×$\frac{10}{100}$ (ただし政令で定める療養介護医療等に係る負担上限月額を限度) ・標準負担額分
	外来	・医療保険×$\frac{10}{100}$ (ただし政令で定める療養介護医療等に係る負担上限月額を限度)
保険請求の方法		・社保と(24)併用レセプト──►支払基金 ・国保と(24)併用レセプト──►国保連合会

中国残留邦人等支援法…医療支援給付（25）

- 医療支援給付は生活保護法の医療扶助と同様に、指定医療機関において現物給付を原則とする。
- 生活保護法による指定を受けている医療機関は、医療支援給付の指定を受けたものとみなされる。
- 医療支援給付の範囲は、国民健康保険及び健康保険の療養の給付、療養費の支給にならい行われる。生活保護法の医療扶助と同様に、国民健康保険及び後期高齢者医療制度は適用されない。
- 医療支援給付は他法の公費負担を優先し、最後に適用する。また、生活保護法の医療扶助と医療支援給付では、医療支援給付が優先する。

（表面）

本人確認証　　No

氏　　名
生年月日
性　　別
住　　所

2.5cm
3cm
写真

上記の者については、中国残留邦人等の円滑な帰国の促進並びに永住帰国した中国残留邦人等及び特定配偶者の自立の支援に関する法律（平成6年法律第30号）に基づく支援給付の支給決定されていることを証明する。

発行日　　令和　　年　　月　　日

福祉事務所長　　印

この確認証の有効期間は、令和　　年　　月　　日から
令和　　年　　月　　日までとする。

中国残留邦人等支援法…医療支援給付（25）

受給資格の確認		・本人確認証 （医療券は福祉事務所等から、医療機関へ直接送付）
対象者		特定中国残留邦人等 （指定医療機関）
公費負担	入院・外来共通	全額医療支援給付による負担 （ただし他法負担が優先）
窓口徴収	入院・外来共通	なし（ただし、本人支払額がある場合あり）
保険請求の方法		・公費単独(25)レセプト 結核(10)と(25)併用レセプト 社保と(25)併用レセプト → 支払基金

・生活保護法の規程に準ずる

中国残留邦人(25)単独

診療報酬明細書
(医科入院外)

令和　年　月分　都道府県番号　医療機関コード　25－1

1 医科	1社・国 ②公費	3後期 4退職	①単独 2 2併 3 3併	②本外 4 六外 6 家外	8 高外− 0 高外7	給付割合 10 9 8 7 ( )

公費負担者番号①	25××××△	公費負担医療の受給者番号①	××××××△
公費負担者番号②		公費負担医療の受給者番号②	

保険者番号

被保険者証・被保険者手帳等の記号・番号　(枝番)

氏名 1男 2女 1明 2大 3昭 4平 5令 ・ ・ 生	特記事項
職務上の事由 1職務上 2下船後3月以内 3通勤災害	

保険医療機関の所在地及び名称

交付番号 ○○−○○○○○○○

外来

提出先：支払基金

請求点数　1,323点の場合

13,230円
- 10割　13,230円　支援給付
- 0割　0円　患者負担

医療支援給付　13,230円
窓口患者負担金　0円

療養の給付	請求 点	※決定 点	一部負担金額 円			
保険			減額 割(円)免除・支払猶予			
公費①	1,323 点	※ 点	円			
公費②	点	※ 点	円	※高額療養費 円	※公費負担点数 点	※公費負担点数 点

感染症予防法…一類感染症等の患者の入院（28）

受給資格の確認		被保険者証＋公費負担決定通知書
対象者		・一類感染症患者、二類感染症患者 及び新型インフルエンザ等感染症 (指定医療機関)
公費負担	入院	医療保険給付の残りの部分公費負担
	外来	――――
窓口徴収	入院	なし（ただし負担能力に応じ自己負担あり）
	外来	――――
保険請求の方法		・社保と(28)併用レセプト ──► 支払基金 ・国保と(28)併用レセプト ──► 国保連合会 ※三類感染症・四類感染症・五類感染症については医療保険を優先し残りの部分は患者負担となり「公費負担決定通知書」は発行されない。

感染症予防法……新感染症の患者の入院（29）

受給資格の確認		公費負担決定通知書
対象者		・新感染症の所見がある者 ＜新感染症＞とは「人から人に伝染すると認められる疾病であって既に知られている感染性の疾病とその病状または治療の結果が明らかに異なるものであり、かつ当該疾病のまん延により国民の生命及び健康に重大な影響を与えるおそれがあると認められるもの」と定義され都道府県知事が厚生労働大臣の助言を得て応急対応する感染症をいう。(指定医療機関)
公費負担	入院	全額公費負担
	外来	――――
窓口徴収	入院	なし（ただし負担能力に応じ自己負担あり）
	外来	――――
保険請求の方法		・公費単独(29)レセプト──►支払基金

心神喪失者等医療観察法……医療の給付（30）

受給資格の確認	「入院決定」及び「通院決定」通知書	
対象者	心神喪失等の状態で重大な犯罪行為を行ったが、心神喪失などを理由に刑事責任能力がないとして不起訴・無罪となった精神障害者に対し、法に定められた医療を受けさせるために、入院させる旨の決定をされた者、又は入院によらない医療を受けさせる旨の決定をされた者 （指定医療機関）	
公費負担	入院・外来共通	全額公費負担
窓口徴収	入院・外来共通	なし
保険請求の方法	公費単独(30)レセプト ──► 支払基金	

肝炎治療特別促進事業…
B型・C型ウイルス肝炎治療医療費助成制度(38)

肝炎治療受給者証

負担者番号		
受給者番号		
受給者	住所	
	氏名	
	生年月日	
疾病名		
保険医療機関又は保険薬局	所在地	
	名称	
	所在地	
	名称	
有効期間	自 令和 年 月 日 至 令和 年 月 日	
月額自己負担限度額		
都道府県知事名及び印		
交付年月日	令和 年 月 日	

医療費助成の対象となる治療

○B型ウイルス肝炎

1 インターフェロン治療（インターフェロン製剤、ペグインターフェロン製剤による治療）

2 核酸アナログ製剤治療

○C型ウイルス肝炎

1 インターフェロン治療

(1)インターフェロン単剤治療

(2)(ペグ)インターフェロン及びリバビリン併用治療

2 インターフェロンフリー治療

肝炎治療特別促進事業…
B型・C型ウイルス肝炎治療医療費助成制度(38) 38XX601△

受給資格の確認		被保険者証+肝炎治療受給者証(医療券等) (食事療養・生活療養標準負担額のみ本人負担) 該当する場合は 限度額適用・標準負担額減額認定証
対象者		※住民税非課税世帯 B型・C型肝炎の根治を目的とするインターフェロン治療、B型肝炎の核酸アナログ製剤治療、C型肝炎のインターフェロンフリー治療を要すると診断された者 (指定医療機関)
公費負担	入院	標準負担額を控除した残りの部分助成
	外来	医療保険給付の残りの部分助成
窓口徴収	入院	標準負担額のみ自己負担
	外来	なし
保険請求の方法		・社保と(38)併用レセプト⟶支払基金 ・国保と(38)併用レセプト⟶国保連合会

肝炎治療特別促進事業…
B型·C型ウイルス肝炎治療医療費助成制度（38） 38XX601△

受給資格の確認		被保険者証+肝炎治療受給者証(医療券等) （本人負担あり）
対象者		※住民税課税世帯 B型・C型肝炎の根治を目的とするインターフェロン治療、B型肝炎の核酸アナログ製剤治療、C型肝炎のインターフェロンフリー治療を要すると診断された者 (指定医療機関)
公費負担	入院	入院窓口徴収額を控除した額を助成
	外来	外来窓口徴収額を控除した額を助成
窓口徴収	入院	別表 自己負担限度額を上限 ・標準負担額
	外来	別表 自己負担限度額を上限
保険請求の方法		・社保と(38)併用レセプト ⟶ 支払基金 ・国保と(38)併用レセプト ⟶ 国保連合会

主保険＋肝炎治療(38)

診療報酬明細書
(医科入院外)

令和　年　月分　都道府県番号　医療機関コード　38－1

1 医科	①社・国 2公費	3後期 4退職	1単独 ②2併 3 3併	②本外 4六外 6家外	8高外一 0高外7

公費負担者番号①	3	8	×	×	×	×	×	△
公費負担医療の受給者番号①	×	×	×	×	×	×	△	
公費負担者番号②								
公費負担医療の受給者番号②								

保険者番号　・・⊙⊙⊙⊙⊙⊙　給付割合 10 9 8 7（ ）

被保険者証・被保険者手帳等の記号・番号　(枝番)

氏名　1男 2女 1明 2大 3昭 4平 5令　・　・　生

特記事項

職務上の事由　1職務上 2下船後3月以内 3通勤災害

保険医療機関の所在地及び名称　外来

提出先：支払基金又は国保連合会

請求点数　13,000点 月額自己負担　20,000円の場合	
(1日目) 4,000点	40,000円 {7割 28,000円　主保険支払 3割 12,000円　患者負担 (調剤薬局にて　6,000円　患者負担)
(2日目) 3,000点	30,000円 {7割 21,000円　主保険支払 3割　9,000円 {7,000円　公費負担 2,000円　患者負担
(3日目) 3,000点	30,000円 {7割 21,000円　主保険支払 3割　9,000円 {9,000円　公費負担 0円　患者負担
(4日目) 3,000点	30,000円 {7割 21,000円　主保険支払 3割　9,000円 {9,000円　公費負担 0円　患者負担
主保険支払額　91,000円(28,000＋21,000＋21,000＋21,000) 公費支払額　25,000円(7,000＋9,000＋9,000) 窓口患者負担金　14,000円(12,000＋2,000) (調剤薬局　6,000円)	

療養の給付	請求　点	※決定　点	一部負担金額　円	
保険	13,000		減額　割(円)免除・支払猶予	
公費①	点	※　点	14,000 円	
公費②	点	※　点	円	※高額療養費　円　※公費負担点数　点　※公費負担点数　点

公費

別表　肝炎治療特別促進事業における自己負担限度額

階層区分	（月額）
世帯が市町村民税非課税世帯の場合	0円
世帯の市町村民税（所得割）課税年額が235,000円未満	10,000円
世帯の市町村民税（所得割）課税年額が235,000円以上	20,000円

・Ｂ型・Ｃ型ウイルス肝炎インターフェロン治療医療費に係る１ヶ月の上限額を下記「自己負担限度月額管理票」にて管理する

○年○月分　肝炎治療自己負担限度月額管理票

インターフェロン治療・インターフェロンフリー治療・核酸アナログ製剤治療

受給者氏名		受給者番号							

年　　月分　　月額自己負担限度額　　　　　円

下記のとおり月額自己負担限度額に達しました。

確認欄	日付	医療機関等の名称	確認印
	月　日		

日付	医療機関等の名称	自己負担額	月額自己負担額累計額	自己負担額徴収印
月　日				
月　日				
月　日				
月　日				
月　日				
月　日				
月　日				

【医療機関等の方へ】

本票に記載された月額自己負担限度額は、インターフェロン治療、インターフェロンフリー治療と核酸アナログ製剤治療を併用する方の場合であっても、両治療に係る自己負担の合算額に対する1人当たりの限度額となりますので、ご注意ください。

肝がん・重度肝硬変治療研究促進事業…
肝がん・重度肝硬変医療費助成制度(38)

<table>
<tr><td colspan="10">肝がん・重度肝硬変治療研究促進事業参加者証</td></tr>
<tr><td colspan="2">公費負担者番号</td><td></td><td></td><td></td><td></td><td></td><td></td><td></td><td></td></tr>
<tr><td colspan="2">公費負担医療の受給者番号</td><td></td><td></td><td></td><td></td><td></td><td></td><td></td><td></td></tr>
<tr><td rowspan="3">参加者</td><td>住　所</td><td colspan="8"></td></tr>
<tr><td>氏　名</td><td colspan="8"></td></tr>
<tr><td>生年月日</td><td colspan="6">年　月　日</td><td colspan="2">男 ・ 女</td></tr>
<tr><td colspan="2">保険種別</td><td colspan="2">協・組・共・国・後</td><td colspan="3">被保険者証の記号・番号</td><td colspan="3"></td></tr>
<tr><td colspan="2">保険者番号</td><td colspan="4"></td><td>適用区分</td><td colspan="3"></td></tr>
<tr><td colspan="2">有効期間</td><td colspan="8">自　年　月　日
至　年　月　日</td></tr>
<tr><td colspan="2">自己負担月額</td><td colspan="8">10,000円
※裏面の注意事項3に該当する入院は窓口で自己負担額が1万円となりますが、その他の外来等は窓口で一部負担金(3割等の金額)を支払い、後日都道府県に償還払いの請求を行うことにより自己負担額が1万円となります。</td></tr>
<tr><td colspan="2">都道府県知事名及び印</td><td colspan="8">(都道府県名)　(都道府県知事名)　㊞</td></tr>
<tr><td colspan="2">交付年月日</td><td colspan="8">年　月　日</td></tr>
<tr><td colspan="2">備　考</td><td colspan="8">所得の変動に伴い標準報酬月額(所得区分)の変更を知った場合は、保険者及び都道府県に報告してください。</td></tr>
<tr><td colspan="7">核酸アナログ製剤治療に係る肝炎治療受給者証の交付の有無</td><td colspan="3">有 ・ 無</td></tr>
</table>

肝がん・重度肝硬変治療研究促進事業…
肝がん・重度肝硬変医療費助成制度（38）　38XX602△

受給資格の確認		被保険者証＋肝がん・重度肝硬変治療研究促進事業参加者証（医療券等） 限度額適用認定証等 医療記録票
対象者		・B型・C型肝炎ウイルスによる肝がん・重度肝硬変と診断されている者 ・世帯収入が概ね370万円未満の者（生活保護受給者除く） ・肝がん・重度肝硬変での治療に係る医療費について、高額療養費算定基準額を超えた月が申請月前の11ヶ月以内に2ヶ月以上ある場合 ・肝がん・重度肝硬変の治療の研究への協力に同意
公費負担	入院・外来共通	指定医療機関における肝がん・重度肝硬変の入院治療又は肝がんの通院治療（分子標的薬を用いた化学療法、肝動注化学療法、粒子線治療、それらに関連すると判断される医療行為に限る）で、過去1年間で高額療養費の限度額を超えた月が助成月を含め3月以上の場合に、高額療養費の限度額を超えた月に係る医療費に対し、窓口徴収額を控除した額を助成
窓口徴収	入院	月額10,000円限度、標準負担額 （同一の肝がん・重度肝硬変治療研究促進事業指定医療機関及び保険者ごとに10,000円）
	外来	都道府県への償還請求を行い償還払いにより月額10,000円限度
保険請求		・社保と（38）併用レセプト ──► 支払基金 ・国保と（38）併用レセプト ──► 国保連合会

(都) 医　療　券

（本人負担なし）

<table>
<tr><td colspan="2">負担者番号</td><td>5</td><td>1</td><td>1</td><td>3</td><td>6</td><td>0</td><td>1</td><td>8</td></tr>
<tr><td colspan="2">受給者番号</td><td></td><td></td><td></td><td></td><td></td><td></td><td></td><td>╳</td></tr>
<tr><td rowspan="3">対象者</td><td>住　所</td><td colspan="8"></td></tr>
<tr><td>氏　名</td><td colspan="7"></td><td></td></tr>
<tr><td>生年月日</td><td colspan="8"></td></tr>
<tr><td>病名</td><td colspan="9"></td></tr>
<tr><td colspan="2">保険者番号</td><td colspan="3"></td><td colspan="2">適用区分</td><td colspan="3"></td></tr>
<tr><td colspan="2">有効期間</td><td colspan="8"></td></tr>
<tr><td colspan="2">助成内容</td><td colspan="8">上記認定疾病について医療保険各法等を適用し、その自己負担相当額全額</td></tr>
<tr><td>認定条件</td><td colspan="9"></td></tr>
</table>

上記のとおり決定します。

東　京　都　知　事　　　　印

特定疾患治療研究事業…(都)難病医療(51)　51136018

受給資格の確認		被保険者証＋(都)医療券（疾病名記載） (本人負担なし)
対象者		下記特定疾患で医療券等の交付を受けた者 ・スモン ・プリオン病（ヒト由来乾燥硬膜移植によるクロイツフェルト・ヤコブ病に限る） ・劇症肝炎 ・重症急性膵炎 (契約医療機関)
公費負担	入院	医療保険給付の残りの部分助成
	外来	医療保険給付の残りの部分助成
窓口徴収	入院	なし
	外来	なし
保険請求の方法		・社保と(51)併用レセプト ──▶ 支払基金 ・国保と(51)併用レセプト ──▶ 国保連合会

主保険＋㊕都 51136018

診療報酬明細書
（医科入院）

令和　年　月分

都道府県番号	医療機関コード
	51－1

1 医科	①社・国 / 2公 費	3後期 / 4退職	1 単独 / ②2併 / 3 3併	①本入 / 3 六入 / 5 家入	7 高入－ / 9 高入7

保険者番号	・	・	⊙	⊙	⊙	⊙	⊙	⊙	給付割合 10 9 8 7（ ）

－									－								
公費負担者番号①	5	1	1	3	6	0	1	8	公費負担医療の受給者番号①	×	×	×	×	×	×	△	
公費負担者番号②									公費負担医療の受給者番号②								

被保険者証・被保険者手帳等の記号・番号	（枝番）

区分	精神　結核　療養	特記事項
氏名	1男　2女　1明　2大　3昭　4平　5令　・　・　生	28 区ウ
職務上の事由	1職務上　2下船後3月以内　3通勤災害	

保険医療機関の所在地及び名称　入院

提出先：支払基金又は国保連合会

請求点数68,800点　30日間入院の場合

医療保険 688,000円
- 7割　481,600円　主保険支払
- 3割 206,400円
  - 206,400－84,310＝122,090円　主保険支払（現物給付）
  - 80,100＋(688,000－267,000)×1％＝84,310円　公費支払

食事療養 57,600円
- 57,600－41,400＝16,200円　主保険支払
- 460円×90回＝41,400円　公費支払

主保険支払額　619,890円（481,600＋122,090＋16,200）
公費支払額　125,710円（84,310＋41,400）
窓口患者負担金　0円

※高額療養費 円			※公費負担点数 点	
97 食事・生活	基準Ⅰ	640円× 90回	※公費負担点数 点	
	特別	円× 回	基準（生）　円×　回	
	食堂	円× 日	特別（生）　円×　回	
	環境	円× 日	減・免・猶・Ⅰ・Ⅱ・3月超	

療養の給付		請求 点	※決定 点	負担金額 円	食事・生活療養		回	請求 円	※決定 円	（標準負担額）円
	保険	68,800		84,310 減額 割(円)免除・支払猶予		保険	90	57,600		41,400
	公費①	点	※ 点	円		公費①	回	円	※ 円	円
	公費②	点	※ 点	円		公費②	回	円	※ 円	円

主保険＋㊓51136018

診療報酬明細書（医科入院外）	令和　年　月分	都道府県番号	医療機関コード 51－2	1 医科	①社・国 2公費	3後期 4退職	1単独 ②2併 3 3併	2本外 4六外 ⑥家外	8高外－ 0高外7

		保険者番号		給付割合 10 9 8 7（ ）
公費負担者番号①	5 1 1 3 6 0 1 8	公費負担医療の受給者番号①	××××××△	
公費負担者番号②		公費負担医療の受給者番号②		

被保険者証・被保険者手帳等の記号・番号	（枝番）

氏名	1男 2女 1明 2大 3昭 4平 5令 ・ ・ 生	特記事項 28 区ウ
職務上の事由	1職務上 2下船後3月以内 3通勤災害	

保険医療機関の所在地及び名称　外来

提出先：支払基金又は国保連合会

請求点数2,157点（内公費対象分950点）の場合

（1日目） 1,323点 （内公費分450点）	公費対象外 8,730円 {7割 6,111円 主保険支払 3割 2,619円 患者負担→2,620円 公費対象分 4,500円 {7割 3,150円 主保険支払 3割 1,350円 公費支払
（2日目） 323点 （内公費分200点）	公費対象外 1,230円 {7割 861円 主保険支払 3割 369円 患者負担→370円 公費対象分 2,000円 {7割 1,400円 主保険支払 3割 600円 公費支払
（3日目） 511点 （内公費分300点）	公費対象外 2,110円 {7割 1,477円 主保険支払 3割 633円 患者負担→630円 公費対象分 3,000円 {7割 2,100円 主保険支払 3割 900円 公費支払

主保険支払額　15,099円（6,111＋3,150＋861＋1,400＋1,477＋2,100）
公費支払額　2,850円（1,350＋600＋900）
2,620　370　630
窓口患者負担金　3,621円→3,620円（~~2,619~~＋~~369~~＋~~633~~）

療養の給付		請求 点	※決定 点	一部負担金額 円			
	保険	2,157		減額 割（円）免除・支払猶予			
	公費①	点 950	※ 点	円			
	公費②	点	※ 点	円	※高額療養費 円	※公費負担点数 点	※公費負担点数 点

後期高齢者（39）＋㊟都51136018

診療報酬明細書（医科入院）　令和　年　月分

都道府県番号 医療機関コード	51－3
1 医科	1社・国　2公費　③後期　4退職
	1 単独　②2併　3 3併
	1 本入　3 六入　5 家入　⑦高入一　9 高入7
保険者番号	3 9 × × × × × ×
給付割合	10　9　8　7（　）
公費負担者番号①	5 1 1 3 6 0 1 8
公費負担医療の受給者番号①	× × × × × × △
公費負担者番号②	
公費負担医療の受給者番号②	
被保険者証・被保険者手帳等の記号・番号	（枝番）
区分	精神　結核　療養
氏名	1男　2女　1明　2大　3昭　4平　5令　・　・　生
職務上の事由	1職務上　2下船後3月以内　3通勤災害
特記事項	29 区エ
保険医療機関の所在地及び名称	一般・入院 提出先：国保連合会

請求点数68,800点　30日間入院の場合

医療保険 688,000円
- 9 割　619,200円　後期高齢者支払
- 1 割　68,800円
  - 68,800－57,600＝11,200円　後期高齢者支払（現物給付）
  - 57,600円限度　公費支払

食事・生活療養 57,600円
- 57,600－41,400＝16,200円　後期高齢者支払
- 460円×90回＝41,400円　公費支払

後期高齢者支払額	646,600円	（619,200＋11,200＋16,200）
公費支払額	99,000円	（57,600＋41,400）
窓口患者負担金	0円	

医療費の１割
ただし限度額まで

※高額療養費	円
※公費負担点数	点
※公費負担点数	点
97 食事・生活　基準Ⅰ	640 円× 90 回
特別	円×　回
食堂	円×　日
環境	円×　日
基準（生）	円×　回
特別（生）	円×　回
減・免・猶・Ⅰ・Ⅱ・3月超	

療養の給付	請求 点	※決定 点	負担金額 円
保険	68,800		57,600 減額　割（円）免除・支払猶予
公費①	点	※　点	円
公費②	点	※　点	円

食事・生活療養	回	請求 円	※決定 円	（標準負担額）円
保険	90	57,600		41,400
公費①	回	円	※　円	円
公費②	回	円	※　円	円

後期高齢者（39）＋㊖51136018

診療報酬明細書
（医科入院外）

令和　年　月分

都道府県番号　医療機関コード　51－4

1 医科	1社・国 2公費	③後期 4退職	1単独 ②2併 3 3併	2本外 4六外 6家外	⑧高外一 0高外7

保険者番号	3 9 × × × × × ×
給付割合	10 9 8 7（ ）
被保険者証・被保険者手帳等の記号・番号	（枝番）

公費負担者番号①	5 1 1 3 6 0 1 8	公費負担医療の受給者番号①	× × × × × × △
公費負担者番号②		公費負担医療の受給者番号②	

氏名	1男 2女 1明 2大 3昭 4平 5令 ・ ・ 生
職務上の事由	1職務上 2下船後3月以内 3通勤災害
特記事項	29 区エ

保険医療機関の所在地及び名称　一般・外来

提出先：国保連合会

請求点数2,157点（内公費対象分950点）の場合				
（1日目） 1,323点 （内公費分450点）	公費対象外 8,730円	9割	7,857円	後期高齢者支払
		1割	873円	患者負担→870円
	公費対象分 4,500円	9割	4,050円	後期高齢者支払
		1割	450円	公費支払
（2日目） 323点 （内公費分200点）	公費対象外 1,230円	9割	1,107円	後期高齢者支払
		1割	123円	患者負担→120円
	公費対象分 2,000円	9割	1,800円	後期高齢者支払
		1割	200円	公費支払
（3日目） 511点 （内公費分300点）	公費対象外 2,110円	9割	1,899円	後期高齢者支払
		1割	211円	患者負担→210円
	公費対象分 3,000円	9割	2,700円	後期高齢者支払
		1割	300円	公費支払

後期高齢者支払額　19,413円（7,857+4,050+1,107+1,800+1,899+2,700）

公費支払額　950円（450＋200＋300）

窓口患者負担金　1,207円→1,200円（~~873~~《870》＋~~123~~《120》＋~~211~~《210》）

		請求 点	※決定 点	一部負担金額 円			
療養の給付	保険	2,157		減額 割（円）免除・支払猶予			
	公費①	950 点	※ 点	円			
	公費②	点	※ 点	円	※高額療養費 円	※公費負担点数 点	※公費負担点数 点

先天性血液凝固因子障害等治療研究事業
……(都)特殊医療（51）

(都)　医　療　券

（本人負担なし）

負担者番号		51137016
受給者番号		
対象者	住所	
	氏名	
	生年月日	
病名		
有効期間		
助成内容		上記認定疾病について医療保険各法等を適用し、その自己負担相当額全額
認定条件		

上記のとおり決定します。

東　京　都　知　事　　　　印

先天性血液凝固因子障害等治療研究事業

……(都)特殊医療（51）　51137016

受給資格の確認		被保険者証＋(都)医療券（疾病名記載） (本人負担なし)
対象者		先天性血液凝固因子欠乏症等 第Ⅰ因子（フィブリノゲン）欠乏症 第Ⅱ因子（プロトロンビン）欠乏症 第Ⅴ因子（不安定因子）欠乏症 第Ⅶ因子（安定因子）欠乏症 第Ⅷ因子欠乏症（血友病Ａ） 第Ⅸ因子欠乏症（血友病Ｂ） 第Ⅹ因子（スチューアートプラウア）欠乏症 第Ⅺ因子（ＰＴＡ）欠乏症 第Ⅻ因子（ヘイグマン因子）欠乏症 第ⅩⅢ因子（フィブリン安定化因子）欠乏症 von willebrand(フォン・ヴィルブランド)病 血液凝固因子製剤の投与に起因するHIV感染症 ※血友病A、血友病B、血液製剤に起因するHIV感染症では特定疾病療養受療証が必要
公費負担	入院	医療保険給付の残りの部分助成
	外来	医療保険給付の残りの部分助成
窓口徴収	入院	なし
	外来	なし
保険請求の方法		・社保と(51)併用レセプト ──► 支払基金 ・国保と(51)併用レセプト ──► 国保連合会

主保険＋㊓51137016

診療報酬明細書
（医科入院）

令和　年　月分　都道府県番号　医療機関コード　51－5

1 医科	①社・国	3後期	1 単独	①本入	7 高入一
	2公 費	4退職	②2 併	3 六入	9 高入7
			3 3 併	5 家入	

公費負担者番号①	5	1	1	3	7	0	1	6	公費負担医療の受給者番号①	×	×	×	×	×	×	△
公費負担者番号②									公費負担医療の受給者番号②							

保険者番号　・　・　⊙　⊙　⊙　⊙　⊙　⊙　給付割合　10　9　8　7（　）

被保険者証・被保険者手帳等の記号・番号　（枝番）

区分	精神　結核　療養	特記事項
氏名	1男　2女　1明　2大　3昭　4平　5令　・　・　生	02 長
職務上の事由	1職務上　2下船後3月以内　3通勤災害	

保険医療機関の所在地及び名称
血液凝固（長期高額疾病）入院

提出先：支払基金又は国保連合会

請求点数68,800点　30日間入院の場合

医療保険 688,000円
- 7割　481,600円　主保険支払
- 3割　206,400円
  - 206,400－10,000＝196,400円　主保険支払（現物給付）
  - 10,000円限度　公費支払

食事療養 57,600円
- 57,600－41,400＝16,200円　主保険支払
- 460円×90回＝41,400円　公費支払

主保険支払額	694,200円	（481,600＋196,400＋16,200）
公費支払額	51,400円	（10,000＋41,400）
窓口患者負担金	0円	

※高額療養費　円		※公費負担点数　点	
97 食事・生活	基準Ⅰ　640円×　90回	※公費負担点数　点	
	特別　円×　回	基準(生)　円×　回	
	食堂　円×　日	特別(生)　円×　回	
	環境　円×　日	減・免・猶・Ⅰ・Ⅱ・3月超	

療養の給付	請求　点	※決定　点	負担金額　円	食事・生活療養	回	請求　円	※決定　円	（標準負担額）円
保険	68,800		10,000 減額　割(円)免除・支払猶予	保険	90	57,600		41,400
公費①	点	※　点	円	公費①	回	円	※　円	円
公費②	点	※　点	円	公費②	回	円	※　円	円

公費

主保険＋(都)51137016

診療報酬明細書（医科入院外）　令和　年　月分

都道府県番号　医療機関コード　51－6

1 医科	①社・国 2公費	3後期 4退職	1単独 ②2併 3 3併	②本外 4六外 6家外	8高外一 0高外7

公費負担者番号①	5	1	1	3	7	0	1	6	公費負担医療の受給者番号①	×	×	×	×	×	×	△
公費負担者番号②									公費負担医療の受給者番号②							

保険者番号　　給付割合 10 9 8 7（ ）

被保険者証・被保険者手帳等の記号・番号　（枝番）

氏名	1男 2女 1明 2大 3昭 4平 5令 ・ ・ 生	特記事項
職務上の事由	1職務上 2下船後3月以内 3通勤災害	02 長

保険医療機関の所在地及び名称

血液凝固（長期高額疾病）
外来

提出先：支払基金又は国保連合会

請求点数124,700点の場合

1,247,000円
- 7割　872,900円　主保険支払
- 3割　374,100円
  - 374,100－10,000＝364,100円　主保険支払（現物給付）
  - 10,000円限度　公費支払

主保険支払額　1,237,000円（872,900＋364,100）
公費支払額　10,000円
窓口患者負担金　0円

療養の給付	請求　点	※決定　点	一部負担金額　円			
保険	124,700		減額　割（円）免除・支払猶予			
公費①	点	※　点	円			
公費②	点	※　点	円	※高額療養費　円	※公費負担点数　点	※公費負担点数　点

児童福祉法

……小児慢性特定疾病医療支援（52）

小児慢性特定疾病医療受給者証

公費負担者番号		5	2						
受給者番号									
受診者	氏　名							性別	
受診者	住　所								
受診者	生年月日								
保護者	氏　名						続柄		
保護者	住　所								
病名									
保険者番号							適用区分		
有効期間		令和　年　月　日～令和　年　月　日							
月額自己負担上限額					入院時食事療養費自己負担			0円	
自己負担上限額特例		高額長期		重症認定		人工呼吸器等		同一世帯	
指定医療機関		A病院							
		B診療所							
		C薬局							
		D訪問看護ステーション							
認定条件									

自己負担がある場合には「1／2」と記載あり。生活保護世帯の方及び血友病患者の方の場合、自己負担額は発生しない。

あらかじめ知事が指定した医療機関での受診に限り、医療費の支給認定を行う。この指定医療機関欄に記載がない場合には、原則として医療費の支給認定が受けられない。

上記のとおり認定します。

令和　年　月　日

□□知　事

児童福祉法…小児慢性特定疾病医療支援（52）　52XX80XΔ（原則）

<table>
<tr><td>受給資格の確認</td><td colspan="2">被保険者証＋ 小児慢性疾病医療受給者証
（疾病名記載）</td></tr>
<tr><td>対象者</td><td colspan="2">18歳未満の児童で次の疾患にかかっている者
｛悪性新生物、慢性腎疾患、慢性呼吸器疾患、慢性心疾患、内分泌疾患、膠原病、糖尿病、先天性代謝異常、血液疾患、免疫疾患、神経・筋疾患、慢性消化器疾患、染色体又は遺伝子に変化を伴う症候群、皮膚疾患、骨系統疾患、脈管系疾患
（18歳に達した時点で引き続き医療を受ける場合に限り20歳未満まで対象）
（指定医療機関）</td></tr>
<tr><td rowspan="2">公費負担</td><td>入院</td><td>入院窓口徴収額を控除した額を助成
標準負担額について、全額もしくは1/2を助成</td></tr>
<tr><td>外来</td><td>外来窓口徴収額を控除した額を助成</td></tr>
<tr><td rowspan="2">窓口徴収</td><td>入院</td><td rowspan="2">2割
ただし、別表 による自己負担上限月額まで
「自己負担上限額管理票」にて、患者ごとに受診した全指定医療機関、薬局等の合計による</td></tr>
<tr><td>外来</td></tr>
<tr><td>保険請求の方法</td><td colspan="2">・社保と(52)併用レセプト ──▶ 支払基金
・国保と(52)併用レセプト ──▶ 国保連合会</td></tr>
</table>

主保険＋52XX80X△

診療報酬明細書
（医科入院外）

令和　年　月分　都道府県番号　医療機関コード　52－1

1 医科　①社・国　3後期　1 単独　2 本外　8 高外一
2公費　4退職　②2併　4 六外　0 高外7
3 3併　⑥家外

公費負担者番号①	5	2	X	X	8	0	X	△	公費負担医療の受給者番号①	XXXXXX△
公費負担者番号②									公費負担医療の受給者番号②	

保険者番号　・　・　⊙⊙⊙⊙⊙⊙　給付割合　10 9 8 7（ ）

被保険者証・被保険者手帳等の記号・番号　（枝番）

氏名　1男 2女 1明 2大 3昭 4平 5令 ・ ・ 生

職務上の事由　1 職務上　2 下船後3月以内　3 通勤災害

特記事項
28
区ウ

保険医療機関の所在地及び名称　外来

提出先：支払基金又は国保連合会

請求点数　5,000点
5,000円　負担上限月額
の場合

50,000円
- 7割
  - 35,000円　主保険支払
- 3割
  - 15,000円
    - 15,000－10,000＝5,000円　公費支払
    - 2割　10,000円
      - 5,000円　公費支払
      - 5,000円上限　患者負担

主保険支払額　35,000円
公費支払額　10,000円（5,000＋5,000）
窓口患者負担金　5,000円

療養の給付	請求　点	※決定　点	一部負担金額　円	
保険	5,000		減額　割（円）免除・支払猶予	
公費①	点	※　点	5,000　円	
公費②	点	※　点	円	※高額療養費　円　※公費負担点数　点　※公費負担点数　点

主保険＋52XX80X△

診療報酬明細書
（医科入院外）

令和　年　月分　都道府県番号　医療機関コード　52－2

1 医科	①社・国　2公 費	3後期　4退職	1 単独　②2 併　3 3 併	2 本外　④六外　6 家外	8 高外一　0 高外7

保険者番号	
給付割合	10 9 8 7 ( )
被保険者証・被保険者手帳等の記号・番号	（枝番）

公費負担者番号①	5 2 X X 8 0 X △	公費負担医療の受給者番号①	X X X X X X △
公費負担者番号②		公費負担医療の受給者番号②	

氏名	1男 2女 1明 2大 3昭 4平 5令 ・ ・ 生	特記事項 26 区ア
職務上の事由	1職務上 2下船後3月以内 3通勤災害	

保険医療機関の所在地及び名称　外来

提出先：支払基金又は国保連合会

請求点数　5,000点
15,000円　負担上限月額
}の場合

50,000円 {8割　40,000円　主保険支払
　　　　　 {2割　10,000円　患者負担

（本例の場合、医療保険2割の自己負担額が小児慢性特定疾病に係る自己負担上限額を下回っているため、全額自己負担となる。）

主保険支払額　40,000円
公費支払額　0円
窓口患者負担金　10,000円

療養の給付	請求 点	※ 決定 点	一部負担金額 円			
保険	5,000		減額 割（円）免除・支払猶予			
公費①	点	※ 点	円 10,000			
公費②	点	※ 点	円	※ 高額療養費 円	※公費負担点数 点	※公費負担点数 点

主保険＋52XX80X△

診療報酬明細書（医科入院）　令和　年　月分

都道府県番号　医療機関コード　52−3

1 医科　①社・国　2公費　3後期　4退職　1単独　②2併　3 3併　1本入　③六入　5家入　7高入一　9高入7

保険者番号		給付割合	10 9 8 7 ( )
公費負担者番号①	52XX80X△	公費負担医療の受給者番号①	XXXXXX△
公費負担者番号②		公費負担医療の受給者番号②	

被保険者証・被保険者手帳等の記号・番号　（枝番）

区分　精神　結核　療養

氏名　1男　2女　1明　2大　3昭　4平　5令　・　・　生

職務上の事由　1職務上　2下船後3月以内　3通勤災害

特記事項　28 区ウ

保険医療機関の所在地及び名称　入院

提出先：支払基金又は国保連合会

請求点数　45,000点　12日間入院
5,000円　負担上限月額　の場合

医療保険 450,000円
- 8割　360,000円　主保険支払
- 2割　90,000円
  - 90,000−81,930＝8,070円　主保険支払（現物給付）
  - 80,100＋(450,000−267,000)×1％＝81,930円
    - 81,930−5,000＝76,930円　公費支払
    - 5,000円上限　患者負担

食事療養 23,040円
- 23,040−9,360＝13,680円　主保険支払
- 260円×36回＝9,360円
  - 4,680円　公費支払
  - 4,680円　患者負担（9,360円×1/2）

主保険支払額　381,750円（360,000＋8,070＋13,680）
公費支払額　81,610円（76,930＋4,680）
窓口患者負担金　9,680円（5,000＋4,680）

※高額療養費　円　※公費負担点数　点　※公費負担点数　点

97 食事・生活
- 基準Ⅰ　640円×　36回
- 特別　円×　回
- 食堂　円×　日
- 環境　円×　日
- 基準(生)　円×　回
- 特別(生)　円×　回
- 減・免・猶・Ⅰ・Ⅱ・3月超

療養の給付	請求 点	※決定 点	負担金額 円	食事・生活療養 回	請求 円	※決定 円	(標準負担額) 円
保険	45,000		81,930（減額 割(円)免除・支払猶予）	36	23,040		9,360
公費①			5,000				
公費②							

主保険＋52XX80X△

診療報酬明細書
（医科入院）

令和　年　月分

都道府県番号	医療機関コード	医科			
	52－4	1 医科	①社・国　2公費	3後期　4退職	②2併（1単独　3 3併）	③六入（1本入　5家入　7高入一　9高入7）

公費負担者番号①	52XX80X△	公費負担医療の受給者番号①	XXXXXX△
公費負担者番号②		公費負担医療の受給者番号②	

保険者番号		給付割合　10　9　8　7（　）
被保険者証・被保険者手帳等の記号・番号		（枝番）

区分	精神　結核　療養	特記事項
氏名	1男　2女　1明　2大　3昭　4平　5令　・　・　生	29 区エ
職務上の事由	1職務上　2下船後3月以内　3通勤災害	

保険医療機関の所在地及び名称　入院

提出先：支払基金又は国保連合会

請求点数　40,000点（内公費対象分30,000点）
2,500円　負担上限月額　10日間入院の場合

医療保険 400,000円
- 公費対象外 100,000円
  - 8割　80,000円　主保険支払
  - 2割　20,000円　患者負担
- 公費対象分 300,000円
  - 8割　240,000円　主保険支払
  - 2割 60,000円
    - 60,000－57,600＝2,400円　主保険支払（現物給付）
    - 57,600円
      - 55,100円　公費支払
      - 2,500円上限　患者負担

食事療養 19,200円
- 19,200－7,800＝11,400円　主保険支払
- 260円×30回＝7,800円
  - 3,900円　公費支払
  - 3,900円　患者負担（7,800円×1/2）

主保険支払額　333,800円（80,000＋240,000＋2,400＋11,400）
公費支払額　59,000円（55,100＋3,900）
窓口患者負担金　26,400円（20,000＋2,500＋3,900）

※高額療養費	円	※公費負担点数 点	
97 食事・生活	基準Ⅰ　640円× 30回 特別　円×　回 食堂　円×　日 環境　円×　日	※公費負担点数 点	基準(生)　円×　回 特別(生)　円×　回 減・免・猶・Ⅰ・Ⅱ・3月超

療養の給付	請求 点	※決定 点	負担金額 円	食事・生活療養	回	請求 円	※決定 円	（標準負担額）円
保険	40,000		(57,600) 77,600 減額　割(円)免除・支払猶予	保険	30	19,200		7,800
公費①	30,000		2,500	公費①				
公費②				公費②				

別表 小児慢性特定疾病医療支援に係る自己負担上限月額

（単位:円）

<table>
<tr><td rowspan="5">階層区分</td><td colspan="3">患者負担割合：2割</td></tr>
<tr><td colspan="3">自己負担上限額（外来＋入院＋薬代＋訪問看護費）</td></tr>
<tr><td colspan="3">52××80×△（原則）</td></tr>
<tr><td rowspan="2">一般</td><td rowspan="2">重症※</td><td></td></tr>
<tr><td>人工呼吸器等装着者</td></tr>
<tr><td>生活保護等</td><td>0</td><td>0</td><td>0</td></tr>
<tr><td>低所得Ⅰ</td><td>1,250</td><td>1,250</td><td rowspan="5">500</td></tr>
<tr><td>低所得Ⅱ</td><td>2,500</td><td>2,500</td></tr>
<tr><td>一般所得Ⅰ</td><td>5,000</td><td>2,500</td></tr>
<tr><td>一般所得Ⅱ</td><td>10,000</td><td>5,000</td></tr>
<tr><td>上位所得</td><td>15,000</td><td>10,000</td></tr>
<tr><td>入院時の食事療養費</td><td colspan="3">1／2自己負担</td></tr>
</table>

・外来・入院あわせた1月の自己負担上限額
・同一世帯内に難病の特定医療費又は小児慢性特定疾病の医療費の給付の対象者が複数いる場合は、当該世帯内の対象患者を勘案して自己負担上限額の按分が行われるため、上記とは異なる自己負担上限額が受給者証に記載される場合がある。
・生活保護受給者等及び血友病患者については入院時の食事療養に係る自己負担は0円とする。
・入院時の食事療養に係る自己負担額は、自己負担上限額を管理する際の累積には含まれない。

※重症：①高額な医療が長期的に継続する者（医療費総額が5万円／月（例えば医療保険2割負担の場合、医療費の自己負担が1万円／月）を超える月が年間6回以上ある場合）②重症患者認定基準を満たしている

小児慢性特定疾病医療費
年　月分自己負担上限額管理票

受診者		受給者番号	

月額自己負担上限額　　　　　　　　　　　　　　　円

【A欄】下記のとおり自己負担額を徴収しました。

日付	医療機関等	医療費総額（10割分）	自己負担額	累積額	徴収印

【B欄】下記のとおり月額自己負担上限額に達しました。

日付	医療機関等	確認印

毎回【A欄】に記入及び押印をする。

その回の支払いで累積額が月額自己負担上限額に達した場合には、自己負担額はその上限額までの額とし、【A欄】とともに【B欄】にも記入、押印をする。

累積額が自己負担上限額に達した後も、「高額かつ長期」等の確認に使用するため、「医療費総額」まで記載し、その他の欄は斜線を引く。

入院時の食事療養標準負担額を徴収した場合に、患者負担額は管理票には記載しない。

児童福祉法……措置等に係る医療の給付（53）

㊒ 受　診　券　　　年　月　日交付　　号

公費負担者番号：| 5 | 3 | 1 | 3 | 6 | 0 | 0 | 8 |

受給児童番号：| | | | | | | |

フリガナ：

児 童 名：

生年月日：　　年　　月　　日生

保 険 者：

記号番号：

施設・里親名：

住　　所：

東京都　　児童相談所長

児童相談所

(児) 受　診　券　交付番号第　　　号

公費負担者番号：　53136008

受 給 者 番 号：

施　　設　　名：

氏　　　　　名：

生　年　月　日：

保険証の有無：

保 険 者 番 号：

保険証の記号番号：

交 付 年 月 日：

東京都知事

児童福祉法…措置等に係る医療の給付（53）

受給資格の確認		被保険者証＋受診券
対象者		・児童養護施設等へ入所している児童 ・障害児入所施設へ措置入所している児童 ・第１種自閉症児施設へ入所している児童 ・一時保護所へ入所している児童 ・里親に養育されている児童　等
公費負担	入院	医療保険給付の残りの部分の公費負担又は全額公費負担
	外来	医療保険給付の残りの部分助成
窓口徴収	入院	なし（ただし、負担能力に応じ自己負担あり）
	外来	なし
保険請求の方法		・{ 公費単独(53)レセプト 　 社保と(53)併用レセプト } ＞ 支払基金 ・国保と(53)併用レセプト→国保連合会

特定医療費（指定難病）受給者証

公費負担者番号		5　4		
受給者番号				
受診者	住　所			
受診者	氏　名		性別	
受診者	生年月日	年　月　日生		
保護者（受診者が18歳未満の場合）	住　所			
保護者（受診者が18歳未満の場合）	氏　名		続柄	
疾病名	①			
疾病名	②			
疾病名	③			
保険者番号			適用区分	
有効期間		令和　年　月　日から令和　年　月　日		
負担上限月額		円		
指定医療機関	名称			
指定医療機関	所在地			
指定医療機関	名称			
指定医療機関	所在地			
指定医療機関	名称			
指定医療機関	所在地			

高額長期		重症認定		軽症者		呼吸器等		同一世帯	

上記のとおり、認定する。

令和　年　月　日

○○知事　○○○○

印

難病医療法……特定医療（54）

54XX601△
（原則）

受給資格の確認		被保険者証＋ 受給者証（疾病名記載）
対象者		指定難病にかかっていると認められ特定医療費受給者証の交付を受けた者 （指定医療機関） ※対象疾病（指定難病）は338疾病
公費負担	入院	入院窓口徴収額を控除した額を助成 標準負担額について1/2を助成、もしくは助成なし
	外来	外来窓口徴収額を控除した額を助成
窓口徴収	入院 外来	2割 ただし、別表による自己負担上限月額まで 「自己負担上限額管理票」にて、患者ごとに受診した全指定医療機関、薬局等の合計による
保険請求の方法		・社保と(54)併用レセプト──►支払基金 ・国保と(54)併用レセプト──►国保連合会

主保険＋54XX601△

診療報酬明細書
（医科入院外）

令和　年　月分

都道府県番号　医療機関コード　54－1

1 医科	①社・国	3後期	1 単独	②本外	8 高外−
	2公 費	4退職	②2併	4 六外	0 高外7
			3 3併	6 家外	

公費負担者番号①	5	4	X	X	6	0	1	△
公費負担医療の受給者番号①	X	X	X	X	X	X	△	
公費負担者番号②								
公費負担医療の受給者番号②								

保険者番号　・　・　⊙⊙⊙⊙⊙⊙　給付割合　10 9 8 7（　）

被保険者証・被保険者手帳等の記号・番号　（枝番）

氏名

1男　2女　1明　2大　3昭　4平　5令　・　・　生

職務上の事由　1職務上　2下船後3月以内　3通勤災害

特記事項
28
区ウ

保険医療機関の所在地及び名称　外来

提出先：支払基金又は国保連合会

請求点数　7,500点
10,000円　負担上限月額　｝の場合

75,000円
- 7割
  - 52,500円　主保険支払
- 3割
  - 22,500円
    - 22,500－15,000＝7,500円 公費支払
    - 2割 15,000円
      - 5,000円 公費支払
      - 10,000円上限 患者負担

主保険支払額　52,500円
公費支払額　12,500円（7,500＋5,000）
窓口患者負担金　10,000円

療養の給付	請求 点	※決定 点	一部負担金額 円
保険	7,500		減額　割（円）免除・支払猶予
公費①	点	※ 点	10,000 円
公費②	点	※ 点	円

※高額療養費 円	※公費負担点数 点	※公費負担点数 点

後期高齢者(39)＋54XX601△

診療報酬明細書
(医科入院外)

令和　年　月分　都道府県番号　医療機関コード　54－2

1 医科	1社・国　2公費	③後期　4退職	1単独　②2併　3 3併	2本外　4六外　6家外	⑧高外－　0高外7

保険者番号	3 9 × × × × × ×
給付割合	10 9 8 7 ( )
被保険者証・被保険者手帳等の記号・番号	(枝番)

公費負担者番号①	5 4 × × 6 0 1 △	公費負担医療の受給者番号①	× × × × × × △
公費負担者番号②		公費負担医療の受給者番号②	

氏名	1男 2女 1明 2大 3昭 4平 5令 ・ ・ 生
職務上の事由	1職務上 2下船後3月以内 3通勤災害
特記事項	30 区オ

保険医療機関の所在地及び名称　低所得Ⅱ・外来

提出先：国保連合会

請求点数　7,500点
5,000円　負担上限月額　の場合

75,000円
- 9割　67,500円　後期高齢者支払
- 1割　7,500円
  - 2,500円　公費支払
  - 5,000円上限　患者負担

後期高齢者支払額　67,500円
公費支払額　2,500円
窓口患者負担金　5,000円

療養の給付	請求　点	※決定　点	一部負担金額　円	
保険	7,500		減額　割(円)免除・支払猶予	
公費①	点	※　点	円 5,000	
公費②	点	※　点	円	※高額療養費　円 ／ ※公費負担点数　点 ／ ※公費負担点数　点

主保険＋54XX601△

診療報酬明細書（医科入院）　令和　年　月分　都道府県番号　医療機関コード　54－3

1 医科	①社・国	3後期	1単独	①本入	7高入一
	2公費	4退職	②2併	3六入	9高入7
			3 3併	5家入	

保険者番号	・	・	⊙	⊙	⊙	⊙	⊙	⊙	給付割合	10 9 8 7 (　)

公費負担者番号①	5	4	X	X	6	0	1	△	
公費負担医療の受給者番号①	X	X	X	X	X	X	△		
公費負担者番号②									
公費負担医療の受給者番号②									

被保険者証・被保険者手帳等の記号・番号　（枝番）

区分	精神　結核　療養	特記事項
氏名	1男　2女　1明　2大　3昭　4平　5令　・　・　生	28 区ウ
職務上の事由	1職務上　2下船後3月以内　3通勤災害	

保険医療機関の所在地及び名称　入院

提出先：支払基金又は国保連合会

請求点数　28,000点（内　公費対象分　12,000点）
10,000円　負担上限月額　10日間入院の場合

医療保険 280,000円
- 公費対象外 160,000円
  - 7割　112,000円　主保険支払
  - 3割　48,000円　患者負担
- 公費対象分 120,000円
  - 7割　84,000円　主保険支払
  - 3割 36,000円
    - 36,000－24,000円＝12,000円 公費支払
    - 2割　24,000円
      - 14,000円　公費支払
      - 10,000円上限　患者負担

食事療養 19,200円
- 19,200－7,800＝11,400円　主保険支払
- 260円×30回＝7,800円　患者負担

主保険支払額　207,400円（112,000＋84,000＋11,400）
公費支払額　26,000円（12,000＋14,000）
窓口患者負担金　65,800円（48,000＋10,000＋7,800）

食事療養標準負担額については、特定医療の給付対象外であるため、公費欄の食事療養に関しては「0」を記載する。

※高額療養費　円	※公費負担点数　点
	※公費負担点数　点

97 食事・生活			
基準Ⅰ	640円× 30回	基準(生)	円×　回
特別	円×　回	特別(生)	円×　回
食堂	円×　日	減・免・猶・Ⅰ・Ⅱ・3月超	
環境	円×　日		

療養の給付	請求　点	※決定　点	負担金額　円	食事・生活療養	回	請求　円	※決定　円	（標準負担額）円
保険	28,000		減額　割(円)免除・支払猶予	保険	30	19,200		7,800
公費①	12,000	※	10,000	公費①	0	0	※	0
公費②		※		公費②			※	

主保険＋54XX601△

診療報酬明細書
（医科入院）

令和　年　月分　都道府県番号　医療機関コード　54－4

1 医科	①社・国　2公費	3後期　4退職	1単独　②2併　3 3併	①本入　3六入　5家入	7高入一　9高入7

保険者番号	・　・　⊙⊙⊙⊙⊙⊙
給付割合	10　9　8　7（　）

公費負担者番号①	5 4 X X 6 0 1 △	公費負担医療の受給者番号①	X X X X X X △
公費負担者番号②		公費負担医療の受給者番号②	

被保険者証・被保険者手帳等の記号・番号	（枝番）

区分	精神　結核　療養	特記事項
氏名	1男　2女　1明　2大　3昭　4平　5令　・　・　生	26 区ア
職務上の事由	1職務上　2下船後3月以内　3通勤災害	

保険医療機関の所在地及び名称　入院

提出先：支払基金又は国保連合会

請求点数　85,000点　10日間入院
30,000円　負担上限月額　｝の場合

医療保険
850,000円
- 7割
  595,000円　主保険支払
- 3割
  255,000円
  - 255,000－252,680=2,320円
    主保険支払（現物給付）
  - 252,600＋(850,000－842,000)×1％
    =252,680円
    - 252,680－30,000
      =222,680円　公費支払
    - 30,000円上限　患者負担

食事療養
19,200円
- 19,200－7,800＝11,400円　主保険支払
- 260円×30回＝7,800円　患者負担

主保険支払額　608,720円（595,000＋2,320＋11,400）
公費支払額　222,680円
窓口患者負担金　37,800円（30,000＋7,800）

※高額療養費　円		※公費負担点数　点	
97 食事・生活	基準Ⅰ　640円×　30回	※公費負担点数　点	
	特別　円×　回	基準(生)　円×　回	
	食堂　円×　日	特別(生)　円×　回	
	環境　円×　日	減・免・猶・Ⅰ・Ⅱ・3月超	

療養の給付		請求　点	※決定　点	負担金額　円	食事・生活療養		回	請求　円	※決定　円	（標準負担額）円
	保険	85,000		252,680 減額　割(円)免除・支払猶予		保険	30	19,200		7,800
	公費①			30,000		公費①	0	0		0
	公費②					公費②				

主保険＋54XX601△

診療報酬明細書
（医科入院）

令和　年　月分	
都道府県番号	
医療機関コード	54－5
1 医科	①社・国　2公費　3後期　4退職
	1 単独　②2併　3 3併
	1 本入　3 六入　⑤家入　7 高入一　9 高入7
保険者番号	
給付割合	10　9　8　7（　）

公費負担者番号①	5 4 ×× 5 0 1 △	公費負担医療の受給者番号①	×××××× △
公費負担者番号②		公費負担医療の受給者番号②	

被保険者証・被保険者手帳等の記号・番号	（枝番）

区分	精神　結核　療養	特記事項
氏名	1男　2女　1明　2大　3昭　4平　5令　・　・　生	34 多工
職務上の事由	1職務上　2下船後3月以内　3通勤災害	

保険医療機関の所在地及び名称　入院

提出先：支払基金又は国保連合会

請求点数　45,000点　12日間入院
5,000円　負担上限月額　の場合

- 医療保険 450,000円
  - 7割 315,000円　主保険支払
  - 3割 135,000円
    - 135,000－44,400=90,600円　主保険支払（現物給付）
    - 44,400円
      - 44,400－5,000=39,400円　公費支払
      - 5,000円上限　患者負担

- 食事療養 23,040円
  - 23,040－9,360＝13,680円　主保険支払
  - 260円×36回＝9,360円　患者負担

主保険支払額　419,280円（315,000＋90,600＋13,680）
公費支払額　39,400円
窓口患者負担金　14,360円（5,000＋9,360）

※高額療養費　円	※公費負担点数　点	
	※公費負担点数　点	
97 食事・生活	基準Ⅰ　640円×　36回	基準(生)　円×　回
	特別　円×　回	特別(生)　円×　回
	食堂　円×　日	
	環境　円×　日	減・免・猶・Ⅰ・Ⅱ・3月超

療養の給付	請求　点	※決定　点	負担金額　円	食事・生活療養	回	請求　円	※決定　円	（標準負担額）円
保険	45,000		44,400（減額　割(円)免除・支払猶予）	保険	36	23,040		9,680
公費①	点	※　点	5,000	公費①	0	0	※　円	0
公費②	点	※　点	円	公費②	回	円	※　円	円

難病(54)単独

診療報酬明細書
(医科入院外)

令和　年　月分　都道府県番号　医療機関コード　54－6

1 医科　1 社・国　②公費　3 後期　4 退職　①単独　2 2併　3 3併　②本外　4 六外　6 家外　8 高外－　0 高外7

公費負担者番号①	54××601△	公費負担医療の受給者番号①	××××××△
公費負担者番号②		公費負担医療の受給者番号②	

保険者番号　給付割合 10 9 8 7 ( )

被保険者証・被保険者手帳等の記号・番号　(枝番)

氏名　1男 2女 1明 2大 3昭 4平 5令 ・ ・ 生

職務上の事由　1 職務上　2 下船後3月以内　3 通勤災害

特記事項

保険医療機関の所在地及び名称　外来

提出先：支払基金又は国保連合会

請求点数　1,500点の場合

15,000円 { 10割　15,000円　公費支払
　　　　　 0割　　　　0円　患者負担

(生活保護受給者では、療養の給付と食事(生活)療養の全てが特定医療費の対象となるものである場合には、10割給付されるので、特定医療費単独の請求とする。)

公費支払額　15,000円
窓口患者負担金　0円

療養の給付	請求 点	※決定 点	一部負担金額 円			
保険			減額　割(円)免除・支払猶予			
公費①	1,500 点	※ 点	0 円			
公費②	点	※ 点	円	※高額療養費 円	※公費負担点数 点	※公費負担点数 点

別表 難病医療法に基づく特定医療費の自己負担上限月額

（単位:円）

階層区分	患者負担割合：2割		
	自己負担上限額(外来＋入院＋薬代＋訪問看護費)		
	54××601△(原則)		
	一般	高額かつ長期※	人工呼吸器等装着者
生活保護等	0	0	0
低所得Ⅰ	2,500	2,500	1,000
低所得Ⅱ	5,000	5,000	
一般所得Ⅰ	10,000	5,000	
一般所得Ⅱ	20,000	10,000	
上位所得	30,000	20,000	
入院時の食事療養費	全額自己負担		

・外来・入院あわせた1月の自己負担上限額
・同一世帯内に難病の特定医療費又は小児慢性特定疾病の医療費の給付の対象者が複数いる場合は、当該世帯内の対象患者を勘案して自己負担上限額の按分が行われるため、上記とは異なる自己負担上限額が受給者証に記載される場合がある。
・入院時の食事療養に係る自己負担額は、自己負担上限額を管理する際の累積には含まれない。

※ 高額な医療が長期的に継続する者（医療費総額が5万円／月（例えば医療保険2割負担の場合、医療費の自己負担が1万円／月）を超える月が年間6回以上ある場合）

特定医療費（指定難病）
年　月分自己負担上限額管理票

受給者		受給者番号	

月額自己負担上限額　　　　　　　　　　　　円

【A欄】下記のとおり自己負額を徴収しました。

日付	医療機関等	医療費総額（10割分）	自己負担額	累積額	徴収印

【B欄】下記のとおり月額自己負担上限額に達しました。

日付	医療機関等	確認印

毎回【A欄】に記入及び押印をする。

その回の支払いで累積額が月額負担上限に達した場合には、自己負担額はその上限額までの額とし、【A 欄】とともに【B 欄】にも記入、押印をする。

累積額が自己負担上限額に達した後も、「高額かつ長期」等の確認に使用するため「医療費総額」まで記載し、その他の欄は斜線を引く。

入院時の食事療養標準負担額を徴収した場合に、患者負担額は管理票には記載しない。

特定疾病給付対象療養のレセプト特記事項

令和４年10月以降診療分から

特記		所得区分（70歳未満）	所得区分（70歳以上）
26	区ア	区分ア	現役並みⅢ
27	区イ	区分イ	現役並みⅡ
28	区ウ	区分ウ	現役並みⅠ
29	区エ	区分エ	一般
30	区オ	区分オ	低所得Ⅱ、Ⅰ
31	多ア	区分ア／多数回	現役並みⅢ／多数回
32	多イ	区分イ／多数回	現役並みⅡ／多数回
33	多ウ	区分ウ／多数回	現役並みⅠ／多数回
34	多エ	区分エ／多数回	一般／多数回
35	多オ	区分オ／多数回	－
41	区カ	－	後期高齢者一般Ⅱ
42	区キ	－	後期高齢者一般Ⅰ
43	多カ	－	後期高齢者一般Ⅱ／多数回
44	多キ	－	後期高齢者一般Ⅰ／多数回

※多数回…過去12ヶ月の間に4回以上高額療養費を支給されることとなる場合には4回目の支給より該当

石綿健康被害医療手帳

手帳番号＿＿＿＿＿＿＿＿＿＿

公費負担者番号		6 6 1 4 1 0 1 1
公費負担者番号の 受給者番号		
被認定者	氏名	男・女
	生年月日	明治・大正・昭和 平成・令和　年　月　日
	住所	
	認定疾病の名称	
交付年月日		令和　年　月　日
有効期限		令和　年　月　日
発行機関及び印		独立行政法人 環境再生保全機構

石綿健康被害救済法……医療費の支給（66）

受給資格の確認		被保険者証＋石綿健康被害医療手帳 （認定疾病記載）
対象者		指定疾病にかかっていると認められる者（労災補償の対象者を除く）の申請に基づき、当該疾病が石綿（アスベスト）に起因するものである旨の認定を受けた者 ・指定疾病 ①石綿を原因とする中皮腫 ②石綿を原因とする肺がん
公費負担	入院・外来共通	医療保険給付の残りの部分救済給付
窓口徴収	入院・外来共通	なし
保険請求の方法		・社保と(66)併用レセプト──►支払基金 ・国保と(66)併用レセプト──►国保連合会

主保険＋石綿（66）

診療報酬明細書
（医科入院外）

令和　年　月分　都道府県番号　医療機関コード　66－1

1 医科	①社・国　2公費	3後期　4退職	1 単独　②2併　3 3併	②本外　4 六外　6 家外	8 高外一　0 高外7

公費負担者番号①	6	6	1	4	1	0	1	1	公費負担医療の受給者番号①	×	×	×	×	×	×	△
公費負担者番号②									公費負担医療の受給者番号②							

保険者番号　・　・　⊙　⊙　⊙　⊙　⊙　⊙　給付割合　10　9　8　7（　）

被保険者証・被保険者手帳等の記号・番号　（枝番）

氏名　1男　2女　1明　2大　3昭　4平　5令　・　・　生

職務上の事由　1 職務上　2 下船後3月以内　3 通勤災害

特記事項

保険医療機関の所在地及び名称　外来

提出先：支払基金又は国保連合会

請求点数2,323点の場合

23,230円 ｛7割　16,261円　主保険支払
　　　　　　3割　 6,969円　公費支払

主保険支払額　16,261円
公費支払額　6,969円
窓口患者負担金　0円

療養の給付	請求　点	※決定　点	一部負担金額　円			
保険	2,323		減額　割（円）免除・支払猶予			
公費①	点	※　点	円			
公費②	点	※　点	円	※高額療養費　円	※公費負担点数　点	※公費負担点数　点

主保険＋石綿(66)

診療報酬明細書
(医科入院)

令和　年　月分　都道府県番号　医療機関コード　66−2

1 医科	①社・国	3後期	1 単独	①本入	7 高入−
	2公 費	4退職	②2 併	3 六入	9 高入7
			3 3 併	5 家入	

公費負担者番号①	6	6	1	4	1	0	1	1	公費負担医療の受給者番号①	×	×	×	×	×	×	△
公費負担者番号②									公費負担医療の受給者番号②							

保険者番号　・・⊙⊙⊙⊙⊙⊙　給付割合 10 9 8 7 ( )

被保険者証・被保険者手帳等の記号・番号　(枝番)

区分	精神　結核　療養	特記事項
氏名	1男 2女 1明 2大 3昭 4平 5令 ・ ・ 生	28 区ウ
職務上の事由	1職務上 2下船後3月以内 3通勤災害	

保険医療機関の所在地及び名称　入院

提出先：支払基金又は国保連合会

請求点数68,436点　30日間入院の場合

医療保険 684,360円
- 7割　479,052円　主保険支払
- 3割　205,308円
  - 205,308−84,274＝121,034円　主保険支払（現物給付）
  - 80,100＋(684,360−267,000)×1%＝84,274円公費支払

食事療養 57,600円
- 57,600−41,400＝16,200円　主保険支払
- 460円×90回＝41,400円　公費支払

主保険支払額	616,286円	(479,052＋121,034＋16,200)
公費支払額	125,674円	(84,274＋41,400)
窓口患者負担金	0円	

※高額療養費　円	※公費負担点数　点
97 食事・生活　基準Ⅰ 640円× 90回	※公費負担点数　点
特別　円×　回	基準(生)　円×　回
食堂　円×　日	特別(生)　円×　回
環境　円×　日	減・免・猶・Ⅰ・Ⅱ・3月超

療養の給付	請求　点	※決定　点	負担金額　円	食事・生活療養	回	請求　円	※決定　円	(標準負担額)　円
保険	68,436		84,274 減額　割(円)免除・支払猶予	保険	90	57,600		41,400
公費①	点	※　点	円	公費①	回	円	※　円	円
公費②	点	※　点	円	公費②	回	円	※　円	円

児童福祉法……肢体不自由児通所医療及び障害児入所医療（79）

肢体不自由児通所医療受給者証				
公費負担者番号				
公費受給者番号				
通所給付決定保護者	フリガナ			
	居住地			
	フリガナ		生年月日	
	氏　　名		年　月　日	
	被保険者証の記号及び番号		保険者名及び番号	
負担上限月額	肢体不自由児通所医療（食事療養を除く）	月額　　　円		
適用期間	年　月　日 から　　年　月　日 まで			
交付年月日	年　月　日			
支給市町村名及び印				

（様式第11号）

障害児施設医療受給者証				
公費負担者番号				
公費受給者番号				
施設給付決定保護者	フリガナ			
	居住地			
	フリガナ		生年月日	
	氏　　名		年　月　日	
障害児	フリガナ		生年月日	
	氏　　名		年　月　日	
	被保険者証の記号及び番号		保険者名及び番号	
負担上限月額	障害児施設医療（食事療養を除く）	月額　　　円		
	食事療養	月額　　　円		
適用期間	令和　年　月　日 から 令和　年　月　日 まで			
交付年月日	令和　年　月　日			
支給都道府県又は市の名称及び印				

児童福祉法……肢体不自由児通所医療及び障害児入所医療（79）

受給資格の確認		被保険者証＋＜ 肢体不自由児通所医療受給者証 障害児施設医療受給者証
対象者		医療型児童発達支援の支給決定を受けている児童又は医療型障害児入所施設に入所している児童
公費負担	入院	・医療保険×$\frac{90}{100}$(ただし各種医療保険が優先) 及び療養介護医療等に係る負担上限月額を超えた額
	外来	・医療保険×$\frac{90}{100}$(ただし各種医療保険が優先) 及び療養介護医療等に係る負担上限月額を超えた額
窓口徴収	入院	・医療保険×$\frac{10}{100}$ ただし療養介護医療等に係る負担上限月額を限度 医療型個別減免あり
	外来	・医療保険×$\frac{10}{100}$ ただし療養介護医療等に係る負担上限月額を限度
保険請求の方法		・社保と(79)併用レセプト ──→ 支払基金 ・国保と(79)併用レセプト ──→ 国保連合会

(障)心身障害者医療費助成制度（80）
……一般（住民税課税者）

(障)　受給者証　(一部)　(食)

負担者番号	8	0	1	3	6			
受給者番号	9							
住　所	〒							
氏　名								
生年月日	明・大・昭・平・令　年　月　日							男・女
有効期間	令和　年　月　日から 令和　年　月　日まで							

上記の者は、心身障害者の医療費の助成に関する条例により医療費の一部を東京都が助成するものであることを証明します。

東京都知事　印

交付年月日　令和　年　月　日

(障)心身障害者医療費助成制度（80）　<一般>

80136XXΔ

受給資格の確認	被保険者証＋(障)受給者証(部)(食)	
対象者	・身体障害者手帳1級・2級（心臓、腎臓、呼吸器、膀胱、直腸、小腸、ヒト免疫不全ウイルスによる免疫・肝臓機能障害の内部障害者は3級まで）の者 ・愛の手帳1度・2度の者 ・精神障害者保健福祉手帳1級の者 （平成31年1月から対象） ※所得制限あり	
公費負担	入院	入院窓口徴収額を控除した額を助成
	外来	外来窓口徴収額を控除した額を助成
窓口徴収	入院	1割（57,600円限度、多数回該当※44,400円）及び標準負担額
	外来	1割（18,000円限度、年間上限144,000円）
保険請求の方法	・社保と（80）併用レセプト ──▶ 支払基金 ・国保と（80）併用レセプト ──▶ 国保連合会	

※高額医療費の支給対象となった回数が対象となる療養を受けた月以前の12か月間に3回以上ある場合の4月目以降

高齢受給者＋㊣80136XX△

診療報酬明細書
（医科入院）

令和　年　月分

都道府県番号　医療機関コード　80－1

1 医科	①社・国　2公費	3後期　4退職	1単独　②2併　3 3併	1本入　3六入　5家入	7高入－　⑨高入7

保険者番号	・	・	⊙	⊙	⊙	⊙	⊙	⊙	給付割合 10 9 8 7（ ）

公費負担者番号①	8	0	1	3	6	×	×	△	公費負担医療の受給者番号①	×	×	×	×	×	×	△
公費負担者番号②									公費負担医療の受給者番号②							

被保険者証・被保険者手帳等の記号・番号　（枝番）

区分	精神　結核　療養	特記事項
氏名	1男　2女　1明　2大　3昭　4平　5令　・　・　生	28 区ウ
職務上の事由	1職務上　2下船後3月以内　3通勤災害	

保険医療機関の所在地及び名称　現役並み所得Ⅰ・入院

提出先：支払基金又は国保連合会

請求点数85,000点　31日間入院の場合

- 医療保険 850,000円
  - 7割　595,000円　主保険支払
  - 3割 255,000円
    - 255,000－85,930＝169,070円　主保険支払（現物給付）
    - 80,100＋（850,000－267,000）×1％ ＝85,930円
      - 85,930－85,000＝930円　公費支払
      - 医療費の1割 85,000円
        - 27,400円　公費支払
        - 57,600円限度　患者負担

- 食事・生活療養 59,520円
  - 59,520－42,780＝16,740円　主保険支払
  - 460円×93回＝42,780円　患者負担

主保険支払額　780,810円（595,000＋169,070＋16,740）
公費支払額　28,330円（930＋27,400）
窓口患者負担金　100,380円（57,600＋42,780）

医療費の３割
ただし限度額まで

医療費の１割
ただし限度額まで

※高額療養費 円		※公費負担点数 点
97 食事・生活	基準Ⅰ　640 円×　93 回 特別　円×　回 食堂　円×　日 環境　円×　日	※公費負担点数 点 基準（生）　円×　回 特別（生）　円×　回 減・免・猶・Ⅰ・Ⅱ・3月超

療養の給付	請求 点	※決定 点	負担金額 円	食事・生活療養	回	請求 円	※決定 円	（標準負担額）円
保険	85,000		85,930 減額　割（円）免除・支払猶予	保険	93	59,520		42,780
公費①			57,600	公費①	0	0		0
公費②				公費②				

主保険＋㊖80136XX△

診療報酬明細書
（医科入院外）

令和　　年　　月分　　都道府県番号　医療機関コード　80－2

1 医科	①社・国	3後期	1単独	②本外	8高外一
	2公費	4退職	②2併	4六外	0高外7
			3 3併	6家外	

公費負担者番号①	8 0 1 3 6 X X △
公費負担医療の受給者番号①	X X X X X X △
公費負担者番号②	
公費負担医療の受給者番号②	

保険者番号	
給付割合	10 9 8 7（ ）
被保険者証・被保険者手帳等の記号・番号	（枝番）

氏名	1男 2女 1明 2大 3昭 4平 5令 ・ ・ 生	特記事項
職務上の事由	1職務上 2下船後3月以内 3通勤災害	

保険医療機関の所在地及び名称　外来

提出先：支払基金又は国保連合会

請求点数43,111点の場合

431,110円
- 7割　301,777円　主保険支払
- 3割　129,333円
  - 129,333－81,741＝47,592円　主保険支払（現物給付）
  - 80,100＋（431,110－267,000）×1％ ＝81,741円
    - 81,741－43,111＝38,630円　公費支払
    - 医療費の1割　43,111円
      - 43,111－18,000 ＝25,111円　公費支払
      - 18,000円限度　患者負担

主保険支払額　349,369円（301,777＋47,592）
公費支払額　63,741円（38,630＋25,111）
窓口患者負担金　18,000円

療養の給付	請求　点	※決定　点	一部負担金額　円
保険	43,111		減額　割（円）免除・支払猶予
公費①			18,000 ← 医療費の1割　ただし限度額まで
公費②			

※高額療養費　円	※公費負担点数　点	※公費負担点数　点

高齢受給者＋㊫80136XX△

診療報酬明細書
（医科入院外）

令和　年　月分

都道府県番号　医療機関コード　80－3

1 医科	①社・国 2公費	3後期 4退職	1単独 ②2併 3 3併	2本外 4六外 6家外	8高外一 ⓪高外7

保険者番号	・	・	⊙	⊙	⊙	⊙	⊙	⊙	給付割合 10 9 8 7（ ）

公費負担者番号①	8	0	1	3	6	×	×	△	公費負担医療の受給者番号①	×	×	×	×	×	×	△
公費負担者番号②									公費負担医療の受給者番号②							

被保険者証・被保険者手帳等の記号・番号　（枝番）

氏名		特記事項
	1男 2女 1明 2大 3昭 4平 5令 ・ ・ 生	28 区ウ
職務上の事由	1職務上 2下船後3月以内 3通勤災害	

保険医療機関の所在地及び名称

現役並み所得Ⅰ・外来

提出先：支払基金又は国保連合会

請求点数1,323点の場合（月額限度以下の例）

（1日目） 497点	4,970円 {7割 3,479円　主保険支払 3割 1,491円 {1,491－500＝991円 公費支払 医療費の1割　497円 患者負担→500円
（2日目） 395点	3,950円 {7割 2,765円　主保険支払 3割 1,185円 {1,185－400＝785円 公費支払 医療費の1割　395円 患者負担→400円
（3日目） 431点	4,310円 {7割 3,017円　主保険支払 3割 1,293円 {1,293－430＝863円 公費支払 医療費の1割　431円 患者負担→430円

主保険支払額　9,261円（3,479＋2,765＋3,017）
公費支払額　2,639円（991＋785＋863）
500＋400＋430
窓口患者負担金　1,323円→1,330円（~~497＋395＋431~~）

療養の給付	請求　点	※決定　点	一部負担金額　円			
保険	1,323		減額　割（円）免除・支払猶予			
公費①	点	※　点	円 1,323 ←医療費の1割　ただし限度額まで			
公費②	点	※　点	円	※高額療養費　円	※公費負担点数　点	※公費負担点数　点

高齢受給者＋(障)80136XX△

診療報酬明細書
（医科入院外）　令和　年　月分

都道府県番号　医療機関コード　80－4

1 医科　①社・国　2公費　3後期　4退職　1 単独　②2併　3 3併　2 本外　4 六外　6 家外　⑧高外一　0 高外7

公費負担者番号①	8 0 1 3 6 ×× △	公費負担医療の受給者番号①	×××××× △
公費負担者番号②		公費負担医療の受給者番号②	

保険者番号　給付割合 10 9 8 7（ ）

被保険者証・被保険者手帳等の記号・番号　（枝番）

氏名　1男 2女 1明 2大 3昭 4平 5令 ・ ・ 生

職務上の事由　1職務上　2下船後3月以内　3通勤災害

特記事項　29 区エ

保険医療機関の所在地及び名称　一般・外来

提出先：支払基金又は国保連合会

請求点数18,500点の場合

185,000円
- 8割　148,000円　主保険支払
- 2割 37,000円
  - 37,000－18,000＝19,000円　主保険支払(現物給付)
  - 18,000円　患者負担

医療保険の負担上限額(一般：18,000 円)と(80)の負担上限額(18,000 円)が同額になるため、負担上限額に達した場合、公費助成はない。

主保険支払額　167,000円（148,000＋19,000）
公費支払額　0円
窓口患者負担金　18,000円

療養の給付	請求　点	※決定　点	一部負担金額　円
保険	18,500		18,000（減額　割(円)免除・支払猶予）
公費①			18,000
公費②			

※高額療養費　円　※公費負担点数　点　※公費負担点数　点

助成額は発生しないが一部負担金の額を記載する

公費

(障)心身障害者医療費助成制度（80）
……低所得者（住民税非課税者）

(障)　受給者証　(食)

負担者番号	8	0	1	3	7			
受給者番号	9							
住　所	〒							
氏　名								
生年月日	明・大・昭・平・令　年　月　日							男・女
有効期間	令和　年　月　日から 令和　年　月　日まで							

上記の者は、心身障害者の医療費の助成に関する条例により医療費の一部を東京都が助成するものであることを証明します。

東京都知事　印

交付年月日　令和　年　月　日

(障)心身障害者医療費助成制度（80）　<低所得者> 80137XXΔ

受給資格の確認	被保険者証＋(障)受給者証(食)	
対象者	・身体障害者手帳１級・２級(心臓、腎臓、呼吸器、膀胱、直腸、小腸、ヒト免疫不全ウイルスによる免疫・肝臓機能障害の内部障害者は３級まで)の者 ・愛の手帳１度・２度の者 ・精神障害者保健福祉手帳１級の者 (平成31年１月から対象) ※所得制限あり	
公費負担	入院	標準負担額を控除した残りの部分助成
	外来	医療保険給付の残りの部分助成
窓口徴収	入院	標準負担額のみ自己負担
	外来	なし
保険請求の方法	・社保と(80)併用レセプト──→支払基金 ・{国保と(80)併用レセプト／後期高齢者(39)と(80)併用レセプト}→国保連合会	

主保険＋(障)80137XX△

診療報酬明細書（医科入院）	令和　年　月分	都道府県番号	医療機関コード	1 医科	①社・国 2公 費	3後期 4退職	1 単独 ②2併 3 3併	1 本入 3 六入 ⑤家入	7 高入− 9 高入7
			80−5						

−									−							
公費負担者番号①	8	0	1	3	7	×	×	△	公費負担医療の受給者番号①	×	×	×	×	×	×	△
公費負担者番号②									公費負担医療の受給者番号②							

保険者番号	・	・	⊙	⊙	⊙	⊙	⊙	⊙	給付割合	10 9 8 7 (　)

被保険者証・被保険者手帳等の記号・番号	（枝番）

区分	精神　結核　療養	特記事項
氏名	1男 2女 1明 2大 3昭 4平 5令 ・ ・ 生	30 区オ
職務上の事由	1職務上 2下船後3月以内 3通勤災害	

保険医療機関の所在地及び名称

低所得者・入院

提出先：支払基金又は国保連合会

請求点数45,000点　30日間入院の場合

医療保険 450,000円
- 7割　315,000円　主保険支払
- 3割　135,000円
  - 135,000−35,400＝99,600円　主保険支払（現物給付）
  - 35,400円　公費支払

食事療養 57,600円
- 57,600−18,900＝38,700円　主保険支払
- 210円×90回＝18,900円　患者負担

主保険支払額　453,300円（315,000＋99,600＋38,700）
公費支払額　35,400円
窓口患者負担金　18,900円　…食事のみ

※高額療養費	円	※公費負担点数 点
		※公費負担点数 点

97 食事・生活	基準Ⅰ	640 円× 90 回
	特別	円× 回
	食堂	円× 日
	環境	円× 日

基準(生) 円× 回
特別(生) 円× 回
減・免・猶・Ⅰ・Ⅱ・3月超

療養の給付	請求 点	※決定 点	負担金額 円	食事・生活療養	回	請求 円	※決定 円	（標準負担額） 円
保険	45,000		35,400 減額 割(円)免除・支払猶予	保険	90	57,600		18,900
公費①	点	※ 点	円	公費①	0 回	0 円	※ 円	0 円
公費②	点	※ 点	円	公費②	回	円	※ 円	円

主保険＋(障)80137XX△

診療報酬明細書
（医科入院外）

令和　年　月分

都道府県番号　医療機関コード　80－6

1 医科	①社・国　2公費	3後期　4退職	1単独　②2併　3 3併	2本外　4六外　⑥家外	8高外一　0高外7

保険者番号

給付割合　10 9 8 7（ ）

公費負担者番号①	8	0	1	3	7	X	X	△	公費負担医療の受給者番号①	X	X	X	X	X	X	△
公費負担者番号②									公費負担医療の受給者番号②							

被保険者証・被保険者手帳等の記号・番号　（枝番）

氏名　1男　2女　1明　2大　3昭　4平　5令　・　・　生

職務上の事由　1職務上　2下船後3月以内　3通勤災害

特記事項

保険医療機関の所在地及び名称

低所得者・外来

提出先：支払基金又は国保連合会

請求点数3,551点の場合

35,510円 { 7割　24,857円　主保険支払
　　　　　　3割　10,653円　公費支払

主保険支払額　24,857円
公費支払額　10,653円
窓口患者負担金　0円

療養の給付		請求 点	※決定 点	一部負担金額 円			
	保険	3,551		減額　割（円）免除・支払猶予			
	公費①	点	※ 点	円 0			
	公費②	点	※ 点	円	※高額療養費 円	※公費負担点数 点	※公費負担点数 点

後期高齢者(39)＋(障)80137XX△

診療報酬明細書
(医科入院)

令和　年　月分　都道府県番号　医療機関コード　80－7

1 医科	1社・国　③後期 2公費　4退職	1単独 ②2併 3 3併	1本入 3六入 5家入	⑦高入一 9高入7

保険者番号	3 9 × × × × × ×	給付割合	10 9 8 7 ( )
被保険者証・被保険者手帳等の記号・番号	(枝番)		

－		－	
公費負担者番号①	8 0 1 3 7 × × △	公費負担医療の受給者番号①	× × × × × × △
公費負担者番号②		公費負担医療の受給者番号②	

区分　精神　結核　療養		特記事項
氏名	1男 2女 1明 2大 3昭 4平 5令 ・ ・ 生	30 区オ
職務上の事由	1職務上 2下船後3月以内 3通勤災害	

保険医療機関の所在地及び名称

低所得者Ⅱ・入院

提出先：国保連合会

請求点数45,000点　30日間入院の場合

医療保険 450,000円
- 9割　405,000円　後期高齢者支払
- 1割　45,000円
  - 45,000－24,600＝20,400円　後期高齢者支払（現物給付）
  - 24,600円限度　公費支払

食事療養 59,520円
- 59,520－19,530＝39,990円　後期高齢者支払
- 210円×93回＝19,530円　患者負担

後期高齢者支払額　465,390円（405,000＋20,400＋39,990）
公費支払額　24,600円
窓口患者負担金　19,530円　…食事のみ

低所得者Ⅱ

70歳以上は記載
医療費の１割、ただし限度額まで

※高額療養費 円			※公費負担点数 点	
97 食事・生活	基準Ⅰ	640 円× 93 回	※公費負担点数 点	
	特別	円× 回	基準(生) 円× 回	
	食堂	円× 日	特別(生) 円× 回	
	環境	円× 日	減・免・猶・Ⅰ・(Ⅱ)・3月超	

療養の給付		請求 点	※決定 点	負担金額 円	食事・生活療養		回	請求 円	※決定 円	(標準負担額) 円
	保険	45,000		24,600 減額 割(円)免除・支払猶予		保険	93	59,520		19,530
	公費①	点	※ 点	円		公費①	0	0	※ 円	0
	公費②	点	※ 点	円		公費②	回	円	※ 円	円

後期高齢者(39)＋(障)80137XX△

診療報酬明細書
(医科入院外)

令和　年　月分

都道府県番号	医療機関コード
	80−8

1 医科	1社・国	③後期	1 単独	2 本外	⑧高外−
	2公 費	4退職	②2併	4 六外	0 高外7
			3 3併	6 家外	

保険者番号	3	9	×	×	×	×	×	×	給付割合	10 9 8 7 ( )

公費負担者番号①	8	0	1	3	7	×	×	△
公費負担医療の受給者番号①	×	×	×	×	×	×	△	
公費負担者番号②								
公費負担医療の受給者番号②								

被保険者証・被保険者手帳等の記号・番号	(枝番)

氏名	1男 2女 1明 2大 3昭 4平 5令 ・ ・ 生	特記事項
		30 区オ
職務上の事由	1職務上 2下船後3月以内 3通勤災害	

保険医療機関の所在地及び名称
低所得Ⅰ・外来
提出先：国保連合会

請求点数1,323点の場合

(1日目) 497点	4,970円 {9割 4,473円 後期高齢者支払 / 1割 497円 公費支払}
(2日目) 395点	3,950円 {9割 3,555円 後期高齢者支払 / 1割 395円 公費支払}
(3日目) 431点	4,310円 {9割 3,879円 後期高齢者支払 / 1割 431円 公費支払}

後期高齢者支払額　11,907円　(4,473＋3,555＋3,879)
公費支払額　1,323円　(497＋395＋431)
窓口患者負担金　0円

療養の給付		請求 点	※決定 点	一部負担金額 円	
	保険	1,323		減額 割(円)免除・支払猶予	
	公費①	点	※ 点	円 0	低所得Ⅰ
	公費②	点	※ 点	円	※高額療養費 円 / ※公費負担点数 点 / ※公費負担点数 点

㊔ひとり親家庭等医療費助成制度（81）……一般（住民税課税者）

（表1）

㊔医　療　証	㊀部 ㊅
住　所	〒
氏　名	
有効期間	令和　　年　　月　　日から 令和　　年　　月　　日まで
次の受給者は、東京都○○区（市町村）ひとり親家庭の医療費の助成に関する条例により医療費の一部を○○区（市町村）が助成するものであることを証明する。 東京都○○区（市町村）長 ○○○○　印	
交付年月日	令和　　年　　月　　日

（表2）

受給者番号・氏名						備考		
負担者番号	8	1	1	3	6			
受給者番号								
負担者番号	8	1	1	3	6			
受給者番号								
負担者番号	8	1	1	3	6			
受給者番号								

(親)ひとり親家庭等医療費助成制度(81)　<一般>

81136XXΔ

〔(80)(障)80136XXΔと同じ取扱です〕

受給資格の確認		被保険者証＋(親)医療証(一部)(食)
対象者		下記により(親)医療証の交付を受けている者 ・児童を監護しているひとり親家庭等の父又は母 ・両親のいない児童を養育している養育者 ・ひとり親家庭等の児童又は養育者に養育されている児童で18歳に達した年度末日(障害がある場合は20歳未満)までの者 ※所得制限あり
公費負担	入院	入院窓口徴収額を控除した額を助成
	外来	外来窓口徴収額を控除した額を助成
窓口徴収	入院	1割(57,600円限度、多数回該当※44,400円)及び標準負担額
	外来	1割(18,000円限度、年間上限144,000円)
保険請求の方法		・社保と(81)併用レセプト ─→ 支払基金 ・国保と(81)併用レセプト ─→ 国保連合会

※高額療養費の支給対象となった回数が対象となる療養を受けた月以前の12か月間に３回以上ある場合の４月目以降

㊊ひとり親家庭等医療費助成制度（81）
……低所得者（住民税非課税者）

（表1）

㊊ 医　療　証 ㊖	
住　所	〒
氏　名	
有効期間	令和　　年　　月　　日から 令和　　年　　月　　日まで
次の受給者は、東京都○○区（市町村）ひとり親家庭の医療費の助成に関する条例により医療費の一部を○○区（市町村）が助成するものであることを証明する。 東京都○○区（市町村）長 ○○○○　印	
交付年月日	令和　　年　　月　　日

（表2）

受給者番号・氏名								備　考
負担者番号	8	1	1	3	7			
受給者番号								
負担者番号	8	1	1	3	7			
受給者番号								
負担者番号	8	1	1	3	7			
受給者番号								

(親)ひとり親家庭等医療費助成制度(81)

〔(80)(障)80137XX△と同じ取扱です〕

<低所得者>
81137XX△

受給資格の確認		被保険者証＋(親)医療証(食)
対象者		下記により(親)医療証の交付を受けている者 ・ひとり親家庭等の父又は母 ・両親のいない児童を養育している養育者 ・ひとり親家庭の児童又は養育者に養育されている児童で18歳に達した年度末日(障害がある場合は20歳未満)までの者 ※所得制限あり
公費負担	入院	標準負担額を控除した残りの部分助成
	外来	医療保険給付の残りの部分助成
窓口徴収	入院	標準負担額のみ自己負担
	外来	なし
保険請求の方法		・社保と(81)併用レセプト ──► 支払基金 ・国保と(81)併用レセプト ──► 国保連合会

㊥都 被爆者の子の医療費助成制度（82）　82134008

（被爆者二世）

受給資格の確認		被保険者証＋㊥都医療券（疾病名記載）
対象者		健康診断受診票を所持している被爆者の実子であり、6ヶ月以上の医療を必要とする者で医療券の交付を受けた者
公費負担	入院	標準負担額を控除した残りの部分助成
	外来	医療保険給付の残りの部分助成
窓口徴収	入院	標準負担額のみ自己負担
	外来	なし
保険請求の方法		・社保と(82)併用レセプト ──► 支払基金 ・国保と(82)併用レセプト ──► 国保連合会

(都)小児精神障害者入院医療費助成制度（82）

(都) 医　療　券

（食事標準負担額のみ本人負担）

負担者番号		8	2	1	3	4	0	0	8
受給者番号									
対象者	住　所								
	氏　名								
	生年月日								
病名									
有効期間									
助成内容		上記認定疾病について医療保険各法を適用し、入院時の食事標準負担額を除いた自己負担相当額全額							
認定条件									

上記のとおり決定します。

東　京　都　知　事　　　　㊞

(都)小児精神障害者入院医療費助成制度（82）　82134008

受給資格の確認		被保険者証＋(都)医療券（疾病名記載）
対象者		満18歳未満の者で、現に精神障害で入院医療を要する疾病及び精神障害に付随する軽易な傷病で精神科病院又は精神科病棟に入院している者 ［ただし満18歳に達した時点で引続き医療を受ける場合は満20歳未満とする］
公費負担	入院	標準負担額を控除した残りの部分助成
	外来	――
窓口徴収	入院	標準負担額のみ自己負担
	外来	――
保険請求の方法		・社保と(82)併用レセプト→支払基金 ・国保と(82)併用レセプト→国保連合会

主保険＋㊓82134008

診療報酬明細書
（医科入院）

令和　年　月分　都道府県番号　医療機関コード　82－1

1 医科	①社・国 2公費	3後期 4退職	1単独 ②2併 3 3併	1本入 3六入 ⑤家入	7高入一 9高入7

保険者番号	・	・	⊙	⊙	⊙	⊙	⊙	⊙	給付割合 10 9 8 7（ ）

公費負担者番号①	8	2	1	3	4	0	0	8	
公費負担医療の受給者番号①	×	×	×	×	×	×	△		
公費負担者番号②									
公費負担医療の受給者番号②									

被保険者証・被保険者手帳等の記号・番号　（枝番）

区分	精神　結核　療養	特記事項
氏名	1男 2女 1明 2大 3昭 4平 5令 ・ ・ 生	28 区ウ
職務上の事由	1職務上 2下船後3月以内 3通勤災害	

保険医療機関の所在地及び名称　入院

提出先：支払基金又は国保連合会

請求点数43,000点　28日間入院の場合

医療保険 430,000円
- 7割　301,000円　主保険支払
- 3割　129,000円
  - 129,000－81,730＝47,270円　主保険支払（現物給付）
  - 80,100＋（430,000－267,000）×1％＝81,730円　公費支払

食事療養 53,760円
- 53,760－38,640＝15,120円　主保険支払
- 460円×84回＝38,640円　患者負担

主保険支払額	363,390円	（301,000＋47,270＋15,120）
公費支払額	81,730円	
窓口患者負担金	38,640円	

※高額療養費　円			※公費負担点数　点
97 食事・生活	基準Ⅰ	640円× 84回	※公費負担点数　点
	特別	円×　回	基準（生）　円×　回
	食堂	円×　日	特別（生）　円×　回
	環境	円×　日	減・免・猶・Ⅰ・Ⅱ・3月超

療養の給付	請求　点	※決定　点	負担金額　円
保険	43,000		81,730（減額　割（円）免除・支払猶予）
公費①	点	※　点	円
公費②	点	※　点	円

食事・生活療養	回	請求　円	※決定　円	（標準負担額）円
保険	84	53,760		38,640
公費①	0	0	※	0
公費②	回	円	※　円	円

(都)大気汚染医療費助成制度（82）

……本人負担無

(都)医療券

（食事療養・生活療養標準負担額のみ本人負担）

負担者番号		8	2	1	3	7			
受給者番号									╳

対象者	住所	（郵便番号　　－　　）
	氏名	
	生年月日	年　　月　　日生　性別
疾病名		
有効期限		令和　　年　　月　　日から 令和　　年　　月　　日まで
助成内容		上記認定疾病について、医療保険各法を適用し、その自己負担額（入院時の食事療養・生活療養標準負担額を除く。）

上記のとおり決定します。

令和　　年　　月　　日

東　京　都　　　　　　　　　　印

(都)大気汚染医療費助成制度（82）

<本人負担無>
82137001
82137555

受給資格の確認	被保険者証＋(都)医療券（疾病名記載）	
対象者	以下の１～５まで全てを満たしている者 1.18歳未満の方 2.以下のいずれかに罹患している方 気管支喘息、慢性気管支炎、喘息性気管支炎、肺気腫及びそれらの続発症 3.都内に引き続き１年（３歳未満は６か月）以上住所を有する 4.健康保険等に加入している 5.喫煙してしない	
公費負担	入院	標準負担額を控除した残りの部分助成
	外来	医療保険給付の残りの部分助成
窓口徴収	入院	標準負担額のみ自己負担
	外来	なし
保険請求の方法	・社保と(82)併用レセプト→支払基金 ・国保と(82)併用レセプト→国保連合会	

主保険＋㊞都82137001

診療報酬明細書
（医科入院外）

令和　年　月分

都道府県番号　医療機関コード　82−2

1 医科	①社・国	3後期	1 単独	2 本外	8 高外−
	2公 費	4退職	②2 併	4 六外	0 高外7
			3 3 併	⑥家外	

保険者番号　・　・　⊙⊙⊙⊙⊙⊙　給付割合　10 9 8 7（ ）

公費負担者番号①	8 2 1 3 7 0 0 1	公費負担医療の受給者番号①	××××××△
公費負担者番号②		公費負担医療の受給者番号②	

被保険者証・被保険者手帳等の記号・番号　（枝番）

氏名
1男　2女　1明　2大　3昭　4平　5令　・　・　生

職務上の事由　1 職務上　2 下船後3月以内　3 通勤災害

特記事項

保険医療機関の所在地及び名称　外来

提出先：支払基金又は国保連合会

請求点数1,323点（内公費対象分470点）の場合

13,230円	公費対象外 8,530円	7割	5,971円	主保険支払
		3割	2,559円	患者負担→2,560円
	公費対象分 4,700円	7割	3,290円	主保険支払
		3割	1,410円	公費支払

主保険支払額　9,261円（5,971＋3,290）
公費支払額　1,410円
窓口患者負担金　2,559円→2,560円

療養の給付	請求　点	※決定　点	一部負担金額　円		
保険	1,323		減額　割（円）免除・支払猶予		
公費①	点 470	※　点	円		
公費②	点	※　点	円	※高額療養費　円	※公費負担点数　点 / ※公費負担点数　点

(都)大気汚染医療費助成制度（82）

……本人負担有

(都) 医　療　券

（本人負担あり）

負担者番号	8 2 1 3 7		
受給者番号			
対象者	住所	（郵便番号　　－　　）	
	氏名		
	生年月日	年　　月　　日生	性別
疾病名			
有効期限	令和　　年　　月　　日から 令和　　年　　月　　日まで		
月額自己負担限度額	6,000円		
助成内容	上記認定疾病について、医療保険各法を適用し、その自己負担額（入院時の食事療養・生活療養標準負担額を除く。）のうち、月額6,000円を超える額		

上記のとおり決定します。

令和　　年　　月　　日

東　京　都　　　　　印

(都)大気汚染医療費助成制度（82）

＜本人負担有＞
82137530
82137670

<table>
<tr><td>受給資格
の
確認</td><td colspan="2">被保険者証＋(都)医療券（疾病名記載）</td></tr>
<tr><td>対象者</td><td colspan="2">認定患者のうち、生年月日が平成９年４月１日以前の方
気管支喘息、及び続発症</td></tr>
<tr><td rowspan="2">公費負担</td><td>入院</td><td rowspan="2">自己負担限度額(6,000円)を超える部分を助成</td></tr>
<tr><td>外来</td></tr>
<tr><td rowspan="2">窓口徴収</td><td>入院</td><td rowspan="2">月額6,000円
（自己負担額のうち、月額6,000円まで）
※入院時食事・生活療養標準負担額</td></tr>
<tr><td>外来</td></tr>
<tr><td>保険請求
の
方法</td><td colspan="2">・社保と(82)併用レセプト ―→ 支払基金
・国保と(82)併用レセプト ―→ 国保連合会</td></tr>
</table>

主保険＋(都)82137530

診療報酬明細書
(医科入院外)

令和　年　月分　都道府県番号　医療機関コード　82−3

1 医科	①社・国	3後期	1単独	2本外	8高外−
	2公費	4退職	②2併	4六外	0高外7
			3 3併	⑥家外	

保険者番号	
給付割合	10 9 8 7 ( )
公費負担者番号①	8 2 1 3 7 5 3 0
公費負担医療の受給者番号①	×××××× △
公費負担者番号②	
公費負担医療の受給者番号②	
被保険者証・被保険者手帳等の記号・番号	(枝番)

氏名	1男 2女 1明 2大 3昭 4平 5令 ・ ・ 生
特記事項	
職務上の事由	1職務上 2下船後3月以内 3通勤災害
保険医療機関の所在地及び名称	外来 提出先：支払基金又は国保連合会

請求点数2,157点の場合

21,570円
- 7割　15,099円　主保険支払
- 3割　6,471円
  - 471円　公費支払
  - 6,000円　患者負担

主保険支払額　15,099円
公費支払額　471円
窓口患者負担金　6,000円

療養の給付	請求 点	※決定 点	一部負担金額 円
保険	2,157		減額 割(円)免除・支払猶予
公費①	2,157		6,000
公費②			

※高額療養費 円	※公費負担点数 点	※公費負担点数 点

公費

（表　紙）

自己負担限度額管理票（東京都大気汚染医療費助成用）

受給者氏名		受給者番号	

（受給者の方へ）

①この自己負担限度額管理票は医療機関等（病院、診療所、保険薬局をいいます。以下同じ。）で支払った自己負担額を管理するための大切な書類です。

②医療券をご覧になり受給者氏名、受給者番号、4ページ以降の当該月（○年○月診療分）をお書きください。

③医療機関等で認定された病気について治療等を受けるときは、必ずこの自己負担限度額管理票と医療券を合わせて提示してください。

④もし、この自己負担限度額管理票の用紙が足りなくなった場合や紛失してしまった場合は、医療費助成の申請をした区市町村窓口に用意されていますので、お受け取りください。

（医療機関の方へ）この自己負担限度額管理票への記載は、2ページから3ページのとおりお願いいたします。 1

（説明頁）

（医療機関の方へ）※右ページの記入例も合わせてご確認ください。

①この自己負担限度額管理票（以下、「管理票」という。）は、患者さんが認定された疾病について治療等の会計を行う際に、各医療機関の窓口で確認印を押していただくことにより、1か月あたりの患者自己負担額の限度額管理を行うためのものです。**毎回、必ず確認をお願いいいたします。**

②毎回、B欄（日付、医療機関名、自己負担額、自己負担累計額、自己負担額徴収額）に記入及び押印をしてください。医療機関名欄はできるだけゴム印を使用し、自己負担額徴収印欄には必ず会計担当者印等を押印してください。

③その回の支払いで自己負担額累計額が月額自己負担限度額に達した場合には、自己負担額はその限度額までの額とし、B欄とともにA欄（日付、医療機関名、確認印）にも記入及び押印をお願いします。**これ以降については、医療機関での管理票の記入が不要となり、当該月における患者本人の自己負担はありません。**

④万が一、患者さんが管理票を持参されなかった場合は、後日まとめて記載してください。

2 ⑤当月分の記入欄がなくなりましたら、翌月分の記入欄をお使いください。

（記入頁）

年　　月診療分　　　月額自己負担限度額　6,000円

A欄 下記のとおり月額自己負担限度額に達しました。

	日　付	医療機関名	確認印
確認欄	月　日		

B欄 下記のとおり月額自己負担額を徴収しました。

日　付	医療機関名	自己負担額	月額自己負担額累計額	自己負担額徴収印
月　日				
月　日				
月　日				

4

人工透析を必要とする腎不全

……(都)特殊医療（82）

(都)　医　療　券

（食事療養・生活療養標準負担額のみ本人負担）

負担者番号	8	2	1	3	×	×	×	×
受給者番号								╳
対象者　住所								
対象者　氏名								
対象者　生年月日								
病名								
有効期間								
助成内容	上記認定疾病について医療保険各法等を適用し、入院時の食事療養・生活療養標準負担額を除いた自己負担相当額全額。ただし、1医療機関等につき1万円を限度とする（入院・外来別）。							
認定条件								

上記のとおり決定します。

東　京　都　知　事　　　　　　　　　　印

人工透析を必要とする腎不全

……(都)特殊医療(82)　82138009

受給資格の確認		被保険者証＋(都)医療券＋特定疾病療養受療証 (疾病名記載) (食事療養・生活療養標準負担額のみ本人負担)
対象者		人工透析を必要とする腎不全患者
公費負担	入院	特定疾病療養受療証を適用後の10,000円までを助成
	外来	
窓口徴収	入院	入院時食事・生活療養標準負担額
	外来	
保険請求の方法		・社保と(82)併用レセプト ──→ 支払基金 ・国保と(82)併用レセプト ──→ 国保連合会

主保険＋㊕都 82138009

診療報酬明細書
（医科入院）

令和　年　月分　　都道府県番号　医療機関コード　82−4

1 医科	①社・国	3後期	1 単独	①本入	7 高入−
	2公 費	4退職	②2 併	3 六入	9 高入7
			3 3 併	5 家入	

保険者番号		給付割合	10 9 8 7（ ）

公費負担者番号①	8 2 1 3 8 0 0 9	公費負担医療の受給者番号①	× × × × × × △
公費負担者番号②		公費負担医療の受給者番号②	

被保険者証・被保険者手帳等の記号・番号	（枝番）

区分	精神　結核　療養	特記事項
氏名	1男 2女 1明 2大 3昭 4平 5令 ・ ・ 生	02 長
職務上の事由	1職務上 2下船後3月以内 3通勤災害	

保険医療機関の所在地及び名称

人工透析（高額長期疾病）
一般・入院

提出先：支払基金又は国保連合会

請求点数68,800点　30日間入院の場合

医療保険 688,000円
- 7割　481,600円　主保険支払
- 3割　206,400円
  - 206,400−10,000=196,400円 主保険支払（現物給付）
  - 10,000円限度　公費支払

食事療養 57,600円
- 57,600−41,400=16,200円　主保険支払
- 460円×90回=41,400円　患者負担

主保険支払額　694,200円（481,600＋196,400＋16,200）
公費支払額　10,000円
窓口患者負担金　41,400円

※高額療養費　円		※公費負担点数　点
97 食事・生活	基準Ⅰ 640 円× 90 回	※公費負担点数　点
	特別　円×　回	基準（生）　円×　回
	食堂　円×　日	特別（生）　円×　回
	環境　円×　日	減・免・猶・Ⅰ・Ⅱ・3月超

療養の給付	請求 点	※決定 点	負担金額 円
保険	68,800		減額 割（円）免除・支払猶予
公費①			
公費②			

食事・生活療養	回	請求 円	※決定 円	（標準負担額） 円
保険	90	57,600		41,400
公費①	0	0		0
公費②				

主保険＋㊕ 82138009

診療報酬明細書
（医科入院外）

令和　年　月分

都道府県番号　医療機関コード　82−5

1 医科	①社・国	3後期	1 単独	②本外	8 高外−
	2公 費	4退職	②2 併	4 六外	0 高外7
			3 3 併	6 家外	

−									−							
公費負担者番号①	8	2	1	3	8	0	0	9	公費負担医療の受給者番号①	×	×	×	×	×	×	△
公費負担者番号②									公費負担医療の受給者番号②							

保険者番号	・	・	⊙	⊙	⊙	⊙	⊙	⊙	給付割合	10 9 8 7（ ）

被保険者証・被保険者手帳等の記号・番号	（枝番）

氏名	1男 2女 1明 2大 3昭 4平 5令 ・ ・ 生	特記事項
		16 長2
職務上の事由	1職務上 2下船後3月以内 3通勤災害	

保険医療機関の所在地及び名称

人工透析（高額長期疾病）
上位所得者・外来

提出先：支払基金又は国保連合会

請求点数124,700点の場合

1,247,000円
- 7割　872,900円　主保険支払
- 3割　374,100円
  - 374,100−20,000＝354,100円　主保険支払（現物給付）
  - 20,000円
    - 10,000円　公費支払
    - 10,000円　患者負担

主保険支払額　1,227,000円（872,900＋354,100）
公費支払額　10,000円
窓口患者負担金　10,000円

療養の給付		請求 点	※決定 点	一部負担金額 円			
	保険	124,700		減額 割（円）免除・支払猶予			
	公費①	点	※ 点	円 10,000			
	公費②	点	※ 点	円	※高額療養費 円	※公費負担点数 点	※公費負担点数 点

（都）医　療　券

（本人負担有り）

負担者番号		8	3	1	3	×	×	×	×
受給者番号									╳
対象者	住　所								
	氏　名								
	生年月日								
病名									
保険者番号					適用区分				
有効期間									
自己負担上限月額							円		
指定医療機関									

上記のとおり、認定する。

東　京　都　知　事　　　　印

難病医療費助成制度

……(都)難病医療 (83)

83136010
都疾病

受給資格の確認		被保険者証＋ (都)医療券（疾病名記載）
対象者		いわゆる難病のうち東京都が単独に指定する疾病で医療券の交付を受けた者 （指定医療機関）
公費負担	入院	入院窓口徴収額を控除した額を助成
	外来	外来窓口徴収額を控除した額を助成
窓口徴収	入院 外来	2割 ただし 別表 による自己負担上限月額まで （「自己負担上限額管理表」にて、患者ごとに受診した全指定医療機関、薬局等の合計による。）
保険請求の方法		・社保と(83)併用レセプト ─→ 支払基金 ・国保と(83)併用レセプト ─→ 国保連合会

主保険＋㊓83136010

診療報酬明細書
（医科入院外）

令和　年　月分　都道府県番号　医療機関コード　83－1

1 医科	①社・国　2公費	3後期　4退職	1 単独　②2併　3 3併	2 本外　4 六外　6 家外	⑧高外一　0 高外7

保険者番号		給付割合	10 9 8 7 （ ）

被保険者証・被保険者手帳等の記号・番号	（枝番）

公費負担者番号①	8	3	1	3	6	0	1	0	公費負担医療の受給者番号①	×	×	×	×	×	×	△
公費負担者番号②									公費負担医療の受給者番号②							

氏名	1男　2女　1明　2大　3昭　4平　5令　・　・　生	特記事項 29 区エ
職務上の事由	1職務上　2下船後3月以内　3通勤災害	

保険医療機関の所在地及び名称　一般・外来

提出先：支払基金又は国保連合会

請求点数　2,000点
10,000円　負担上限月額　}の場合

20,000円 { 8割　16,000円　主保険支払
　　　　　 2割　　4,000円　患者負担

主保険支払額　16,000円
公費支払額　　　　0円
窓口患者負担金　4,000円

療養の給付		請求 点	※ 決定 点	一部負担金額 円			
	保険	2,000		減額　割（円）免除・支払猶予			
	公費①	点	※ 点	4,000 円　1割			
	公費②	点	※ 点	円	※ 高額療養費 円	※公費負担点数 点	※公費負担点数 点

主保険＋(都)83136010

診療報酬明細書
（医科入院外）

令和　年　月分

都道府県番号	医療機関コード
	83−2

1 医科	①社・国	3後期	1 単独	②本外	8 高外一
	2公 費	4退職	② 2 併	4 六外	0 高外7
			3 3 併	6 家外	

公費負担者番号①	8	3	1	3	6	0	1	0	公費負担医療の受給者番号①	×	×	×	×	×	×	△
公費負担者番号②									公費負担医療の受給者番号②							

保険者番号		給付割合	10 9 8 7 ( )

被保険者証・被保険者手帳等の記号・番号	（枝番）

氏名	1男 2女 1明 2大 3昭 4平 5令 ・ ・ 生	特記事項
職務上の事由	1職務上 2下船後3月以内 3通勤災害	28 区ウ

保険医療機関の所在地及び名称　外来

提出先：支払基金又は国保連合会

請求点数　2,003点
10,000円　負担上限月額　}の場合

20,030円
- 7割　14,021円　主保険支払
- 3割　6,009円
  - 2,003円　公費支払
  - 2割　4,006円　患者負担

主保険支払額　14,021円
公費支払額　2,003円
窓口患者負担金　4,006円→4,010円

1円単位で記載

療養の給付	請求 点	※決定 点	一部負担金額 円			
保険	2,003		減額 割（円）免除・支払猶予			
公費①	点	※ 点	4,006 円			
公費②	点	※ 点	円	※高額療養費 円	※公費負担点数 点	※公費負担点数 点

別表

(83) 難病医療費助成（都疾病）の自己負担上限月額

（単位:円）

階層区分	患者負担割合：2割 自己負担上限額(外来＋入院＋薬代＋訪問看護費)		
	83136010		
	一般	高額かつ長期 ※	人工呼吸器 等装着者
低所得Ⅰ	2,500	2,500	1,000
低所得Ⅱ	5,000	5,000	
一般所得Ⅰ	10,000	5,000	
一般所得Ⅱ	20,000	10,000	
上位所得	30,000	20,000	
入院時の食事	全額自己負担		

・入院・外来あわせた自己負担上限額
・入院時の食事療養に係る自己負担額は、自己負担上限額を管理する際の累積には含まれない。

※　高額な医療が長期的に継続する者（医療費総額が5万円/月（例えば医療保険2割負担の場合、医療費の自己負担が1万円/月）を超える月が年間6回以上ある場合）

(都)妊娠高血圧症候群等医療費助成制度（87）

(都)　医　療　券

負担者番号	8	7	1	3	6	0	0	8
受給者番号								

対象者	住　所	
	氏　名	
	生年月日	年　月　日生
病名		
有効期間	令和　年　月　日から 令和　年　月　日まで	
助成内容	上記認定疾病について各種保険を適用し、入院時の食事標準負担額を除いた自己負担相当額全額	
認定条件		

上記のとおり決定します。

令和　年　月　日

東　京　都　知　事　印

(都)妊娠高血圧症候群等医療費助成制度(87)　87136008

受給資格の確認		被保険者証＋(都)医療券（疾病名記載）
対象者		・母体又は胎児保護の為、妊娠により次の病気で入院治療を受ける必要があり、(1)又は(2)の要件を満たす者 (1) 前年の総所得税額が所定金額以下の世帯に属する者 (2) (1)以外の者で入院見込み期間26日以上の者 ［妊娠高血圧症候群及びその関連疾患／糖尿病／貧血／産科出血、心疾患］及びその続発症が対象
公費負担	入院	標準負担額を控除した残りの部分助成
	外来	—
窓口徴収	入院	標準負担額のみ自己負担
	外来	—
保険請求の方法		・社保と(87)併用レセプト ──► 支払基金 ・国保と(87)併用レセプト ──► 国保連合会

主保険＋㊣都87136008

診療報酬明細書
（医科入院）

令和　年　月分　都道府県番号　医療機関コード　87－1

1 医科	①社・国　2公 費	3後期　4退職	1 単独　②2併　3 3併	1 本入　3 六入　⑤家入	7 高入一　9 高入7

保険者番号	・ ・ ⊙ ⊙ ⊙ ⊙ ⊙ ⊙	給付割合	10 9 8 7（ ）

公費負担者番号①	8 7 1 3 6 0 0 8	公費負担医療の受給者番号①	××××××△
公費負担者番号②		公費負担医療の受給者番号②	

被保険者証・被保険者手帳等の記号・番号　（枝番）

区分　精神　結核　療養

氏名　1男　2女　1明　2大　3昭　4平　5令　・　・　生

職務上の事由　1職務上　2下船後3月以内　3通勤災害

特記事項　28　区ウ

保険医療機関の所在地及び名称　入院

提出先：支払基金又は国保連合会

請求点数43,000点　28日間入院の場合

医療保険 430,000円
- 7割 301,000円　主保険支払
- 3割 129,000円
  - 129,000－81,730＝47,270円　主保険支払（現物給付）
  - 80,100＋（430,000－267,000）×1%＝81,730円　公費支払

食事療養 53,760円
- 53,760－38,640＝15,120円　主保険支払
- 460円×84回＝38,640円　患者負担

主保険支払額	363,390円	（301,000+47,270+15,120）
公費支払額	81,730円	
窓口患者負担金	38,640円	…食事のみ

※高額療養費　円		※公費負担点数　点
97 食事・生活	基準Ⅰ　640円×84回	※公費負担点数　点
	特別　円×　回	基準(生)　円×　回
	食堂　円×　日	特別(生)　円×　回
	環境　円×　日	減・免・猶・Ⅰ・Ⅱ・3月超

療養の給付		請求 点	※決定 点	負担金額 円	食事・生活療養		回	請求 円	※決定 円	(標準負担額) 円
	保険	43,000		81,730（減額　割(円)免除・支払猶予）		保険	84	53,760		38,640
	公費①					公費①	0	0		0
	公費②					公費②				

<table>
<tr><td colspan="3">(乳)　医　療　証</td></tr>
<tr><td colspan="2">負担者番号</td><td>8 8 1 3</td></tr>
<tr><td colspan="2">受給者番号</td><td></td></tr>
<tr><td rowspan="2">乳幼児</td><td>氏　名</td><td>男・女</td></tr>
<tr><td>生年月日</td><td>年　月　日生</td></tr>
<tr><td rowspan="2">保護者</td><td>住　所</td><td>〒</td></tr>
<tr><td>氏　名</td><td></td></tr>
<tr><td colspan="2">有効期間</td><td>令和　年　月　日から
令和　年　月　日まで</td></tr>
<tr><td colspan="3">上記の者は、東京都〇〇区（市町村）乳幼児医療費の助成に関する条例により医療費の一部を〇〇区（市町村）が助成するものであることを証明する。
東京都〇〇区（市町村）長
〇　〇　〇　〇　印</td></tr>
<tr><td colspan="2">交付年月日</td><td>令和　年　月　日</td></tr>
</table>

(乳) 乳幼児医療費助成制度（88）

<一般・低所得者区別なし>

東京都　88138XX△

区市町村単独事業　88132XX△

受給資格の確認		被保険者証＋(乳)医療証
対象者		・６歳に達する日以後の最初の3月31日までの間にある乳幼児 （小学校入学前までの乳幼児が対象） ※所得制限あり （東京都基準以外に区市町村単独事業として各区市町村の基準がある）
公費負担	入院	標準負担額を控除した残りの部分助成
	外来	保険給付の残りの部分助成
窓口徴収	入院	標準負担額のみ自己負担
	外来	なし
保険請求の方法		・社保と(88)併用レセプト ──► 支払基金 ・国保と(88)併用レセプト ──► 国保連合会

主保険＋㊒88

診療報酬明細書
（医科入院外）

令和　年　月分　都道府県番号　医療機関コード　88－1

1 医科	①社・国 2公 費	3後期 4退職	1 単独 ②2 併 3 3 併	2 本外 ④六外 6 家外	8 高外一 0 高外7

－								－							
公費負担者番号①	8	8	1	3	×	×	×	△	公費負担医療の受給者番号①	×	×	×	×	×	×	△
公費負担者番号②									公費負担医療の受給者番号②							

保険者番号	・	・	⊙	⊙	⊙	⊙	⊙	⊙	給付割合	10 9 8 7 （ ）

被保険者証・被保険者手帳等の記号・番号	（枝番）

氏名	特記事項
1男 2女 1明 2大 3昭 4平 5令 ・ ・ 生	
職務上の事由　1職務上　2下船後3月以内　3通勤災害	

保険医療機関の所在地及び名称

一般・低所得者の区別なし
外来

提出先：支払基金又は国保連合会

請求点数1,323点の場合

13,230円 ｛ 8 割　10,584円　主保険支払
　　　　　　 2 割　2,646円　公費支払

主保険支払額　10,584円
公費支払額　2,646円
窓口患者負担金　0円

療養の給付	請求 点	※ 決定 点	一部負担金額 円			
保険	1,323		減額 割（円）免除・支払猶予			
公費①	点	※ 点	円			
公費②	点	※ 点	円	※ 高額療養費 円	※公費負担点数 点	※公費負担点数 点

主保険＋㉙88

診療報酬明細書
（医科入院）

令和　年　月分　都道府県番号　医療機関コード　88－2

1 医科	①社・国　2公費	3後期　4退職	1単独　②2併　3 3併	1本入　③六入　5家入	7高入一　9高入7

保険者番号　・　・　⊙⊙⊙⊙⊙⊙　給付割合　10　9　8　7（　）

公費負担者番号①	8	8	1	3	×	×	×	△	公費負担医療の受給者番号①	×	×	×	×	×	×	△
公費負担者番号②									公費負担医療の受給者番号②							

被保険者証・被保険者手帳等の記号・番号　（枝番）

区分　精神　結核　療養

氏名

1男　2女　1明　2大　3昭　4平　5令　・　・　生

職務上の事由　1職務上　2下船後3月以内　3通勤災害

特記事項　28　区ウ

保険医療機関の所在地及び名称

一般・低所得者の区別なし
入院

提出先：支払基金又は国保連合会

請求点数45,000点　30日間入院の場合

医療保険 450,000円
- 8割 360,000円　主保険支払
- 2割 90,000円
  - 90,000－81,930＝8,070円　主保険支払（現物給付）
  - 80,100＋（450,000－267,000）×1％＝81,930円　公費支払

食事療養 57,600円
- 57,600－41,400＝16,200円　主保険支払
- 460円×90回＝41,400円　患者負担

主保険支払額　384,270円（360,000＋8,070＋16,200）
公費支払額　81,930円
窓口患者負担金　41,400円

※高額療養費　円	※公費負担点数　点	
97 食事・生活	基準Ⅰ　640円×　90回	※公費負担点数　点
	特別　円×　回	基準（生）　円×　回
	食堂　円×　日	特別（生）　円×　回
	環境　円×　日	減・免・猶・Ⅰ・Ⅱ・3月超

療養の給付	請求　点	※決定　点	負担金額　円	食事・生活療養	回	請求　円	※決定　円	（標準負担額）　円
保険	45,000		81,930 減額　割（円）免除・支払猶予	保険	90	57,600		41,400
公費①				公費①	0	0		0
公費②				公費②				

(子)義務教育就学児医療費助成制度 (88)

……本人負担有

(子) 医 療 証			通院負担有（200円）
負担者番号		8 8 1 3	
受給者番号			
児童	氏名		男・女
	生年月日	年 月 日生	
保護者	住所	〒	
	氏名		
有効期間		令和 年 月 日から 令和 年 月 日まで	
交付年月日		令和 年 月 日	

(子) 義務教育就学児医療費助成制度（88）〈本人負担有〉

88131XX△
88134XX△

受給資格の確認		被保険者証＋(子)医療証
対象者		小学校１年生から中学校３年生までの義務教育就学期にある児童 （６歳に達する日の翌日以後の最初の４月１日から15歳に達する日以後の最初の３月31日までの間にある者） ※市区町村によって所得制限あり
公費負担	入院	標準負担額を控除した残りの部分助成
	外来	外来窓口徴収額を控除した額を助成
窓口徴収	入院	標準負担額のみ自己負担
	外来	1日につき200円限度 ※医療保険の自己負担額が200円未満の場合は、その満たない額を負担 ※院内処方の場合、薬代は一部負担金（200円）に含まない
保険請求の方法		・社保と（88）併用レセプト ──→ 支払基金 ・国保と（88）併用レセプト ──→ 国保連合会

主保険＋㋙88

診療報酬明細書（医科入院）　令和　年　月分　都道府県番号　医療機関コード　88－3

1 医科	①社・国 2公 費	3後期 4退職	1 単独 ②2併 3 3併	1 本入 3 六入 ⑤家入	7 高入一 9 高入7

保険者番号	・	・	⊙	⊙	⊙	⊙	⊙	⊙	給付割合 10 9 8 7（ ）

公費負担者番号①	8	8	1	3	1	×	×	△	公費負担医療の受給者番号①	×	×	×	×	×	×	△
公費負担者番号②									公費負担医療の受給者番号②							

被保険者証・被保険者手帳等の記号・番号　（枝番）

区分　精神　結核　療養	特記事項
氏名　1男 2女 1明 2大 3昭 4平 5令 ・ ・ 生	28 区ウ
職務上の事由　1職務上 2下船後3月以内 3通勤災害	

保険医療機関の所在地及び名称　一般・入院

提出先：支払基金又は国保連合会

請求点数45,000点　30日間入院の場合

医療保険 450,000円
- 7割 315,000円　主保険支払
- 3割 135,000円
  - 135,000－81,930＝53,070円　主保険支払（現物給付）
  - 80,100＋（450,000－267,000）×1%＝81,930円　公費支払

食事療養 57,600円
- 57,600－41,400＝16,200円　主保険支払
- 460円×90回＝41,400円　患者負担

主保険支払額	384,270円	（315,000＋53,070＋16,200）
公費支払額	81,930円	
窓口患者負担金	41,400円	…食事のみ

※高額療養費　円		※公費負担点数　点
		※公費負担点数　点
97 食事・生活	基準Ⅰ　640円×　90回	基準(生)　円×　回
	特別　円×　回	特別(生)　円×　回
	食堂　円×　日	減・免・猶・Ⅰ・Ⅱ・3月超
	環境　円×　日	

療養の給付	請求　点	※決定　点	負担金額　円	食事・生活療養	回	請求　円	※決定　円	（標準負担額）　円
保険	45,000		81,930（減額 割(円)免除・支払猶予）	保険	90	57,600		41,400
公費①				公費①	0	0		0
公費②				公費②				

主保険＋㋙88

診療報酬明細書（医科入院外）　令和　年　月分　都道府県番号　医療機関コード　88－4

1 医科　①社・国　2公費　3後期　4退職　1 単独　②2併　3 3併　2 本外　4 六外　⑥家外　8 高外一　0 高外7

公費負担者番号①	8	8	1	3	1	×	×	△	公費負担医療の受給者番号①	×	×	×	×	×	×	△
公費負担者番号②									公費負担医療の受給者番号②							

保険者番号　・　・　⊙⊙⊙⊙⊙⊙　給付割合　10 9 8 7（ ）

被保険者証・被保険者手帳等の記号・番号　（枝番）

氏名　1男 2女 1明 2大 3昭 4平 5令　・　・　生

特記事項

職務上の事由　1 職務上　2 下船後3月以内　3 通勤災害

保険医療機関の所在地及び名称　**外来**

提出先：支払基金又は国保連合会

請求点数1,323点　実日数3日の場合

13,230円
- 7割　9,261円　主保険支払
- 3割　3,969円
  - 3,969－600＝3,369円　公費支払
  - 200円×3日＝600円　患者負担

主保険支払額	9,261円
公費支払額	3,369円
窓口患者負担金	600円

療養の給付	請求 点	※決定 点	一部負担金額 円			
保険	1,323		減額　割(円)免除・支払猶予			
公費①	点	※ 点	600 円			
公費②	点	※ 点	円	※高額療養費 円	※公費負担点数 点	※公費負担点数 点

主保険＋(52)小児慢性＋㋙88

診療報酬明細書
(医科入院外)

令和　年　月分　都道府県番号　医療機関コード　88－5

1 医科	①社・国　2公費	3後期　4退職	1単独　2 2併　③3併	2本外　4六外　⑥家外	8高外一　0高外7

市町村番号									老人医療の受給者番号							
公費負担者番号①	5	2	×	×	7	0	×	△	公費負担医療の受給者番号①	×	×	×	×	×	×	△
公費負担者番号②	8	8	1	3	×	×	×	△	公費負担医療の受給者番号②	×	×	×	×	×	×	△

保険者番号	・	・	⊙	⊙	⊙	⊙	⊙	⊙	給付割合	10 9 8 7 ( )

被保険者証・被保険者手帳等の記号・番号	(枝番)

氏名	1男 2女 1明 2大 3昭 4平 5令 ・ ・ 生	特記事項
職務上の事由	1職務上 2下船後3月以内 3通勤災害	28 区ウ

保険医療機関の所在地及び名称　外来

提出先：支払基金又は国保連合会

請求点数1,323点　2日間通院 }
2,500円　負担上限月額 } の場合

13,230円
- 7割　9,261円　主保険支払
- 3割　3,969円
  - 3,969－2,500＝1,469円　(52)公費支払
  - 2,500－400＝2,100円　(88)公費支払
  - 200円×2日＝400円　患者負担

主保険支払額　9,261円
公費支払額　(52) 1,469円
　　　　　　(88) 2,100円
窓口患者負担金　400円

療養の給付	請求 点	※ 決定 点	一部負担金額 円			
保険	1,323		減額 割(円)免除・支払猶予			
公費①	点	※ 点	2,500 円			
公費②	点	※ 点	400 円	※ 高額療養費 円	※公費負担点数 点	※公費負担点数 点

小児慢性特定疾病医療費助成：52、難病医療費助成：54、83等の自己負担上限額のある公費と(子)義務教育就学児医療費助成：88、(青)高校生等医療費助成：89との併用における一部負担金（通院時1回200円）の徴収方法

市町村(一部除く)の

医療証88131***、88134***、89131***、89134***

・マル子・マル青は、小慢等の一部負担金が発生した受診に限り、通院一部負担金を徴収する。ただし、その額は、当該受診ごとの小慢等の一部負担金までとする。

(例)小慢、自己負担上限額5,000円(一般所得I)

診療	点数 (保険／52／88or89)	第1公費:小慢 (52) 一部負担金	第2公費:マル子 マル青 一部負担金	マル子(88131,88134) マル青(89131,89134) 一部負担金(通院1回200円)徴収方法
1日目	1,200点	2,400円	200円	当該受診の小慢一部負担金を限度にマル子・マル青負担金を徴収(200円徴収2,200円助成)
2日目	1,250点	2,500円	200円	当該受診の小慢一部負担金を限度にマル子・マル青負担金を徴収(200円徴収2,300円助成)
3日目	2,000点	100円	100円	当該受診の小慢一部負担金を限度にマル子・マル青負担金を徴収(100円徴収・助成額なし)
4日目	1,000点	0円	0円	当該受診の小慢一部負担金が発生していないためマル子・マル青負担金・助成額なし
合計	5,450点	①5,000円	②500円	

自己負担上限額管理票にはこの金額を記載

実際の窓口徴収額

マル子・マル青助成＝①5,000円－②500円＝4,500円(自己負担500円)

詳細は、東京都福祉保健局保健政策部医療助成課にお問合わせください。

(子)義務教育就学児医療費助成制度（88）

……本人負担無

(子) 医　療　証			
負担者番号		8 8 1 3	
受給者番号			
児童	氏　名		男・女
児童	生年月日	年　月　日生	
保護者	住　所	〒	
保護者	氏　名		
有効期間		令和　年　月　日から 令和　年　月　日まで	
交付年月日		令和　年　月　日	

(子) 義務教育就学児医療費助成制度（88）〈本人負担無〉

〔(88)(乳) 8813XXX△と負担割合は異なりますが同じ取扱です〕

88133XX△
88135XX△
88137XX△

受給資格の確認	被保険者証＋(子)医療証	
対象者	小学校１年生から中学校３年生までの義務教育就学期にある児童 （6歳に達する日の翌日以後の最初の４月１日から15歳に達する日以後の最初の３月31日までの間にある者） ※市区町村によって所得制限あり	
公費負担	入院	標準負担額を控除した残りの部分助成
	外来	保険給付の残りの部分助成
窓口徴収	入院	標準負担額のみ自己負担
	外来	なし
保険請求の方法	・社保と(88)併用レセプト→支払基金 ・国保と(88)併用レセプト→国保連合会	

㊖高校生等医療費助成制度（89）

……本人負担有

㊖　医　療　証		通院負担有（200円）
負担者番号		8　9　1　3
受給者番号		
高校生等	氏　名	
高校生等	生年月日	年　月　日生
保護者	住　所	〒
保護者	氏　名	
有効期間		令和　年　月　日から 令和　年　月　日まで
交付年月日		令和　年　月　日

学校管理下の事由による傷病（疾病は文部科学省で定めるもの）で、独立行政法人日本スポーツ振興センター（JSC）法に基づく災害共済給付制度の対象になる場合は、医療費助成の対象外となる。

(青) 高校生等医療費助成制度(89)

〔(88)(子) 88131XX△、88134XX△と同じ取扱です〕

〈本人負担有〉
89131XX△
89134XX△

受給資格の確認		被保険者証＋(青)医療証
対象者		15歳に達する日の翌日以後の最初の4月1日から18歳に達する日以後の最初の3月31日までの間にある方であり、高校に在学していない方を含む
公費負担	入院	標準負担額を控除した残りの部分助成
	外来	外来窓口徴収額を控除した額を助成
窓口徴収	入院	標準負担額のみ自己負担
	外来	1日につき200円限度 ※医療保険の自己負担額が200円未満の場合は、その満たない額を負担 ※院内処方の場合、薬代は一部負担金(200円)に含まない
保険請求の方法		・社保と(89)併用レセプト ——→ 支払基金 ・国保と(89)併用レセプト ——→ 国保連合会

(青)高校生等医療費助成制度（89）

……本人負担無

(青) 医療証		
負担者番号		8 9 1 3
受給者番号		
高校生等	氏名	
	生年月日	年 月 日生
保護者	住所	〒
	氏名	
有効期間		令和 年 月 日から 令和 年 月 日まで
交付年月日		令和 年 月 日

学校管理下の事由による傷病（疾病は文部科学省で定めるもの）で、独立行政法人日本スポーツ振興センター（JSC）法に基づく災害共済給付制度の対象になる場合は、医療費助成の対象外となる。

(青)高校生等医療費助成制度(89)

〈本人負担無〉
89135XX△
89137XX△

〔(88)(子) 8813XXX△と同じ取扱です〕

受給資格の確認		被保険者証＋(青)医療証
対象者		15歳に達する日の翌日以後の最初の4月1日から18歳に達する日以後の最初の3月31日までの間にある方であり、高校に在学していない方を含む
公費負担	入院	標準負担額を控除した残りの部分助成
	外来	保険給付の残りの部分助成
窓口徴収	入院	標準負担額のみ自己負担
	外来	なし
保険請求の方法		・社保と(89)併用レセプト→支払基金 ・国保と(89)併用レセプト→国保連合会

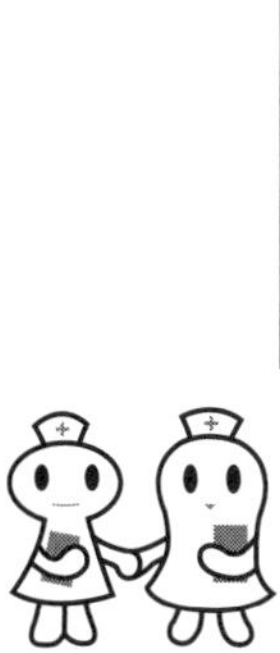

東京都医療助成費の請求方法

令和6年4月現在

<table>
<tr><th rowspan="2">略称</th><th rowspan="2">法制</th><th rowspan="2">負担者番号</th><th rowspan="2">名　　称</th><th colspan="2">請求方法</th></tr>
<tr><th>都内医療機関</th><th>都外医療機関</th></tr>
<tr><td rowspan="4">―</td><td rowspan="2">52</td><td>52138013</td><td>難病医療（指定難病）</td><td rowspan="8">併用レセプト</td><td rowspan="8">併用レセプト</td></tr>
<tr><td>52137015</td><td>小児慢性特定疾病（血友病・生活保護等）</td></tr>
<tr><td rowspan="2">54</td><td>54136015</td><td>難病医療（指定難病）</td></tr>
<tr><td>54136023</td><td>難病医療（生活保護等）</td></tr>
<tr><td rowspan="9">マル都</td><td rowspan="2">51</td><td>51136018</td><td>難病医療（スモン、劇症肝炎、重症急性膵炎、プリオン病（医原性））</td></tr>
<tr><td>51137016</td><td>特殊医療（先天性血液凝固因子欠乏症等）</td></tr>
<tr><td rowspan="2">38</td><td>38136016</td><td>B型C型ウイルス肝炎医療</td></tr>
<tr><td>38136024</td><td>肝がん・重度肝硬変入院医療</td></tr>
<tr><td rowspan="4">82</td><td>82138009</td><td>特殊医療（人工透析を必要とする腎不全）</td><td rowspan="7">併用レセプト
ただし、以下の場合は「東京都負担医療費請求書」等（10名連記）※1で請求する。
・他道府県の国保及び後期高齢と併用
・第一公費の患者負担分82、83で助成する形での併用（国保、後期に限る。社保は、併用レセプト請求可）
・介護給付費と83との併用</td><td rowspan="7">「東京都負担医療費請求書」等（10名連記）※1</td></tr>
<tr><td>82134008</td><td>小児精神病</td></tr>
<tr><td>82134008</td><td>被爆者の子に対する医療</td></tr>
<tr><td>82137＊＊＊</td><td>大気汚染関連疾患病</td></tr>
<tr><td>83</td><td>83136010</td><td>難病医療（都疾病）（本則）</td></tr>
<tr><td>87</td><td>87136008</td><td>妊娠高血圧症候群等（八王子・町田を除く都内市町村）</td></tr>
</table>

<table>
<tr><th rowspan="2">略称</th><th rowspan="2">法制</th><th rowspan="2">負担者番号</th><th rowspan="2">名　　称</th><th colspan="2">請求方法</th></tr>
<tr><th>都内医療機関</th><th>都外医療機関</th></tr>
<tr><td>マル障</td><td>80</td><td>8013＊＊＊＊</td><td>心身障害者医療費助成制度</td><td rowspan="5">併用レセプト

ただし、他道府県の国保及び後期高齢の場合は併用レセプトでの請求はできないため、レセプト請求は保険分のみ行い、窓口において保険上の自己負担額を徴収すること。
助成費については、本人への現金償還となる。</td><td>「心身障害者医療費請求書」(10名連記)</td></tr>
<tr><td>マル親</td><td>81</td><td>8113＊＊＊＊</td><td>ひとり親家庭等医療費助成制度</td><td rowspan="4">医療機関から、助成費分の請求はできないため、レセプト請求は保険分のみ行い、窓口において保険上の自己負担額を徴収すること。
助成費については、本人への現金償還となる。</td></tr>
<tr><td>マル乳</td><td rowspan="2">88</td><td>8813＊＊＊＊</td><td>乳幼児医療費助成制度</td></tr>
<tr><td>マル子</td><td>8813＊＊＊＊</td><td>義務教育就学児医療費助成制度</td></tr>
<tr><td>マル青</td><td>89</td><td>8913＊＊＊＊</td><td>高校生等医療費助成制度※2</td></tr>
</table>

・法制54、法制52、法制38のうち肝がん・重度肝硬変入院医療…各制度の指定医療機関
その他制度…契約医療機関

※1　10名連記式請求書は4種類

- 「東京都負担医療費請求書」
- 「難病医療費請求書」(83用)
- 「介護給付費請求書」(83介護用)
- 「大気汚染関連疾病医療費請求書」

※2　令和5年4月開始

公費負担医療等の優先適用

・複数公費の場合
医療保険＞((長)※)＞国制度(法律)＞(都)＞(障)・(親)・(乳)・(子)・(青)
※：特定疾病療養受療証

(都)東京都負担医療費請求書

レセプトの他に本請求書を東京都へ提出します。

(都)東京都負担医療費請求書　　医療機関等コード

東京都知事　殿　　　　診療・調剤年月　　年　　月分

下記のとおり請求します。
年　月　日

医科	調剤
1	4

どちらかに○をしてください。

医療機関等所在地
名称（電話）　　㊞
開設者

内訳　　No.

(都) 負担者番号 受給者番号	保険者番号	患者氏名	負担割合	入院外来別	診療日数	請求額 食事療養・生活療養標準負担額	公費分点数	備考	
1 3			1割 2割 3割	入(3)・外(4)	日	円 食・生 円	点		1
1 3			1割 2割 3割	入(3)・外(4)	日	円 食・生 円	点		2
1 3			1割 2割 3割	入(3)・外(4)	日	円 食・生 円	点		3
1 3			1割 2割 3割	入(3)・外(4)	日	円 食・生 円	点		4
1 3			1割 2割 3割	入(3)・外(4)	日	円 食・生 円	点		5
1 3			1割 2割 3割	入(3)・外(4)	日	円 食・生 円	点		6
1 3			1割 2割 3割	入(3)・外(4)	日	円 食・生 円	点		7
1 3			1割 2割 3割	入(3)・外(4)	日	円 食・生 円	点		8

(都)

各都道府県医療費助成実施状況一覧

・乳幼児等(こども)医療費
・ひとり親家庭等医療費
・小児慢性特定疾病医療（県単独）
・妊産婦・不妊治療関連（県単独）
・ウイルス性肝炎治療（県単独）
・重度心身障害
・難病医療（県単独）

上記、医療費助成制度について各都道府県別の実施状況を、**令和６年４月現在**調査のものを掲載しています。各都道府県において実施されている医療費助成には、国による公費負担医療制度を充実させるものや、都道府県単位で独自に定めるものがあります。詳細については各実施機関に問い合わせの上対応して下さい。また市町村によっても実施状況が異なることがありますのでご留意下さい。

各都道府県別　医療費助成制度

各都道府県独自の医療費助成制度について、令和6年4月現在のものを掲載しています。
各市区町村単位で取扱いが異なるものが多いので、詳細は実施機関にお問い合わせください。

都道府県	乳幼児・こども等	ひとり親	小児慢性	妊産婦・不妊・不育治療
北海道	○ 外来：小学校就学前まで 入院：小学校卒業まで	○ 20歳未満	×	○ 不育・妊産婦： 対象者指定あり
青　森	○ 小学校就学前まで	○ 18歳到達年度末まで	×	○ 妊産婦： 対象者指定あり
岩　手	○ 外来：小学校就学前まで 入院：小学校卒業まで	○ 18歳到達年度末まで	×	○ 妊産婦： 対象者指定あり
宮　城	○ 各市町村単位	○ 18歳到達年度末まで	×	○ 不妊： 対象者指定あり
秋　田	○ 中学校修了年度	○ 18歳到達年度末まで	×	○ 不妊： 対象者指定あり
山　形	○ 各市町村単位	○ 非課税世帯 18歳以下	×	○ 不妊： 対象者指定あり
福　島	○ 18歳到達年度末まで	○ 18歳到達年度末まで	×	○ 不妊・不育： 対象者指定あり
茨　城	○ 外来：小学校6年生まで 入院：高校3年生まで	○ 18歳未満まで（条件付きで20歳未満）	○ 対象者指定あり	○ 妊産婦： 対象者指定あり
栃　木	○ 中学3年生まで	○ 18歳到達年度末まで	○ （自己負担助成）	○ 妊産婦： 対象者指定あり
群　馬	○ 18歳到達年度末まで	○ 18歳到達年度末まで	×	×
埼　玉	○ 各市町村単位	○ 18歳到達年度末まで （条件付きで20歳未満）	×	○ 不妊・不育： 対象者指定あり
千　葉	○ 中学3年生まで	○ 18歳到達年度末まで （条件付きで20歳未満）	×	×
東京都	○ 18歳到達年度末まで	○ 18歳未満（条件付きで20歳未満あり）	×	○ 不妊・不育： 対象者指定あり

ウィルス性肝炎	重度心身障害	難病医療	その他
○ 対象者指定あり	○ 対象者指定あり	○ 対象者指定あり	(橋本病) 対象者指定あり
×	○ 対象者指定あり	×	
×	○ 対象者指定あり	×	
×	○ 対象者指定あり	×	
×	○ 対象者指定あり	×	(高齢身体障害者) 65歳以上・ 対象者指定あり
×	○ 対象者指定あり	×	
×	○ 対象者指定あり	×	
×	○ 対象者指定あり	×	
×	○ 対象者指定あり	×	
×	○ 対象者指定あり	×	
×	○ 対象者指定あり	○ 対象者指定あり	
×	○ 対象者指定あり	×	
○ 対象者指定あり	○ 対象者指定あり	○ 対象者指定あり	(大気汚染関連疾病医療) (被爆者の子に関する医療) (小児精神医療・精神通院医療) (結核一般医療) 対象者指定あり

都道府県	乳幼児・こども等	ひとり親	小児慢性	妊産婦・不妊治療
神奈川	○ 外来：小学校入学前まで 入院：中学校卒業まで	○ 18歳到達年年度末まで （条件付きで20歳未満）	×	×
新　潟	○ 各市町村単位	○ 18歳到達年度末まで （条件付きで20歳未満）	○ （通院費助成）	×
富　山	○ 小学校入学まで	○ 18歳到達年度末まで	×	○ 妊産婦・不妊： 対象者指定あり
石　川	○ 各市町村単位	○ 18歳到達年度末まで （条件付きで20歳未満）	○ 対象者指定あり	×
福　井	○ 中学校３年生まで	○ 満20歳未満まで	×	○ 不妊： 対象者指定あり
山　梨	○ 外来：満５歳に達する月末まで 入院：義務教育就学前	○ 18歳到達年度末まで	×	○ 不妊・不育： 対象者指定あり
長　野	○ 外来：小学校３年生まで 入院：中学校卒業まで	○ 18歳未満 （条件付きで20歳未満）	×	○ 不妊・不育： 対象者指定あり
岐　阜	○ 中学校卒業まで	○ 18歳到達年度末まで	×	×
静　岡	○ 18歳到達年度末まで	○ 20歳の誕生日の前 日が属する月まで	×	×
愛　知	○ 外来：小学校就学前まで 入院：中学校卒業まで	○ 18歳以下	×	×
三　重	○ 15歳到達年度末まで	○ 18歳到達年度末まで	×	○ 不妊： 対象者指定あり
滋　賀	○ 18歳到達年度末まで	○ 18歳到達年度末まで	×	×
京　都	○ 中学校卒業まで	○ 18歳到達年度末まで	×	○ 不妊： 対象者指定あり

ウィルス性肝炎	重度心身障害	難病医療	その他
×	○ 対象者指定あり	×	
○ （通院費助成）	○ 対象者指定あり	○ （通院費助成）	（老人医療費助成制度） 65歳以上70歳未満 対象者指定あり （水俣病被害者手帳） 対象者指定あり
×	○ 対象者指定あり	○ 対象者指定あり	（老人医療費助成制度） 対象者指定あり
×	○ 対象者指定あり	×	
×	○ 対象者指定あり	×	
×	○ 対象者指定あり	×	
○ 対象者指定あり	○ 各市町村単位	○ 対象者指定あり	
×	○ 対象者指定あり	×	
×	○ 対象者指定あり	○ 対象者指定あり	
×	○ 対象者指定あり	○ 対象者指定あり	
×	○ 対象者指定あり	×	
×	○ 対象者指定あり	×	（老人医療費助成制度） 65～74歳 （ひとり暮らし寡婦） 対象者指定あり
×	○ 対象者指定あり	○ （重傷者難病患者一時入院）	（老人医療費助成制度） 65～70歳未満

都道府県	乳幼児・こども等	ひとり親	小児慢性	妊産婦・不妊治療
大　阪	○ 小学校就学前まで	○ 18歳到達年度末まで	×	×
兵　庫	○ 中学校３年生まで	○ 18歳到達年度末まで (条件付きで20歳未満)	×	○ 不妊： 対象者指定あり
奈　良	○ 18歳到達年度末まで	○ 18歳到達年度末まで	×	×
和歌山	○ 市町村単位	○ 18歳到達年度末まで	×	○ 不妊・不育： 対象者指定あり
鳥　取	○ 18歳到達年度末	○ 18歳到達年度末まで	○ (一時預かり事業) (交通費助成)	○ 不妊： 対象者指定あり
島　根	○ 小学校就学前まで	○ 18歳到達年度末まで	×	×
岡　山	○ 中学校３年生まで	○ 18歳到達年度末まで (条件付きで20歳未満)	×	×
広　島	○ 小学校就学前まで	○ 18歳到達年度末まで	×	○ 不妊： 対象者指定あり
山　口	○ 小学校就学前まで	○ 18歳到達年度末まで (条件付きで20歳未満)	×	○ 不妊： 対象者指定あり
徳　島	○ 18歳到達年度末まで	○ 18歳到達年度末まで	×	×
香　川	○ 高校卒業まで	○ 18歳到達年度末まで	×	×
愛　媛	○ 各市町単位	○ 20歳未満まで	×	×
高　知	○ 小学校就学前まで	○ 18歳到達年度末まで	×	×

ウィルス性肝炎	重度心身障害	難病医療	その他
×	○ 対象者指定あり	×	
×	○ 対象者指定あり	○ 対象者指定あり	(高齢期移行助成) 65歳以上70歳未満 対象者指定あり
×	○ 対象者指定あり	×	
×	○ 対象者指定あり	○ 対象者指定あり	(老人医療助成制度) 対象者指定あり
×	○ 対象者指定あり	○ 対象者指定あり	
×	○ 対象者指定あり	×	
×	○ 対象者指定あり	×	
×	○ 対象者指定あり	×	
×	○ 対象者指定あり	×	
×	○ 対象者指定あり	×	
×	○ 対象者指定あり	○ 対象者指定あり	
×	○ 対象者指定あり	×	
×	○ 対象者指定あり	×	

都道府県	乳幼児・こども等	ひとり親	小児慢性	妊産婦・不妊治療
福　岡	○ 中学校３年生まで	○ 18歳到達年度末まで	×	○ 不妊・不育： 対象者指定あり
佐　賀	○ 小学校就学前まで	○ 18歳到達年度末まで	×	○ 不妊・不育： 対象者指定あり
長　崎	○ 18歳到達年度末まで	○ 18歳到達年度末まで	×	×
熊　本	○ 外来:小学校入学前まで 入院:中学校３年生まで	○ 18歳到達年度末まで (条件つきで20歳未満)	×	×
大　分	○ 高校生年代まで	○ 18歳到達年度末	×	○ 不妊： 対象者指定あり
宮　崎	○ 小学校就学前まで	○ 18歳到達年度末まで	×	○ 不妊・不育： 対象者指定あり
鹿児島	○ 18歳到達年度末まで	○ 18歳到達年度末まで	×	×
沖　縄	○ 中学校卒業まで	○ 18歳到達年度末まで	×	×

ウィルス性肝炎	重度心身障害	難病医療	その他
×	○ 対象者指定あり	×	
×	○ 対象者指定あり	×	
×	○ 対象者指定あり	×	(被爆体験者精神医療) 対象者指定あり
×	○ 対象者指定あり	×	(水俣病被害者手帳) 対象者指定あり
×	○ 対象者指定あり	×	
×	○ 対象者指定あり	×	
×	○ 対象者指定あり	×	(水俣病被害者手帳) 対象者指定あり
×	○ 対象者指定あり	×	

都道府県庁住所等一覧

都道府県	〒	所　在　地	TEL
北海道	060－8588	札幌市中央区北三条西６丁目	011－231－4111
青森県	030－8570	青森市長島１－１－１	017－722－1111
秋田県	010－8570	秋田市山王４－１－１	018－860－1111
岩手県	020－8570	盛岡市内丸10－１	019－651－3111
宮城県	980－8570	仙台市青葉区本町３－８－１	022－211－2111
山形県	990－8570	山形市松波２－８－１	023－630－2211
福島県	960－8670	福島市杉妻町２－16	024－521－1111
茨城県	310－8555	水戸市笠原町978－６	029－301－1111
栃木県	320－8501	宇都宮市塙田１－１－20	028－623－2323
群馬県	371－8570	前橋市大手町１－１－１	027－223－1111
埼玉県	330－9301	さいたま市浦和区高砂３－15－１	048－824－2111
千葉県	260－8667	千葉市中央区市場町１－１	043－223－2110
東京都	163－8001	新宿区西新宿２－８－１	03－5321－1111
神奈川県	231－8588	横浜市中区日本大通１	045－210－1111
新潟県	950－8570	新潟市中央区新光町４－１	025－285－5511
富山県	930－8501	富山市新総曲輪１－７	076－431－4111
石川県	920－8580	金沢市鞍月１－１	076－225－1111
福井県	910－8580	福井市大手３－17－１	0776－21－1111
山梨県	400－8501	甲府市丸の内１－６－１	055－237－1111
長野県	380－8570	長野市大字南長野字幅下692－２	026－232－0111
岐阜県	500－8570	岐阜市薮田南２－１－１	058－272－1111
静岡県	420－8601	静岡市葵区追手町９－６	054－221－2455
愛知県	460－8501	名古屋市中区三の丸３－１－２	052－961－2111
三重県	514－8570	津市広明町13	059－224－3070
滋賀県	520－8577	大津市京町４－１－１	077－528－3993
京都府	602－8570	京都市上京区下立売通新町西入薮ノ内町	075－451－8111
大阪府	540－8570	大阪市中央区大手前２丁目	06－6941－0351
兵庫県	650－8567	神戸市中央区下山手通５－10－１	078－341－7711
奈良県	630－8501	奈良市登大路町30	0742－22－1101
和歌山県	640－8585	和歌山市小松原通１－１	073－432－4111
鳥取県	680－8570	鳥取市東町１－220	0857－26－7111
島根県	690－8501	松江市殿町１	0852－22－5111
岡山県	700－8570	岡山市北区内山下２－４－６	086－224－2111
広島県	730－8511	広島市中区基町10－52	082－228－2111
山口県	753－8501	山口市滝町１－１	083－922－3111
徳島県	770－8570	徳島市万代町１－１	088－621－2500
香川県	760－8570	高松市番町４－１－10	087－831－1111
愛媛県	790－8570	松山市一番町４－４－２	089－941－2111
高知県	780－8570	高知市丸の内１－２－20	088－823－1111
福岡県	812－8577	福岡市博多区東公園７－７	092－651－1111
佐賀県	840－8570	佐賀市城内１－１－59	0952－24－2111
長崎県	850－8570	長崎市尾上町３－１	095－824－1111
熊本県	862－8570	熊本市中央区水前寺６－18－１	096－383－1111
大分県	870－8501	大分市大手町３－１－１	097－536－1111
宮崎県	880－8501	宮崎市橘通東２－10－１	0985－26－7111
鹿児島県	890－8577	鹿児島市鴨池新町10－１	099－286－2111
沖縄県	900－8570	那覇市泉崎１－２－２	098－866－2333

資　　料

資料

予防接種の種類

		ワクチン名	種類	回数	標準接種（推奨）
定期の予防接種	A類疾病	小児用肺炎球菌（PCV13） （pneumococcal conjugate vaccine） ※1	不活化	4回	**1期初回**：生後2か月以上7か月未満で27日以上の間隔をあけ3回　**1期追加**：3回目終了後60日以上あけ1歳以上1歳3か月未満に1回
		小児用肺炎球菌（PCV15） （pneumococcal 15-valent conjugate vaccine） ※1	不活化	4回	**1回接種**：生後2か月以上7か月未満で27日以上の間隔をあけ3回　**1期追加**：3回目終了後60日以上あけ1歳以上1歳3か月未満に1回
		ヒブ　※2 （Hib：ヘモフィルスインフルエンザ菌b型）	不活化	4回	**1期初回**：生後2か月以上7か月未満で27日以上の間隔をあけ3回　**1期追加**：3回目終了後7か月以上あけて1回
		B型肝炎 （hepatitis B）	不活化	3回	生後2か月以上9か月未満で27日以上の間隔をあけ2回、1回目から139日以上の間隔をあけて3回目を接種。1歳になるまでに接種を完了。母子感染予防の場合は健康保険の適用あり。
		四種混合（DPT-IPV）　※2 （ジフテリア：diphtheria/百日咳：pertussis/破傷風：tetanus/急性灰白髄炎（ポリオ）：polio）	不活化	4回	**1期初回**：生後3か月以上1歳未満で20日以上の間隔をあけ3回　**1期追加**：3回目終了後6か月以上あけ（標準12か月）1回
		五種混合　※2 （ジフテリア：diphtheria/百日咳：pertussis/破傷風：tetanus/急性灰白髄炎（ポリオ）：polio/Hibヘモフィルスインフルエンザ菌b型）		4回	
		二種混合（DT） （ジフテリア：diphtheria/破傷風：tetanus）		1回	**第2期**　11歳以上13歳未満に1回接種
		BCG（結核）	生	1回	生後11か月（1歳未満）までに1回接種 スタンプ方式
		麻疹風疹混合（MR）　※3 （麻疹（はしか）：measles/風疹：rubella）	生	1回	**第1期**　1歳以上2歳未満で1回
				1回	**第2期**　5歳以上7歳未満で小学校就学前の1年間に1回
		水痘（水ぼうそう） （Varicella）	生	2回	1歳以上3歳未満の間で1回目、 1回目の接種後6～12か月を経過後2回目
		日本脳炎 （Japanese encephalitis）	不活化	3回	**1期初回**：3歳以上4歳未満で6日以上あけ2回 **1期追加**：2回目終了後6か月以上（標準12か月）あけ1回
				1回	**第2期**：9歳以上13歳未満で1回
		子宮頸癌ワクチン　※4※5 （HPV/ヒトパピローマウイルス） （Human papillomavirus）	不活化	3回	小学6年生から高校1年生相当の女子が対象、2価、4価、9価から選択 **2価**　1か月以上の間隔をあけ2回接種後、1回目から6か月後3回目 **4価**　1か月以上（標準2か月）の間隔をあけ2回接種後、1回目から6か月後3回目
				3回 または 2回	**9価**　**9歳以上**：1か月以上（標準2か月）の間隔をあけ2回接種後、1回目から6か月後に3回目　**9歳～15歳未満**：希望により2回接種でも可。1回目と2回目の接種は6～12か月あけ2回接種。
		ロタウイルス （rotavirus vaccine）	生	1価2回 5価3回	経口接種、生後6週から14週までに初回接種を推奨 通常、4週間以上の間隔をおいて所定回数を経口接種。

		ワクチン名	種類	回数	標準接種（推奨）
定期の予防接種	B類疾病	**インフルエンザ** (influenza)	不活化	1～2回	13歳以上　1～2回、13歳未満　2回
		肺炎球菌(PPSV23) (pneumococcal polysaccharide vaccine)	不活化	1回	接種時に65歳または心臓、腎臓、呼吸器の機能の障害などの基礎疾患を有する60～64歳の人に1回接種。
任意予防接種		**おたふくかぜ** **(流行性耳下腺炎)** (Mumps)	生	2回	1歳から接種可、1回目の数年後(5～7歳未満)に2回目接種
		帯状疱疹 (Herpes Zoster)	生	1回	50歳以上(水痘ワクチンと同じもの)
			不活化	2回	50歳以上に2か月間隔で2回接種
		A型肝炎 (hepatitis A vaccine)	不活化	3回	1歳から接種可、通常2～4週間隔で2回、初回接種後24週以上経過後3回目接種
		髄膜炎菌 (Meningococcal vaccine)	不活化	1回	2歳以上に接種可
		RSウイルス (respiratory syncytial virus vaccine /RSV vaccine)	−	月1回	対象者に健康保険で治療として実施：早産、先天性心疾患、慢性呼吸器疾患、免疫不全、ダウン症候群等重症化リスクのある乳幼児に行う。RSウイルス流行期(秋から春)にかけて月1回
			不活化	1回	60歳以上の人に1回接種
		黄熱(yellow fever)	生	1回	検疫所等で接種
		狂犬病(Rabies)	不活化		曝露前(予防)3回、曝露後(咬傷後)6回 標準
		天然痘(痘瘡)(Smallpox)	生	1回	緊急時の臨時接種のみ

定期の予防接種　法律に基づいて市区町村が主体となって実施

A類疾病　集団予防を目的とする感染症、努力義務あり

B類疾病　個人予防を目的とする感染症、努力義務なし

任意予防接種　希望者が任意で接種

この他に、

臨時の予防接種　①A類疾病、B類疾病のうち厚生労働大臣が定めるもののまん延予防上緊急の必要があると認める時

②B類疾病のうち当該疾病にかかった場合の病状の程度を考慮して厚生労働大臣が定めるもののまん延予防上緊急の必要があると認めるとき

種類（ワクチンの種類）
生:　注射生ワクチン…次のワクチン接種の間隔を27日(4週間)以上あけるワクチン
経口生ワクチン…接種間隔に制限のないワクチン
不活化:　不活化ワクチン…接種間隔に制限のないワクチン

※1　・令和6年4月より13価より15価に変更。接種途中で残りの回数を15価に切り替えることは可能。
・(任意)65歳以上の高齢者は1回接種

※2　四種混合＋ヒブまたは五種混合のいずれかを4回接種

※3　風しん第5期：2025年3月末まで　昭和37年4月2日から昭和54年4月1日の間に生まれた男性(風しんに係る抗体検査の結果、予防接種を行う必要の無い者を除く)1回接種

※4　・(定期)キャッチアップ接種:2025年3月末まで　平成9年4月2日から平成18年4月1日の間に生まれた女子(積極的勧奨の差控えにより接種機会を逃した方)

※5　4価のみ小学校6年生から高校1年生相当の男子に接種可(任意接種)。接種間隔は女子と同様。

感染症予防法対象疾患

〈規定：一類・二類・三類＝法律、四類＝政令、五類＝省令〉

分類	対象疾患名	届出の要否			届出の義務等		備考
		患者	疑似症患者	無症状病原体保有者	定点の種別	届出時期	
一類	エボラ出血熱	○	○	○	全医療機関	直ちに	原則入院
	クリミア・コンゴ出血熱	○	○	○	〃	〃	〃
	痘そう	○	○	○	〃	〃	〃
	南米出血熱	○	○	○	〃	〃	〃
	ペスト	○	○	○	〃	〃	〃
	マールブルグ病	○	○	○	〃	〃	〃
	ラッサ熱	○	○	○	〃	〃	〃
二類	急性灰白髄炎	○	－	○	全医療機関	直ちに	状況に応じて入院
	結核	○	○	○	〃	〃	〃
	ジフテリア	○	－	○	〃	〃	〃
	重症急性呼吸器症候群※1	○	○	○	〃	〃	〃
	中東呼吸器症候群※2	○	○	○	〃	〃	〃
	鳥インフルエンザ(H5N1)	○	○	○	〃	〃	〃
	鳥インフルエンザ(H7N9)	○	○	○	〃	〃	〃
三類	コレラ	○	－	○	全医療機関	直ちに	就業制限
	細菌性赤痢	○	－	○	〃	〃	〃
	腸管出血性大腸菌感染症	○	－	○	〃	〃	〃
	腸チフス	○	－	○	〃	〃	〃
	パラチフス	○	－	○	〃	〃	〃
四類	E型肝炎	○	－	○	全医療機関	直ちに	
	ウエストナイル熱※3	○	－	○	〃	〃	
	A型肝炎	○	－	○	〃	〃	
	エキノコックス症	○	－	○	〃	〃	
	エムポックス（サル痘)	○	－	○	〃	〃	
	黄熱	○	－	○	〃	〃	
	オウム病	○	－	○	〃	〃	
	オムスク出血熱	○	－	○	〃	〃	
	回帰熱	○	－	○	〃	〃	
	キャサヌル森林病	○	－	○	〃	〃	
	Q熱	○	－	○	〃	〃	
	狂犬病	○	－	○	〃	〃	

分類	対象疾患名	届出の要否			届出の義務等		備考
		患者	疑似症患者	無症状病原体保有者	定点の種別	届出時期	
四類	コクシジオイデス症	○	—	○	全医療機関	直ちに	
	ジカウイルス感染症	○	—	○	〃	〃	
	重症熱性血小板減少症候群※4	○	—	○	〃	〃	
	腎症候性出血熱	○	—	○	〃	〃	
	西部ウマ脳炎	○	—	○	〃	〃	
	ダニ媒介脳炎	○	—	○	〃	〃	
	炭疽	○	—	○	〃	〃	
	チクングニア熱	○	—	○	〃	〃	
	つつが虫病	○	—	○	〃	〃	
	デング熱	○	—	○	〃	〃	
	東部ウマ脳炎	○	—	○	〃	〃	
	鳥インフルエンザ(H5N1及びH7N9を除く)	○	—	○	〃	〃	
	ニパウイルス感染症	○	—	○	〃	〃	
	日本紅斑熱	○	—	○	〃	〃	
	日本脳炎	○	—	○	〃	〃	
	ハンタウイルス肺症候群	○	—	○	〃	〃	
	Bウイルス病	○	—	○	〃	〃	
	鼻疽	○	—	○	〃	〃	
	ブルセラ症	○	—	○	〃	〃	
	ベネズエラウマ脳炎	○	—	○	〃	〃	
	ヘンドラウイルス感染症	○	—	○	〃	〃	
	発しんチフス	○	—	○	〃	〃	
	ボツリヌス症	○	—	○	〃	〃	
	マラリア	○	—	○	〃	〃	
	野兎病	○	—	○	〃	〃	
	ライム病	○	—	○	〃	〃	
	リッサウイルス感染症	○	—	○	〃	〃	
	リフトバレー熱	○	—	○	〃	〃	
	類鼻疽	○	—	○	〃	〃	
	レジオネラ症	○	—	○	〃	〃	
	レプトスピラ症	○	—	○	〃	〃	
	ロッキー山紅斑熱	○	—	○	〃	〃	

※1 病原体がベータコロナウイルス属SARSコロナウイルスであるものに限る
※2 病原体がベータコロナウイルス属MERSコロナウイルスであるものに限る
※3 ウエストナイル脳炎を含む
※4 病原体がフレボウイルス属SFTSウイルスであるものに限る

分類	対象疾患名	届出の要否			届出の義務等		備考
		患者	疑似症患者	無症状病原体保有者	定点の種別	届出時期	
五類・全数	アメーバ赤痢	○	－	－	全医療機関	7日以内	
	ウイルス性肝炎（E型肝炎及びA型肝炎を除く）	○	－	－	〃	〃	
	カルバペネム耐性腸内細菌目細菌感染症	○	－	－	〃	〃	
	急性弛緩性麻痺（急性灰白髄炎を除く）（患者が15歳未満のものに限る）	○	－	－	〃	〃	
	急性脳炎※5	○	－	－	〃	〃	
	クリプトスポリジウム症	○	－	－	〃	〃	
	クロイツフェルト・ヤコブ病	○	－	－	〃	〃	
	劇症型溶血性レンサ球菌感染症	○	－	－	〃	〃	
	後天性免疫不全症候群	○	－	○	〃	〃	
	ジアルジア症	○	－	－	〃	〃	
	侵襲性インフルエンザ菌感染症	○	－	－	〃	〃	
	侵襲性髄膜炎菌感染症	○	－	－	〃	直ちに	
	侵襲性肺炎球菌感染症	○	－	－	〃	7日以内	
	水痘（患者が入院を要すると認められるものに限る）	○	－	－	〃	〃	
	先天性風しん症候群	○	－	－	〃	〃	
	梅毒	○	－	○	〃	〃	妊娠の有無
	播種性クリプトコックス症	○	－	－	〃	〃	
	破傷風	○	－	－	〃	〃	
	バンコマイシン耐性黄色ブドウ球菌感染症	○	－	－	〃	〃	
	バンコマイシン耐性腸球菌感染症	○	－	－	〃	〃	
	百日咳	○	－	－	小児科	7日以内	
	風しん	○	－	－	〃	直ちに	
	麻しん	○	－	－	〃	〃	
	薬剤耐性アシネトバクター感染症	○	－	－	〃	7日以内	
五類・定点	インフルエンザ※6	○	－	－	インフルエンザ/COVID19	次の月曜	
	新型コロナウイルス感染症※7	○	－	－	インフルエンザ/COVID-19	次の月曜	
	咽頭結膜熱	○	－	－	小児科	次の月曜	
	A群溶血性レンサ球菌咽頭炎	○	－	－	小児科	〃	
	感染性胃腸炎	○	－	－	小児科 基幹※8	〃	
	水痘	○	－	－	小児科	〃	
	手足口病	○	－	－	小児科	〃	
	伝染性紅斑	○	－	－	小児科	〃	
	突発性発しん	○	－	－	小児科	〃	
	ヘルパンギーナ	○	－	－	小児科	〃	

分類	対象疾患名	届出の要否			届出の義務等		備考
		患者	疑似症患者	無症状病原体保有者	定点の種別	届出時期	
五類・定点	流行性耳下腺炎	○	―	―	小児科	次の月曜	
	ＲＳウイルス感染症	○	―	―	小児科	〃	
	急性出血性結膜炎	○	―	―	眼科	次の月曜	
	流行性角結膜炎	○	―	―	眼科	〃	
	性器クラミジア感染症	○	―	―	性感染症	翌月初日	
	性器ヘルペスウイルス感染症	○	―	―	性感染症	〃	
	尖圭コンジローマ	○	―	―	性感染症	〃	
	淋菌感染症	○	―	―	性感染症	〃	
	細菌性髄膜炎※９	○	―	―	基幹	次の月曜	
	無菌性髄膜炎	○	―	―	基幹	〃	
	マイコプラズマ肺炎	○	―	―	基幹	〃	
	クラミジア肺炎（オウム病を除く）	○	―	―	基幹	〃	
	メチシリン耐性黄色ブドウ球菌感染症	○	―	―	基幹	翌月初日	
	ペニシリン耐性肺炎球菌感染症	○	―	―	基幹	〃	
	薬剤耐性緑膿菌感染症	○	―	―	基幹	〃	

※５　ウエストナイル脳炎、西部ウマ脳炎、ダニ媒介脳炎、東部ウマ脳炎、日本脳炎、ベネズエラウマ脳炎及びリフトバレー熱を除く
※６　鳥インフルエンザ及び新型インフルエンザ等感染症を除く
※７　病原体がベータコロナウイルス属のコロナウイルス（令和2年1月に中華人民共和国から世界保健機関に対して、人に伝染する能力を有することが新たに報告されたものに限る）であるものに限る。
※８　基幹定点では病原体がロタウイルスであるものに限る
※９　侵襲性インフルエンザ菌感染症、侵襲性骨髄膜炎菌感染症及び侵襲性肺炎球菌感染症を除く

新型インフルエンザ等感染症	新型インフルエンザ、再興型インフルエンザ、新型コロナウイルス感染症、再興型コロナウイルス感染症
指定感染症	一類～三類及び新型インフルエンザ等感染症以外のものであって、それらに準じた措置をしなければ生命及び健康に重大な影響を与える恐れがあると政令で定めるもの
新感染症	人から人に感染すると認められる疾病であり、既に知られている感染症とは症状が明らかに異なり、重篤であり、そのまん延により生命及び健康に重大な影響を与える恐れがあると認められるもの

注１　疑似症患者…感染症の疑似症を呈している者
注２　無症状病原体保有者…感染症の病原体を保有している者であって、当該感染症の症状を呈していない者
注３　定点とは…患者数や病原体検出等の情報を得るために、一定基準に従って定期的にこれらの情報を報告する医療機関

難病の患者に対する医療等に関する法律（難病医療法）

2014年5月23日成立、2015年1月1日施行

《目的》

この法律は、難病（発病の機構が明らかでなく、かつ、治療方法が確立していない希少な疾病であって、当該疾病にかかることにより長期にわたり療養を必要とすることとなるものをいう。）の患者に対する医療その他難病に関する施策に関し必要な事項を定めることにより、難病の患者に対する良質かつ適切な医療の確保及び難病の患者の療養生活の質の維持向上を図り、もって国民保険の向上を計ることを目的とする。

《概要》

・都道府県知事は申請に基づき、指定難病（医療費助成の対象難病）の患者に対して、特定医療費（指定難病にかかる医療費）を支給する。
・特定医療（指定難病にかかる医療）を実施する医療機関を、都道府県知事が指定する（指定医療機関）。
・支給認定の申請に添付する診断所は、難病指定医が作成する。
・医療費の支給に要する費用は都道府県の支弁とし、国はその2分の1を負担する。

《特定医療費》

〈自己負担割合〉

2割（現行　2割負担、1割負担の場合はそのまま）

〈自己負担上限額の設定〉

・外来、入院の区別を設定しない。
・受診した複数の医療機関等（薬局での保険調剤、訪問看護ステーションが行う訪問看護等を含む）の自己負担を合算した上で負担上限額を適用する。その管理は、医療受給者証とあわせて交付される「自己負担上限額管理票」にて行う。
・入院時の食事療養及び生活療養は、患者負担とする。

〈特定医療費の支給〉

・医療保険制度による給付を優先する（保険優先）。

●指定難病

難病のうち、国が定めた基準に該当し、厚生労働大臣が指定するものをいう。

●特定医療

指定難病の患者に対し、指定医療機関が行う医療であって指定難病及び当該指定難病に付随して発生する傷病に関する医療をいう。

●自己負担上限額管理票について

自己負担上限額管理票は、1月の自己負担が上限額を超えることがないよう、指定医療機関等（病院・診療所、薬局、訪問看護ステーション）の窓口で確認のため使用する。

窓口で会計の際に、医療受給者証とともに提示を求め、記入する。

毎回〈A欄〉に記入及び押印をする。受診日と徴収日が異なる場合は受診日の月の欄に記入する。

累積額が月額自己負担上限額に達した場合には、自己負担額はその上限額までの額とし、〈A欄〉とともに〈B欄〉にも記入・押印をする。

医療費総額については、特定医療に係る診療とそれ以外の診療とに分かれる場合、管理票には特定医療に係る医療費の総額のみを記載する。

また、「高額かつ長期」等の確認に使用するため自己負担上限額に達した後も5万円まで管理票に記載する。

入院時の食事療養標準負担額又は生活療養標準負担額は、管理票には記載しない。

特 定 医 療 費（ 指 定 難 病 ）

令和　　年　　月分 自己負担上限額管理票

受診者名		受給者番号	

〈A欄〉　　　　月額自己負担上限額＿＿＿＿＿＿円

日　付	指定医療機関名	医療費総額(10割分)	自己負担額	自己負担の累積額(月額)	徴収印
月　日					
月　日					
月　日					
月　日					
月　日					
月　日					
月　日					
月　日					
月　日					
月　日					
月　日					
月　日					

〈B欄〉

上記のとおり、当月の自己負担上限額に達しました。

日　付	指定医療機関名	確認印
月　日		

●自己負担上限額管理票の記載

〈例1〉

○70歳未満(患者負担3割)、自己負担上限月額:一般所得Ⅰ　10,000円

2月10日

A病院

特定医療の請求点数　3,000点

主保険　3,000点×7割＝21,000円
公費負担　3,000点×3割－患者負担6,000円＝3,000円
患者負担　3,000点×2割＝6,000円

B薬局

特定医療の請求点数　500点

主保険　500点×7割＝3,500円
公費負担　500点×3割－患者負担1,000円＝500円
患者負担　500点×2割＝1,000円

特　定　医　療　費（指　定　難　病）

令和　4　年　2月分　自己負担上限額管理票

受診者名	○○○○	受給者番号	

〈A欄〉　　月額自己負担上限額　10,000　円

日　付	指定医療機関名	医療費総額(10割分)	自己負担額	自己負担の累積額(月額)	徴収印
2月10日	A病院	30,000	6,000	6,000	㊞
2月10日	B薬局	5,000	1,000	7,000	㊞
月　日					

2月20日

A病院

特定医療の請求点数　2,500点

主保険　2,500点×7割＝17,500円
公費負担　2,500点×3割－患者負担3,000円＝4,500円
患者負担　2,500点×2割＝5,000円のうち3,000円

自己負担額の累積額が7,000円のため、負担上限月額10,000円までの3,000円を患者が負担する。

B薬局

特定医療の請求点数　1,000点

主保険　1,000点×7割＝7,000円
公費負担　1,000点×3割＝3,000円
患者負担　0円

自己負担上限月額に達したために、患者負担はなし。

特　定　医　療　費（指　定　難　病）

令和　4　年　2月分　自己負担上限額管理票

受診者名	○○○○	受給者番号	

〈A欄〉　　月額自己負担上限額　10,000　円

日　付	指定医療機関名	医療費総額(10割分)	自己負担額	自己負担の累積額(月額)	徴収印
2月10日	A病院	30,000	6,000	6,000	㊞
2月10日	B薬局	5,000	1,000	7,000	㊞
2月20日	A病院	25,000	3,000	10,000	㊞
2月20日	B薬局	10,000			

上記のとおり、当月の自己負担上限額に達しました。

日　付	指定医療機関名	確認印
2月20日	A病院	㊞

〈例1〉 A病院

診療報酬明細書
（医科入院外）

令和 4 年 2 月分

都道府県番号　医療機関コード

医科	①社・国	3後期	1 単独	②本外	8 高外一
1	2公 費	4退職	②2 併	4 六外	0 高外7
			3 3 併	6 家外	

保険者番号	・	・	⊙	⊙	⊙	⊙	⊙	⊙	給付割合	10 9 8 7（ ）

公費負担者番号①	5	4	×	×	6	0	1	×		
公費負担医療の受給者番号①	×	×	×	×	×	×	△			
公費負担者番号②										
公費負担医療の受給者番号②										

被保険者証・被保険者手帳等の記号・番号　（枝番）

氏名	○○　○○ 1男　2女　1明　2大　3昭　4平　5令　・　・　生	特記事項
職務上の事由	1職務上　2下船後3月以内　3通勤災害	28 区ウ

保険医療機関の所在地及び名称

70歳未満（3割負担）、10,000円負担上限月額（一般所得I）
請求点数　5,500点

55,000円
- 7割　38,500円
- 3割　16,500円
  - 7,500円　公費支払
  - 9,000円　実際の患者負担

主保険支払額　38,500円
公費支払額　7,500円
窓口患者負担金　9,000円

実際の窓口患者負担の額を記載する

療養の給付	請求 点	※決定 点	一部負担金額 円			
保険	5,500		減額　割（円）免除・支払猶予			
公費①	点 5,500	※ 点	円 9,000			
公費②	点	※ 点	円	※高額療養費 円	※公費負担点数 点	※公費負担点数 点

資料

〈例2〉

○75歳以上(患者負担1割)、自己負担上限月額:低所得Ⅱ　5,000円

2月10日

A病院

特定医療の請求点数　3,000点

主保険　3,000点×9割=27,000円
公費負担　0円
患者負担　3,000点×1割=3,000円

B薬局

特定医療の請求点数　500点

主保険　500点×9割=4,500円
公費負担　0円
患者負担　500点×1割=500円

特定医療費(指定難病)
令和 4 年　2月分　自己負担上限額管理票

受診者名	△△△△	受給者番号	

〈A欄〉　月額自己負担上限額　5,000 円

日付	指定医療機関名	医療費総額(10割分)	自己負担額	自己負担の累積額(月額)	徴収印
2月10日	A病院	30,000	3,000	3,000	印
2月10日	B薬局	5,000	500	3,500	印
月　日					

2月20日

A病院

特定医療の請求点数　2,500点

主保険　2,500点×9割=22,500円
公費負担　1,000円
患者負担　2,500点×1割=2,500円のうち1,500円

自己負担額の累積額が3,500円のため、負担上限月額5,000円までの1,500円を患者が負担し、残りを公費で負担する。

B薬局

特定医療の請求点数　1,000点

主保険　1,000点×9割=9,000円
公費負担　1,000点×1割=1,000円
患者負担　0円

自己負担上限月額に達したために、患者負担はなし。

特定医療費(指定難病)
令和 4 年　2月分　自己負担上限額管理票

受診者名	△△△△	受給者番号	

〈A欄〉　月額自己負担上限額　5,000 円

日付	指定医療機関名	医療費総額(10割分)	自己負担額	自己負担の累積額(月額)	徴収印
2月10日	A病院	30,000	3,000	3,000	印
2月10日	B薬局	5,000	500	3,500	印
2月20日	A病院	25,000	1,500	5,000	印
2月20日	B薬局	10,000			

上記のとおり、当月の自己負担上限額に達しました。

日付	指定医療機関名	確認印
2月20日	A病院	印

〈例2〉 A病院

診療報酬明細書
（医科入院外）

令和 4 年 2 月分

都道府県番号 医療機関コード

1 医科	1 社・国 2 公 費	③後期 4 退職	1 単独 ②2 併 3 3 併	2 本外 4 六外 6 家外	⑧高外一 0 高外7

公費負担者番号①	5 4 X X 6 0 1 X	公費負担医療の受給者番号①	X X X X X X △
公費負担者番号②		公費負担医療の受給者番号②	

保険者番号	3 9 X X X X X X	給付割合 10 9 8 7 （ ）
被保険者証・被保険者手帳等の記号・番号	（枝番）	

氏名	△△ △△ 1男 2女 1明 2大 3昭 4平 5令 ・ ・ 生	特記事項 19 低所
職務上の事由	1 職務上 2 下船後3月以内 3 通勤災害	

保険医療機関の所在地及び名称

75歳以上（1割負担）、5,000円負担上限月額（低所得Ⅱ）
請求点数 5,500点

55,000円
- 9割 49,500円
- 1割 5,500円
  - 1,000円 公費支払
  - 4,500円 実際の患者負担

主保険支払額 49,500円
公費支払額 1,000円
窓口患者負担金 4,500円

実際の窓口患者負担の額を記載する

療養の給付	請求 点	※決定 点	一部負担金額 円			
保険	5,500		減額 割（円）免除・支払猶予			
公費①	5,500		4,500			
公費②				※ 高額療養費 円	※公費負担点数 点	※公費負担点数 点

資料

難病医療法に規定する指定難病

(341疾病)

告知番号	病名
あ	
135	アイカルディ症候群
119	アイザックス症候群
024	亜急性硬化性全脳炎
046	悪性関節リウマチ
083	アジソン病
303	アッシャー症候群
116	アトピー性脊髄炎
182	アペール症候群
297	アラジール症候群
218	アルポート症候群
131	アレキサンダー病
201	アンジェルマン症候群
184	アントレー・ビクスラー症候群
い	
247	イソ吉草酸血症
222	一次性ネフローゼ症候群
223	一次性膜性増殖性糸球体腎炎
325	遺伝性自己炎症疾患
120	遺伝性ジストニア
115	遺伝性周期性四肢麻痺
298	遺伝性膵炎
286	遺伝性鉄芽球性貧血
う	
175	ウィーバー症候群
179	ウィリアムズ症候群
171	ウィルソン病
145	ウエスト症候群
191	ウェルナー症候群
233	ウォルフラム症候群
029	ウルリッヒ病
え	
168	エーラス・ダンロス症候群
287	エプスタイン症候群
217	エプスタイン病
204	エマヌエル症候群
030	遠位型ミオパチー
お	
068	黄色靭帯骨化症
301	黄斑ジストロフィー
146	大田原症候群
170	オクシピタル・ホーン症候群
227	オスラー病
か	
232	カーニー複合
141	海馬硬化を伴う内側側頭葉てんかん
097	潰瘍性大腸炎
072	下垂体性ADH分泌異常症
076	下垂体性ゴナドトロピン分泌亢進症
077	下垂体性成長ホルモン分泌亢進症
073	下垂体性TSH分泌亢進症
074	下垂体性PRL分泌亢進症
078	下垂体前葉機能低下症
079	家族性高コレステロール血症（ホモ接合体）
266	家族性地中海熱
336	家族性低βリポタンパク血症1（ホモ接合体）
161	家族性良性慢性天疱瘡
307	カナバン病
269	化膿性無菌性関節炎・壊疽性膿皮症・アクネ症候群
187	歌舞伎症候群

告知番号	病名
258	ガラクトース-1-リン酸ウリジルトランスフェラーゼ欠損症
316	カルニチン回路異常症
257	肝型糖原病
226	間質性膀胱炎（ハンナ型）
150	環状20番染色体症候群
209	完全大血管転位症
164	眼皮膚白皮症
き	
236	偽性副甲状腺機能低下症
219	ギャロウェイ・モワト症候群
001	球脊髄性筋萎縮症
220	急速進行性糸球体腎炎
271	強直性脊椎炎
041	巨細胞性動脈炎
279	巨大静脈奇形（頚部口腔咽頭びまん性病変）
280	巨大動静脈奇形（頚部顔面又は四肢病変）
100	巨大膀胱短小結腸腸管蠕動不全症
278	巨大リンパ管奇形（頚部顔面病変）
002	筋萎縮性側索硬化症
256	筋型糖原病
113	筋ジストロフィー
く	
075	クッシング病
106	クリオピリン関連周期熱症候群
281	クリッペル・トレノネー・ウェーバー症候群
181	クルーゾン症候群
248	グルコーストランスポーター1欠損症
249	グルタル酸血症1型
250	グルタル酸血症2型
016	クロウ・深瀬症候群
096	クローン病
289	クロンカイト・カナダ症候群
け	
129	痙攣重積型（二相性）急性脳症
158	結節性硬化症
042	結節性多発動脈炎
064	血栓性血小板減少性紫斑病
137	限局性皮質異形成
262	原発性高カイロミクロン血症
094	原発性硬化性胆管炎
048	原発性抗リン脂質抗体症候群
004	原発性側索硬化症
093	原発性胆汁性胆管炎
065	原発性免疫不全症候群
043	顕微鏡的多発血管炎
こ	
267	高IgD症候群
098	好酸球性消化管疾患
045	好酸球性多発血管炎性肉芽腫症
306	好酸球性副鼻腔炎
221	抗糸球体基底膜腎炎
069	後縦靭帯骨化症
080	甲状腺ホルモン不応症
059	拘束型心筋症
241	高チロシン血症1型
242	高チロシン血症2型
243	高チロシン血症3型
283	後天性赤芽球癆
070	広範脊柱管狭窄症
332	膠様滴状角膜ジストロフィー
192	コケイン症候群
104	コステロ症候群
274	骨形成不全症

告知番号	病　名
185	コフィン・シリス症候群
176	コフィン・ローリー症候群
052	混合性結合組織病
さ	
190	鰓耳腎症候群
060	再生不良性貧血
055	再発性多発軟骨炎
211	左心低形成症候群
084	サルコイドーシス
212	三尖弁閉鎖症
317	三頭酵素欠損症
し	
053	シェーグレン症候群
159	色素性乾皮症
032	自己貪食空胞性ミオパチー
095	自己免疫性肝炎
288	自己免疫性後天性凝固因子欠乏性
061	自己免疫性溶血性貧血
260	シトステロール血症
318	シトリン欠損症
224	紫斑病性腎炎
265	脂肪萎縮症
107	若年性特発性関節炎
304	若年発症型両側性感音難聴
010	シャルコー・マリー・トゥース病
011	重症筋無力症
208	修正大血管転位症
177	ジュベール症候群関連疾患
033	シュワルツ・ヤンペル症候群
154	徐波睡眠期持続性棘徐波を示すてんかん性脳症
138	神経細胞移動異常症
125	神経軸索スフェロイド形成を伴う遺伝性びまん性白質脳症
034	神経線維腫症

告知番号	病　名
009	神経有棘赤血球症
005	進行性核上性麻痺
338	進行性家族性肝内胆汁うっ滞症
272	進行性骨化性線維異形成症
025	進行性多巣性白質脳症
308	進行性白質脳症
309	進行性ミオクローヌスてんかん
214	心室中隔欠損を伴う肺動脈閉鎖症
213	心室中隔欠損を伴わない肺動脈閉鎖症
す	
157	スタージ・ウェーバー症候群
038	スティーヴンス・ジョンソン症候群
202	スミス・マギニス症候群
せ	
206	脆弱X症候群
205	脆弱X症候群関連疾患
054	成人発症スチル病
117	脊髄空洞症
018	脊髄小脳変性症（多系統萎縮症を除く）
118	脊髄髄膜瘤
003	脊髄性筋萎縮症
319	セピアプテリン還元酵素（SR）欠損症
328	前眼部形成異常
028	全身性アミロイドーシス
049	全身性エリテマトーデス
051	全身性強皮症
310	先天異常症候群
294	先天性横隔膜ヘルニア
132	先天性核上性球麻痺
330	先天性気管狭窄症/先天性声門下狭窄症

告知番号	病名
160	先天性魚鱗癬
012	先天性筋無力症候群
320	先天性グリコシルホスファチジルイノシトール(GPI)欠損症
311	先天性三尖弁狭窄症
225	先天性腎性尿崩症
282	先天性赤血球形成異常性貧血
312	先天性僧帽弁狭窄症
139	先天性大脳白質形成不全症
313	先天性肺静脈狭窄症
082	先天性副腎低形成症
081	先天性副腎皮質酵素欠損症
111	先天性ミオパチー
130	先天性無痛無汗症
253	先天性葉酸吸収不全
127	前頭側頭葉変性症
340	線毛機能不全症候群(カルタゲナー症候群を含む)
そ	
147	早期ミオクロニー脳症
207	総動脈幹遺残症
293	総排泄腔遺残
292	総排泄腔外反症
194	ソトス症候群
た	
284	ダイアモンド・ブラックファン貧血
200	第14番染色体父親性ダイソミー症候群
007	大脳皮質基底核変性症
326	大理石骨病
040	高安動脈炎
017	多系統萎縮症
275	タナトフォリック骨異形成症
044	多発血管炎性肉芽腫症
013	多発性硬化症／視神経脊髄炎
067	多発性嚢胞腎
188	多脾症候群
261	タンジール病
210	単心室症
166	弾性線維性仮性黄色腫
296	胆道閉鎖症
ち	
305	遅発性内リンパ水腫
105	チャージ症候群
134	中隔視神経形成異常症/ドモルシア症候群
039	中毒性表皮壊死症
101	腸管神経節細胞僅少症
て	
172	低ホスファターゼ症
035	天疱瘡
と	
057	特発性拡張型心筋症
085	特発性間質性肺炎
027	特発性基底核石灰化症
063	特発性血小板減少性紫斑病
327	特発性血栓症(遺伝性血栓性素因によるものに限る。)
163	特発性後天性全身性無汗症
071	特発性大腿骨頭壊死症
331	特発性多中心性キャッスルマン病
092	特発性門脈圧亢進症
140	ドラベ症候群
な	
268	中條・西村症候群
174	那須ハコラ病
276	軟骨無形成症
153	難治頻回部分発作重積型急性脳炎

告知番号	病　名
に	
295	乳幼児肝巨大血管腫
251	尿素サイクル異常症
ぬ	
195	ヌーナン症候群
ね	
315	ネイルバテラ症候群(爪膝蓋骨症候群)/LMX 1B関連腎症
335	ネフロン癆
の	
334	脳クレアチン欠乏症候群
263	脳腱黄色腫症
121	脳内鉄沈着神経変性症
122	脳表ヘモジデリン沈着症
037	膿疱性乾癬(汎発型)
299	嚢胞性線維症
は	
006	パーキンソン病
047	バージャー病
087	肺静脈閉塞症／肺毛細血管腫症
086	肺動脈性肺高血圧症
229	肺胞蛋白症（自己免疫性又は先天性)
230	肺胞低換気症候群
091	バッド・キアリ症候群
333	ハッチンソン・ギルフォード症候群
008	ハンチントン病
ひ	
321	非ケトーシス型高グリシン血症
165	肥厚性皮膚骨膜症
114	非ジストロフィー性ミオトニー症候群
124	皮質下梗塞と白質脳症を伴う常染色体優性脳動脈症
058	肥大型心筋症
239	ビタミンD依存性くる病／骨軟化症
238	ビタミンD抵抗性くる病／骨軟化症
314	左肺動脈右肺動脈起始症
128	ビッカースタッフ脳幹脳炎
109	非典型溶血性尿毒症症候群
290	非特異性多発性小腸潰瘍症
050	皮膚筋炎／多発性筋炎
036	表皮水疱症
291	ヒルシュスプルング病（全結腸型又は小腸型)
ふ	
183	ファイファー症候群
215	ファロー四徴症
285	ファンコニ貧血
015	封入体筋炎
240	フェニルケトン尿症
255	複合カルボキシラーゼ欠損症
235	副甲状腺機能低下症
020	副腎白質ジストロフィー
237	副腎皮質刺激ホルモン不応症
110	ブラウ症候群
193	プラダー・ウィリ症候群
023	プリオン病
245	プロピオン酸血症
へ	
228	閉塞性細気管支炎
056	ベーチェット病
031	ベスレムミオパチー
126	ペリー病
234	ペルオキシソーム病（副腎白質ジストロフィーを除く)
136	片側巨脳症

告知番号	病名
149	片側痙攣・片麻痺・てんかん症候群
ほ	
323	芳香族L-アミノ酸脱炭酸酵素欠損症
062	発作性夜間ヘモグロビン尿症
337	ホモシスチン尿症
254	ポルフィリン症
ま	
112	マリネスコ・シェーグレン症候群
167	マルファン症候群／ロイス・ディーツ症候群
014	慢性炎症性脱髄性多発神経炎／多巣性運動ニューロパチー
088	慢性血栓塞栓性肺高血圧症
270	慢性再発性多発性骨髄炎
099	慢性特発性偽性腸閉塞症
み	
142	ミオクロニー欠神てんかん
143	ミオクロニー脱力発作を伴うてんかん
021	ミトコンドリア病
む	
329	無虹彩症
189	無脾症候群
264	無βリポタンパク血症
め	
244	メープルシロップ尿症
324	メチルグルタコン酸尿症
246	メチルマロン酸血症
133	メビウス症候群
169	メンケス病
も	
090	網膜色素変性症
022	もやもや病
178	モワット・ウィルソン症候群
や	
196	ヤング・シンプソン症候群
ゆ	
148	遊走性焦点発作を伴う乳児てんかん
ら	
019	ライソゾーム病
151	ラスムッセン脳炎
155	ランドウ・クレフナー症候群
り	
252	リジン尿性蛋白不耐症
216	両大血管右室起始症
277	リンパ管腫症/ゴーハム病
089	リンパ脈管筋腫症
る	
162	類天疱瘡（後天性表皮水疱症を含む）
102	ルビンシュタイン・テイビ症候群
れ	
302	レーベル遺伝性視神経症
259	レシチンコレステロールアシルトランスフェラーゼ欠損症
156	レット症候群
144	レノックス・ガストー症候群
ろ	
186	ロスムンド・トムソン症候群
273	肋骨異常を伴う先天性側弯症
1	
197	1p36欠失症候群
2	
203	22q11.2欠失症候群
4	
198	4p欠失症候群

告知番号	病　名
5	
199	5p欠失症候群
α	
231	α1－アンチトリプシン欠乏症
β	
322	β-ケトチオラーゼ欠損症
A	
180	ATR－X症候群
C	
103	CFC症候群
H	
026	HTLV－1関連脊髄症
123	HTRA1関連脳小血管病
I	
066	IgA腎症
300	IgG4関連疾患
M	
339	MECP2重複症候群
P	
152	PCDH19関連症候群
T	
108	TNF受容体関連周期性症候群
341	TRPV4異常症
V	
173	VATER症候群

児童福祉法に規定する小児慢性特定疾病

1 悪性新生物群				
	大分類		疾病名	告示番号
1	白血病	1	前駆B細胞急性リンパ性白血病	80
		2	成熟B細胞急性リンパ性白血病	77
		3	T細胞急性リンパ性白血病	81
		4	急性骨髄性白血病、最未分化	71
		5	成熟を伴わない急性骨髄性白血病	79
		6	成熟を伴う急性骨髄性白血病	78
		7	急性前骨髄球性白血病	74
		8	急性骨髄単球性白血病	72
		9	急性単球性白血病	75
		10	急性赤白血病	73
		11	急性巨核芽球性白血病	70
		12	NK（ナチュラルキラー）細胞白血病	82
		13	慢性骨髄性白血病	83
		14	慢性骨髄単球性白血病	84
		15	若年性骨髄単球性白血病	76
		16	1から15までに掲げるもののほか、白血病	85
2	骨髄異形成症候群	17	骨髄異形成症候群	44
3	リンパ腫	18	成熟B細胞リンパ腫	86
		19	未分化大細胞リンパ腫	90
		20	Bリンパ芽球性リンパ腫	88
		21	Tリンパ芽球性リンパ腫	87
		22	ホジキン（Hodgkin）リンパ腫	89
		23	18から22までに掲げるもののほか、リンパ腫	91
4	組織球症	24	ランゲルハンス（Langerhans）細胞組織球症	46
		25	血球貪食性リンパ組織球症	45
		26	24及び25に掲げるもののほか、組織球症	47
5	固形腫瘍（中枢神経系腫瘍を除く。）	27	神経芽腫	20
		28	神経節芽腫	21
		29	網膜芽細胞腫	40
		30	ウィルムス（Wilms）腫瘍／腎芽腫	5
		31	腎明細胞肉腫	23
		32	腎細胞癌	22
		33	肝芽腫	9
		34	肝細胞癌	10
		35	骨肉腫	15
		36	骨軟骨腫症	14
		37	軟骨肉腫	32
		38	軟骨芽細胞腫	31
		39	悪性骨巨細胞腫	3
		40	ユーイング（Ewing）肉腫	41
		41	未分化神経外胚葉性腫瘍（末梢性のものに限る。）	36

大分類		疾病名		告示番号
5	固形腫瘍（中枢神経系腫瘍を除く。）	42	横紋筋肉腫	6
		43	悪性ラブドイド腫瘍	4
		44	未分化肉腫	37
		45	線維形成性小円形細胞腫瘍	26
		46	線維肉腫	27
		47	滑膜肉腫	8
		48	明細胞肉腫（腎明細胞肉腫を除く。）	39
		49	胞巣状軟部肉腫	35
		50	平滑筋肉腫	34
		51	脂肪肉腫	17
		52	未分化胚細胞腫	38
		53	胎児性癌	28
		54	多胎芽腫	30
		55	卵黄嚢腫（卵黄嚢腫瘍）	42
		56	絨毛癌	18
		57	混合性胚細胞腫瘍	16
		58	性索間質性腫瘍	25
		59	副腎皮質癌	33
		60	甲状腺癌	13
		61	上咽頭癌	19
		62	唾液腺癌	29
		63	悪性黒色腫	2
		64	褐色細胞腫	7
		65	悪性胸腺腫	1
		66	胸膜肺芽腫	12
		67	気管支腫瘍	11
		68	膵芽腫	24
		69	27から68に掲げるもののほか、固形腫瘍（中枢神経系腫瘍を除く。）	43
6	中枢神経系腫瘍	70	毛様細胞性星細胞腫	68
		71	びまん性星細胞腫	64
		72	退形成性星細胞腫	63
		73	膠芽腫	52
		74	上衣腫	53
		75	乏突起神経膠腫（乏突起膠腫）	65
		76	髄芽腫	58
		77	頭蓋咽頭腫	60
		78	松果体腫	54
		79	脈絡叢乳頭腫	67
		80	髄膜腫	59
		81	下垂体腺腫	50
		82	神経節膠腫	56
		83	神経節腫（神経節細胞腫）	57
		84	脊索腫	62
		85	未分化神経外胚葉性腫瘍（中枢性のものに限る。）（中枢神経系原始神経外胚葉性腫瘍）	66

大分類		疾病名		告示番号
6	中枢神経系腫瘍	86	異型奇形腫瘍／ラブドイド腫瘍（非定型奇形腫様ラブドイド腫瘍）	49
		87	悪性神経鞘腫（悪性末梢神経鞘腫瘍）	48
		88	神経鞘腫	55
		89	奇形腫（頭蓋内及び脊柱管内に限る。）	51
		90	頭蓋内胚細胞腫瘍	61
		91	70 から 90 までに掲げるもののほか、中枢神経系腫瘍	69

2　慢性腎疾患

大分類		疾病名		告示番号
1	ネフローゼ症候群	1	フィンランド型先天性ネフローゼ症候群	26
		2	びまん性メサンギウム硬化症	25
		3	微小変化型ネフローゼ症候群	24
		4	巣状分節性糸球体硬化症	23
		5	膜性腎症	27
		6	ギャロウェイ・モワト（Galloway-Mowat）症候群	22
		7	1から6までに掲げるもののほか、ネフローゼ症候群	28
2	慢性糸球体腎炎	8	IgA 腎症	32
		9	メサンギウム増殖性糸球体腎炎（IgA 腎症を除く。）	43
		10	膜性増殖性糸球体腎炎	41
		11	紫斑病性腎炎	37
		12	抗糸球体基底膜腎炎（グッドパスチャー（Goodpasture）症候群）	36
		13	慢性糸球体腎炎（アルポート（Alport）症候群によるものに限る。）	42
		14	エプスタイン（Epstein）症候群	33
		15	ループス腎炎	45
		16	急速進行性糸球体腎炎（顕微鏡的多発血管炎によるものに限る。）	34
		17	急速進行性糸球体腎炎（多発血管炎性肉芽腫症によるものに限る。）	35
		18	非典型溶血性尿毒症症候群	39
		19	ネイル・パテラ（Nail-Patella）症候群（爪膝蓋症候群）	38
		20	フィブロネクチン腎症	40
		21	リポタンパク糸球体症	44
		22	8から21までに掲げるもののほか、慢性糸球体腎炎	46
3	慢性尿細管間質性腎炎（尿路奇形が原因のものを除く。）	23	慢性尿細管間質性腎炎（尿路奇形が原因のものを除く。）	50
4	慢性腎盂腎炎	24	慢性腎盂腎炎	47
5	アミロイド腎	25	アミロイド腎	1

大分類		疾病名		告示番号
6	家族性若年性高尿酸血症性腎症	26	家族性若年性高尿酸血症性腎症	3
7	常染色体優性尿細管間質性腎疾患	27	常染色体優性尿細管間質性腎疾患	5
8	ネフロン癆	28	ネフロン癆	29
9	腎血管性高血圧	29	腎血管性高血圧	14
10	腎静脈血栓症	30	腎静脈血栓症	15
11	腎動静脈瘻	31	腎動静脈瘻	16
12	尿細管性アシドーシス	32	尿細管性アシドーシス	18
13	ギッテルマン(Gitelman)症候群	33	ギッテルマン(Gitelman)症候群	4
14	バーター(Bartter)症候群	34	バーター(Bartter)症候群	30
15	腎尿管結石	35	腎尿管結石	17
16	慢性腎不全	36	慢性腎不全(腎腫瘍によるものに限る。)	49
		37	慢性腎不全(急性尿細管壊死または腎虚血によるものに限る。)	48
17	腎奇形	38	多発性嚢胞腎	10
		39	低形成腎	11
		40	腎無形成	8
		41	ポッター(Potter)症候群	12
		42	多嚢胞性異形成腎	9
		43	寡巨大糸球体症	6
		44	鰓耳腎症候群	7
		45	38から44までに掲げるもののほか、腎奇形	13
18	尿路奇形	46	閉塞性尿路疾患	19
		47	膀胱尿管逆流(下部尿路の閉塞性尿路疾患による場合を除く。)	20
		48	46及び47に掲げるもののほか、尿路奇形	21
19	萎縮腎(尿路奇形が原因のものを除く。)	49	萎縮腎(尿路奇形が原因のものを除く。)	2
20	ファンコーニ(Fanconi)症候群	50	ファンコーニ(Fanconi)症候群	31
21	ロウ(Lowe)症候群	51	ロウ(Lowe)症候群	51

3　慢性呼吸器疾患

大分類		疾病名		告示番号
1	気道狭窄	1	気道狭窄	6
2	気管支喘息	2	気管支喘息	5
3	先天性中枢性低換気症候群	3	先天性中枢性低換気症候群	8
4	間質性肺疾患	4	特発性間質性肺炎	2
		5	先天性肺胞蛋白症(遺伝子異常が原因の間質性肺疾患を含む。)	1
		6	肺胞微石症	3
5	線毛機能不全症候群	7	線毛機能不全症候群(カルタゲナー(Kartagener)症候群を含む。)	10
6	嚢胞性線維症	8	嚢胞性線維症	12
7	気管支拡張症	9	気管支拡張症	4
8	特発性肺ヘモジデローシス	10	特発性肺ヘモジデローシス	11
9	慢性肺疾患	11	慢性肺疾患	14

大分類		疾病名		告示番号
10	閉塞性細気管支炎	12	閉塞性細気管支炎	13
11	先天性横隔膜ヘルニア	13	先天性横隔膜ヘルニア	7
12	先天性嚢胞性肺疾患	14	先天性嚢胞性肺疾患	9

4　慢性心疾患

大分類		疾病名		告示番号
1	洞不全症候群	1	洞不全症候群	72
2	モビッツ（Mobitz）2型ブロック	2	モビッツ（Mobitz）2型ブロック	96
3	完全房室ブロック	3	完全房室ブロック	9
4	脚ブロック	4	脚ブロック	13
5	多源性心室期外収縮	5	多源性心室期外収縮	67
6	上室頻拍	6	上室頻拍（WPW 症候群によるものに限る。）	26
		7	多源性心房頻拍	27
		8	6及び7に掲げるもののほか、上室頻拍	28
7	心室頻拍	9	ベラパミル感受性心室頻拍	33
		10	カテコラミン誘発多形性心室頻拍	32
		11	9及び10に掲げるもののほか、心室頻拍	34
8	心房粗動	12	心房粗動	47
9	心房細動	13	心房細動	46
10	心室細動	14	心室細動	30
11	QT 延長症候群	15	QT 延長症候群	14
12	肥大型心筋症	16	肥大型心筋症	88
13	不整脈源性右室心筋症	17	不整脈源性右室心筋症	91
14	心筋緻密化障害	18	心筋緻密化障害	29
15	拡張型心筋症	19	拡張型心筋症	4
16	拘束型心筋症	20	拘束型心筋症	20
17	心室瘤	21	心室瘤	35
18	心内膜線維弾性症	22	心内膜線維弾性症	45
19	心臓腫瘍	23	心臓腫瘍	36
20	慢性心筋炎	24	慢性心筋炎	93
21	慢性心膜炎	25	慢性心膜炎	94
22	収縮性心膜炎	26	収縮性心膜炎	25
23	先天性心膜欠損症	27	先天性心膜欠損症	53
24	乳児特発性僧帽弁腱索断裂	28	乳児特発性僧帽弁腱索断裂	76
25	冠動脈起始異常	29	左冠動脈肺動脈起始症	10
		30	右冠動脈肺動脈起始症	11
		31	29及び30に掲げるもののほか、冠動脈起始異常	12
26	川崎病性冠動脈瘤	32	川崎病性冠動脈瘤	5
27	冠動脈狭窄症（川崎病によるものを除く。）	33	冠動脈狭窄症（川崎病によるものを除く。）	6
28	虚血性心疾患	34	狭心症	15
		35	心筋梗塞	16
29	左心低形成症候群	36	左心低形成症候群	22

大分類		疾病名		告示番号
30	単心室症	37	単心室症	68
31	三尖弁閉鎖症	38	三尖弁閉鎖症	24
32	肺動脈閉鎖症	39	心室中隔欠損を伴う肺動脈閉鎖症	84
		40	心室中隔欠損を伴わない肺動脈閉鎖症	85
33	ファロー(Fallot)四徴症	41	ファロー(Fallot)四徴症	89
34	両大血管右室起始症	42	タウジッヒ・ビング (Taussig-Bing) 奇形	97
		43	両大血管右室起始症(タウジッヒ・ビング(Taussig-Bing) 奇形を除く。)	98
35	両大血管左室起始症	44	両大血管左室起始症	99
36	完全大血管転位症	45	完全大血管転位症	8
37	先天性修正大血管転位症	46	先天性修正大血管転位症	52
38	エプスタイン(Ebstein)病	47	エプスタイン (Ebstein) 病	3
39	総動脈幹遺残症	48	総動脈幹遺残症	54
40	大動脈肺動脈窓	49	大動脈肺動脈窓	63
41	三心房心	50	三心房心	23
42	動脈管開存症	51	動脈管開存症	73
43	心房中隔欠損症	52	単心房症	49
		53	二次孔型心房中隔欠損症	50
		54	静脈洞型心房中隔欠損症	48
		55	不完全型房室中隔欠損症(不完全型心内膜床欠損症)	51
44	完全型房室中隔欠損症	56	完全型房室中隔欠損症(完全型心内膜床欠損症)	7
45	心室中隔欠損症	57	心室中隔欠損症	31
46	肺静脈還流異常症	58	総肺静脈還流異常症	77
		59	部分肺静脈還流異常症	78
47	肺静脈狭窄症	60	肺静脈狭窄症	79
48	左室右房交通症	61	左室右房交通症	21
49	右室二腔症	62	右室二腔症	2
50	肺動脈弁下狭窄症	63	肺動脈弁下狭窄症	86
51	大動脈弁下狭窄症	64	大動脈弁下狭窄症	64
52	肺動脈狭窄症	65	肺動脈弁上狭窄症	80
		66	末梢性肺動脈狭窄症	81
53	肺動脈弁欠損	67	肺動脈弁欠損	87
54	肺動脈上行大動脈起始症	68	肺動脈上行大動脈起始症	82
55	一側肺動脈欠損	69	一側肺動脈欠損	1
56	大動脈狭窄症	70	大動脈縮窄症	59
		71	大動脈縮窄複合	60
		72	大動脈弁上狭窄症	61
		73	ウィリアムズ(Williams)症候群	58
		74	70から73までに掲げるもののほか、大動脈狭窄症	62
57	大動脈弓閉塞症	75	大動脈弓離断複合	57
		76	大動脈弓閉塞症(大動脈弓離断複合を除く。)	56
58	血管輪	77	重複大動脈弓症	18
		78	左肺動脈右肺動脈起始症	17

	大分類		疾病名	告示番号
58	血管輪	79	77及び78に掲げるもののほか、血管輪	19
59	大動脈瘤	80	バルサルバ(Valsalva)洞動脈瘤	66
		81	大動脈瘤(バルサルバ(Valsalva)洞動脈瘤を除く。)	65
60	動静脈瘻	82	肺動静脈瘻	70
		83	冠動脈瘻	69
		84	82 及び 83 に掲げるもののほか、動静脈瘻	71
61	肺動脈性肺高血圧症	85	肺動脈性肺高血圧症	83
62	慢性肺性心	86	慢性肺性心	95
63	心臓弁膜症	87	三尖弁狭窄症	37
		88	三尖弁閉鎖不全症	38
		89	僧帽弁狭窄症	39
		90	僧帽弁閉鎖不全症	40
		91	肺動脈弁狭窄症	43
		92	肺動脈弁閉鎖不全症	44
		93	大動脈弁狭窄症	41
		94	大動脈弁閉鎖不全症	42
64	僧帽弁弁上輪	95	僧帽弁弁上輪	55
65	内臓錯位症候群	96	無脾症候群	75
		97	多脾症候群	74
66	フォンタン(Fontan)術後症候群	98	フォンタン(Fontan)術後症候群	90
67	ホルト・オーラム (Holt-Oram) 症候群	99	ホルト・オーラム (Holt-Oram) 症候群	92

5 内分泌疾患

	大分類		疾病名	告示番号
1	下垂体機能低下症	1	先天性下垂体機能低下症	5
		2	後天性下垂体機能低下症	4
2	下垂体性巨人症	3	下垂体性巨人症	6
3	先端巨大症	4	先端巨大症	55
4	成長ホルモン分泌不全性低身長症	5	成長ホルモン(GH)分泌不全性低身長症(脳の器質的原因によるものに限る。)	45
		6	成長ホルモン(GH)分泌不全性低身長症(脳の器質的原因によるものを除く。)	46
5	成長ホルモン不応性症候群	7	インスリン様成長因子 1(IGF-1)不応症	43
		8	成長ホルモン不応性症候群(インスリン様成長因子 1(IGF-1)不応症を除く。)	44
6	高プロラクチン血症	9	高プロラクチン血症	33
7	抗利尿ホルモン(ADH)不適切分泌症候群	10	抗利尿ホルモン(ADH)不適切分泌症候群	34
8	尿崩症	11	中枢性尿崩症	75
		12	口渇中枢障害を伴う高ナトリウム血症(本態性高ナトリウム血症)	73
		13	腎性尿崩症	74
9	中枢性塩喪失症候群	14	中枢性塩喪失症候群	67

大分類		疾病名		告示番号
10	甲状腺機能亢進症	15	バセドウ(Basedow)病	24
		16	甲状腺機能亢進症(バセドウ(Basedow)病を除く。)	23
11	甲状腺機能低下症	17	異所性甲状腺	28
		18	無甲状腺症	30
		19	甲状腺刺激ホルモン(TSH)分泌低下症(先天性に限る。)	29
		20	17から19までに掲げるもののほか、先天性甲状腺機能低下症	31
		21	橋本病	26
		22	萎縮性甲状腺炎	25
		23	21及び22に掲げるもののほか、後天性甲状腺機能低下症	27
12	甲状腺ホルモン不応症	24	甲状腺ホルモン不応症	32
13	腺腫様甲状腺腫	25	腺腫様甲状腺腫	54
14	副甲状腺機能亢進症	26	副甲状腺機能亢進症	78
15	副甲状腺機能低下症	27	副甲状腺欠損症	80
		28	副甲状腺機能低下症(副甲状欠損症を除く。)	79
16	自己免疫性多内分泌腺症候群	29	自己免疫性多内分泌腺症候群1型	35
		30	自己免疫性多内分泌腺症候群2型	36
17	偽性副甲状腺機能低下症	31	偽性偽性副甲状腺機能低下症	8
		32	偽性副甲状腺機能低下症(偽性偽性副甲状腺機能低下症を除く。)	9
18	クッシング(Cushing)症候群	33	クッシング(Cushing)病	11
		34	異所性副腎皮質刺激ホルモン(ACTH) 産生症候群	10
		35	副腎腺腫	12
		36	副腎皮質結節性過形成	13
		37	33から36までに掲げるもののほか、クッシング(Cushing)症候群	14
19	慢性副腎皮質機能低下症	38	副腎皮質刺激ホルモン(ACTH)単独欠損症	83
		39	副腎皮質刺激ホルモン(ACTH)不応症	84
		40	先天性副腎低形成症	82
		41	グルココルチコイド抵抗症	81
		42	38から41までに掲げるもののほか、慢性副腎皮質機能低下症(アジソン(Addison)病を含む。)	85
20	アルドステロン症	43	アルドステロン症	1
21	見かけの鉱質コルチコイド過剰症候群(AME症候群)	44	見かけの鉱質コルチコイド過剰症候群(AME症候群)	86
22	リドル(Liddle)症候群	45	リドル(Liddle)症候群	87
23	低アルドステロン症	46	低レニン性低アルドステロン症	69
		47	アルドステロン合成酵素欠損症	68
		48	46及び47に掲げるもののほか、低アルドステロン症	70
24	偽性低アルドステロン症	49	偽性低アルドステロン症	7

大分類		疾病名		告示番号
25	先天性副腎過形成症	50	リポイド副腎過形成症	61
		51	3β-ヒドロキシステロイド脱水素酵素欠損症	57
		52	11β-水酸化酵素欠損症	56
		53	17α-水酸化酵素欠損症	58
		54	21-水酸化酵素欠損症	59
		55	P450酸化還元酵素欠損症	60
		56	50から55までに掲げるもののほかの、先天性副腎過形成症	62
26	思春期早発症	57	ゴナドトロピン依存性思春期早発症	37
		58	ゴナドトロピン非依存性思春期早発症	38
27	エストロゲン過剰症(思春期早発症を除く。)	59	エストロゲン過剰症(57 及び 58 を除く。)	3
28	アンドロゲン過剰症(思春期早発症を除く。)	60	アンドロゲン過剰症(57 及び 58 を除く。)	2
29	低ゴナドトロピン性性腺機能低下症	61	カルマン(Kallmann)症候群	71
		62	低ゴナドトロピン性性腺機能低下症 (61 を除く。)	72
30	高ゴナドトロピン性性腺機能低下症	63	精巣形成不全	20
		64	卵巣形成不全	21
		65	63及び64に掲げるもののほか、高ゴナドトロピン性性腺機能低下症	22
31	性分化疾患	66	卵精巣性性分化疾患	53
		67	混合性性腺異形成症	51
		68	5α-還元酵素欠損症	49
		69	17β-ヒドロキシステロイド脱水素酵素欠損症	48
		70	アンドロゲン不応症	47
		71	68から70までに掲げるもののほか、46,XY性分化疾患	50
		72	46,XX性分化疾患	52
32	消化管ホルモン産生腫瘍	73	VIP産生腫瘍	42
		74	ガストリノーマ	40
		75	カルチノイド症候群	41
33	グルカゴノーマ	76	グルカゴノーマ	15
34	高インスリン血性低血糖症	77	インスリノーマ	17
		78	先天性高インスリン血症	18
		79	77及び78に掲げるもののほか、高インスリン血性低血糖症	19
35	ビタミンD依存性くる病	80	ビタミンD依存性くる病	76
36	ビタミンD抵抗性骨軟化症	81	ビタミンD抵抗性骨軟化症	77
37	原発性低リン血症性くる病	82	原発性低リン血症性くる病	16
38	脂肪異栄養症(脂肪萎縮症)	83	脂肪異栄養症(脂肪萎縮症)	39

大分類			疾病名	告示番号
39	多発性内分泌腫瘍	84	多発性内分泌腫瘍1型（ウェルマー(Wermer)症候群）	64
		85	多発性内分泌腫瘍2型（シップル（Sipple)症候群）	65
		86	84及び85に掲げるもののほか、多発性内分泌腫瘍	66
40	多嚢胞性卵巣症候群	87	多嚢胞性卵巣症候群	63
41	内分泌疾患を伴うその他の症候群	88	ターナー(Turner)症候群	88
		89	プラダー・ウィリ(Prader-Willi)症候群	91
		90	マッキューン・オルブライト(McCune-Albright)症候群	92
		91	ヌーナン(Noonan)症候群	89
		92	バルデー・ビードル(Bardet-Biedl）症候群	90

6　膠原病

大分類			疾病名	告示番号
1	膠原病疾患	1	若年性特発性関節炎	8
		2	全身性エリテマトーデス	9
		3	皮膚筋炎/多発性筋炎	10
		4	シェーグレン(Sjögren)症候群	7
		5	抗リン脂質抗体症候群	6
		6	ベーチェット(Behcet)病	11
2	血管炎症候群	7	高安動脈炎(大動脈炎症候群)	4
		8	多発血管炎性肉芽腫症	5
		9	結節性多発血管炎(結節性多発動脈炎)	1
		10	顕微鏡的多発血管炎	2
		11	好酸球性多発血管炎性肉芽腫症	3
3	再発性多発軟骨炎	12	再発性多発軟骨炎	12
4	皮膚・結合組織疾患	13	全身性強皮症	23
		14	混合性結合組織病	24
5	自己炎症性疾患	15	家族性地中海熱	14
		16	クリオピオン関連周期熱症候群	16
		17	TNF受容体関連周期性症候群	18
		18	ブラウ(Blau)症候群/若年発症サルコイドーシス	20
		19	中條・西村症候群	19
		20	高IgD症候群(メバロン酸キナーゼ欠損症)	17
		21	化膿性無菌性関節炎･壊疽性膿皮症･アクネ症候群	15
		22	慢性再発性多発性骨髄炎	21
		23	インターロイキンI受容体拮抗分子欠損症	13
		24	15から23に掲げるもののほか、自己炎症性疾患	22

7　糖尿病

	大分類		疾病名	告示番号
1	糖尿病	1	1型糖尿病	1
		2	2型糖尿病	6
		3	若年発症成人型糖尿病(MODY)	4
		4	新生児糖尿病	5
		5	インスリン受容体異常症	2
		6	脂肪萎縮性糖尿病	3
		7	1から6までに掲げるもののほか、糖尿病	7

8　先天性代謝異常

	大分類		疾病名	告示番号
1	アミノ酸代謝異常症	1	フェニルケトン尿症(高フェニルアラニン血症)	17
		2	高チロシン血症1型	8
		3	高チロシン血症2型	9
		4	高チロシン血症3型	10
		5	高プロリン血症	11
		6	プロリダーゼ欠損症	18
		7	メープルシロップ尿症	20
		8	ホモシスチン尿症	19
		9	高メチオニン血症	12
		10	非ケトーシス型高グリシン血症	16
		11	N-アセチルグルタミン酸合成酵素欠損症	3
		12	カルバミルリン酸合成酵素欠損症	5
		13	オルニチントランスカルバミラーゼ欠損症	4
		14	アルギニノコハク酸合成酵素欠損症(シトルリン血症)	1
		15	アルギニノコハク酸尿症	2
		16	高アルギニン血症	6
		17	シトリン欠損症	14
		18	高オルニチン血症	7
		19	ハートナップ(Hartnup)病	15
		20	リジン尿性蛋白不耐症	21
		21	シスチン尿症	13
		22	1から21に掲げるもののほか、アミノ酸代謝異常症	22
2	有機酸代謝異常症	23	メチルマロン酸血症	109
		24	プロピオン酸血症	106
		25	β-ケトチオラーゼ欠損症	107
		26	イソ吉草酸血症	95
		27	3-メチルクロトニルCoAカルボキシラーゼ欠損症	103
		28	メチルグルタコン酸尿症	108
		29	3-ヒドロキシ-3-メチルグルタル酸血症	102

大分類		疾病名		告示番号
2	有機酸代謝異常症	30	3-ヒドロキシ-3-メチルグルタリルCoA合成酵素欠損症	101
		31	スクシニル -CoA:3- ケト酸 CoA トランスフェラーゼ (SCOT) 欠損症	100
		32	複合カルボキシラーゼ欠損症	105
		33	グルタル酸血症1型	97
		34	グルタル酸血症2型	98
		35	原発性高シュウ酸尿症	99
		36	アルカプトン尿症	94
		37	グリセロール尿症	96
		38	先天性胆汁酸代謝異常症	104
		39	23から38までに掲げるもののほか、有機酸代謝異常症	110
3	脂肪酸代謝異常症	40	全身性カルニチン欠損症	46
		41	カルニチンパルミトイルトランスフェラーゼⅠ欠損症	41
		42	カルニチンパルミトイルトランスフェラーゼⅡ欠損症	42
		43	カルニチンアシルカルニチントランスロカーゼ欠損症	40
		44	極長鎖アシルCoA脱水素酵素欠損症	43
		45	中鎖アシルCoA脱水素酵素欠損症	48
		46	短鎖アシルCoA脱水素酵素欠損症	47
		47	三頭酵素欠損症	44
		48	3-ヒドロキシアシルCoA脱水素酵素欠損症	45
		49	40から48までに掲げるもののほか、脂肪酸代謝異常症	49
4	ミトコンドリア病	50	ピルビン酸脱水素酵素複合体欠損症	87
		51	ピルビン酸カルボキシラーゼ欠損症	86
		52	フマラーゼ欠損症	88
		53	スクシニル-CoAリガーゼ欠損症	85
		54	ミトコンドリア呼吸鎖複合体欠損症	89
		55	ミトコンドリアDNA枯渇症候群	91
		56	ミトコンドリアDNA突然変異(リー(Leigh)症候群、MELAS及びMERRFを含む。)	92
		57	ミトコンドリアDNA欠失(カーンズ・セイヤー(Kearns-Sayre)症候群を含む。)	90
		58	50から57までに掲げるもののほか、ミトコンドリア病	93
5	糖質代謝異常症	59	遺伝性フルクトース不耐症	57
		60	ガラクトース-1-リン酸ウリジルトランスフェラーゼ欠損症	59
		61	ガラクトキナーゼ欠損症	60
		62	ウリジル二リン酸ガラクトース-4-エピメラーゼ欠損症	58
		63	フルクトース-1,6-ビスホスファターゼ欠損症	70
		64	ホスホエノールピルビン酸カルボキシキナーゼ欠損症	71

大分類		疾病名		告示番号
5	糖質代謝異常症	65	グリコーゲン合成酵素欠損症(糖原病0型)	61
		66	糖原病Ⅰ型	63
		67	糖原病Ⅲ型	64
		68	糖原病Ⅳ型	65
		69	糖原病Ⅴ型	66
		70	糖原病Ⅵ型	67
		71	糖原病Ⅶ型	68
		72	糖原病Ⅸ型	69
		73	グルコーストランスポーター1(GLUT1)欠損症	62
		74	59から73までに掲げるもののほか、糖質代謝異常症	72
6	ライソゾーム病	75	ムコ多糖症Ⅰ型	129
		76	ムコ多糖症Ⅱ型	130
		77	ムコ多糖症Ⅲ型	131
		78	ムコ多糖症Ⅳ型	132
		79	ムコ多糖症Ⅵ型	133
		80	ムコ多糖症Ⅶ型	134
		81	フコシドーシス	125
		82	マンノシドーシス	128
		83	アスパルチルグルコサミン尿症	111
		84	シアリドーシス	117
		85	ガラクトシアリドーシス	113
		86	GM1-ガングリオシドーシス	118
		87	GM2-ガングリオシドーシス	119
		88	異染性白質ジストロフィー	112
		89	ニーマン・ピック(Niemann-Pick)病	122
		90	ゴーシェ(Gaucher)病	115
		91	ファブリー(Fabry)病	124
		92	クラッベ(Krabbe)病	114
		93	ファーバー(Farber)病	123
		94	マルチプルスルファターゼ欠損症	127
		95	ムコリピドーシスⅡ型(I-cell病)	135
		96	ムコリピドーシスⅢ型	136
		97	ポンペ(Pompe)病	126
		98	酸性リパーゼ欠損症	116
		99	シスチン症	120
		100	遊離シアル酸蓄積症	137
		101	神経セロイドリポフスチン症	121
		102	75から101までに掲げるもののほか、ライソゾーム病	138
7	ペルオキシソーム病	103	ペルオキシソーム形成異常症	82
		104	副腎白質ジストロフィー	81
		105	レフサム(Refsum)病	83
		106	103から105までに掲げるもののほか、ペルオキシソーム病	84

大分類		疾病名		告示番号
8	金属代謝異常症	107	ウィルソン(Wilson)病	25
		108	メンケス(Menkes)病	29
		109	オクシピタル・ホーン症候群	26
		110	無セルロプラスミン血症	28
		111	亜硫酸酸化酵素欠損症	24
		112	先天性陽性肢端皮膚炎	27
		113	107 から 112 までに掲げるもののほか、金属代謝異常症	30
9	プリンピリミジン代謝異常症	114	ヒポキサンチングアニンホスホリボシルトランスフェラーゼ欠損症(レッシュ・ナイハン(Lesch-Nyhan)症候群)	79
		115	アデニンホスホリボシルトランスフェラーゼ欠損症	75
		116	キサンチン尿症	77
		117	尿酸トランスポーター異常症	78
		118	オロト酸尿症	76
		119	114から118までに掲げるもののほか、プリンピリミジン代謝異常症	80
10	ビタミン代謝異常症	120	先天性葉酸吸収不全症	73
		121	120に掲げるもののほか、ビタミン代謝異常症	74
11	神経伝達物質異常症	122	ビオプテリン代謝異常症	54
		123	チロシン水酸化酵素欠損症	52
		124	芳香族L-アミノ酸脱炭酸酵素欠損症	55
		125	ドーパミンβ-水酸化酵素欠損症	53
		126	GABAアミノ基転移酵素欠損症	50
		127	コハク酸セミアルデヒド脱水素酵素欠損症	51
		128	122 から 127 までに掲げるもののほか、神経伝達物質異常症	56
12	脂質代謝異常症	129	原発性高カイロミクロン血症	36
		130	家族性高コレステロール血症	34
		131	家族性複合型高脂質血症	35
		132	無β-リポタンパク血症	38
		133	高比重リポタンパク(HDL)欠乏症	37
		134	129から133までに掲げるもののほか、脂質代謝異常症	39
13	結合組織異常症	135	エーラス・ダンロス(Ehlers-Danlos)症候群	31
		136	リポイドタンパク症	32
		137	135及び136に掲げるもののほか、結合組織異常症	33
14	α1-アンチトリプシン欠損症	138	α1-アンチトリプシン欠損症	23

9　血液疾患

	大分類		疾病名	告示番号
1	巨赤芽球性貧血	1	巨赤芽球性貧血	10
2	赤芽球癆	2	後天性赤芽球癆	26
		3	先天性赤芽球癆(ダイアモンド･ブラックファン(Diamond-Blackfan)貧血)	27
3	先天性赤血球形成異常性貧血	4	先天性赤血球形成異常性貧血	43
4	鉄芽球性貧血	5	鉄芽球性貧血	46
5	無トランスフェリン血症	6	無トランスフェリン血症	50
6	自己免疫性溶血性貧血	7	寒冷凝集素症	21
		8	発作性寒冷ヘモグロビン尿症	22
		9	7及び8に掲げるもののほか、自己免疫性溶血性貧血(AIHAを含む。)	23
7	発作性夜間ヘモグロビン尿症	10	発作性夜間ヘモグロビン尿症	48
8	遺伝性溶血性貧血	11	遺伝性球状赤血球症	1
		12	口唇赤血球症	4
		13	鎌状赤血球症	2
		14	不安定ヘモグロビン症	7
		15	サラセミア	5
		16	グルコース-6-リン酸脱水素酵素欠乏症	3
		17	ピルビン酸キナーゼ欠乏性貧血	6
		18	11から17までに掲げるもののほか、遺伝性溶血性貧血	8
9	溶血性貧血(脾機能亢進症によるものに限る。)	19	溶血性貧血(脾機能亢進症によるものに限る。)	52
10	微小血管障害性溶血性貧血	20	微小血管障害性溶血性貧血	47
11	真性多血症	21	真性多血症	25
12	家族性赤血球増加症	22	家族性赤血球増加症	9
13	血小板減少性紫斑病	23	免疫性血小板減少性紫斑病	16
		24	23に掲げるもののほか、血小板減少性紫斑病	17
14	血栓性血小板減少性紫斑病	25	血栓性血小板減少性紫斑病	18
15	血小板減少症(脾機能亢進症によるものに限る。)	26	血小板減少症(脾機能亢進症によるものに限る。)	15
16	先天性骨髄不全症候群	27	先天性無巨核球性血小板減少症	41
		28	ファンコニ(Fanconi)貧血	42
17	周期性血小板減少症	29	周期性血小板減少症	24
18	メイ・ヘグリン(May-Hegglin)異常症	30	メイ・ヘグリン(May-Hegglin)異常症	51
19	本態性血小板血症	31	本態性血小板血症	49
20	血小板機能異常症	32	ベルナール・スーリエ(Bernard-Soulier)症候群	13
		33	血小板無力症	12
		34	血小板放出機構異常症	11
		35	32から34までに掲げるもののほか、血小板機能異常症	14

大分類		疾病名		告示番号
21	先天性血液凝固因子異常	36	先天性フィブリノーゲン欠乏症	31
		37	先天性プロトロンビン欠乏症	32
		38	第V因子欠乏症	33
		39	第VII因子欠乏症	34
		40	血友病A	29
		41	血友病B	30
		42	第X因子欠乏症	35
		43	第XI因子欠乏症	36
		44	第XII因子欠乏症	37
		45	第XIII因子欠乏症	38
		46	フォンウィルブランド(vonWillebrand)病	39
		47	36から46までに掲げるもののほか、先天性血液凝固因子異常	40
22	先天性プロテインC欠乏症	48	先天性プロテインC欠乏症	44
23	先天性プロテインS欠乏症	49	先天性プロテインS欠乏症	45
24	先天性アンチトロンビン欠乏症	50	先天性アンチトロンビン欠乏症	28
25	骨髄線維症	51	骨髄線維症	19
26	再生不良性貧血	52	再生不良性貧血	20

10　免疫疾患

大分類		疾病名		告示番号
1	複合免疫不全症	1	X連鎖重症複合免疫不全症	30
		2	細網異形成症	32
		3	アデノシンデアミナーゼ(ADA)欠損症	29
		4	オーメン(Omenn)症候群	31
		5	プリンヌクレオシドホスホリラーゼ欠損症	35
		6	CD8欠損症	34
		7	ZAP-70欠損症	33
		8	MHC クラスI欠損症	36
		9	MHC クラスII欠損症	37
		10	1から9までに掲げるもののほか、複合免疫不全症	38
2	免疫不全を伴う特徴的な症候群	11	ウィスコット・オルドリッチ(Wiskott-Aldrich)症候群	46
		12	毛細血管拡張性運動失調症	55
		13	ナイミーヘン(Nijmegen)染色体不安定症候群	52
		14	ブルーム(Bloom)症候群	54
		15	ICF症候群	45
		16	PMS2異常症	53
		17	RIDDLE症候群	56
		18	シムケ(Schimke)症候群	50

大分類			疾病名	告示番号
2	免疫不全を伴う特徴的な症候群	19	胸腺低形成（ディ・ジョージ（DIGeorge）症候群／22q11.2 欠失症候群）	48
		20	高IgE症候群	49
		21	肝中心静脈閉鎖症を伴う免疫不全症	47
		22	先天性角化異常症	51
3	液性免疫不全を主とする疾患	23	X連鎖無ガンマグロブリン血症	2
		24	分類不能型免疫不全症	7
		25	高IgM症候群	3
		26	lgGサブクラス欠損症	1
		27	選択的lgA欠損	4
		28	特異抗体産生不全症	5
		29	乳児一過性低ガンマグロブリン血症	6
		30	23 から 29 までに掲げるもののほか、液性免疫不全を主とする疾患	8
4	免疫調節障害	31	チェディアック・東（Chédiak-Higashi）症候群	43
		32	X 連鎖リンパ増殖症候群	41
		33	自己免疫性リンパ増殖症候群（ALPS）	42
		34	31 から 33 までに掲げるもののほか、免疫調節障害	44
5	原発性食細胞機能不全症および欠損症	35	重症先天性好中球減少症	10
		36	周期性好中球減少症	9
		37	35 及び 36 に掲げるもののほか、慢性の経過をたどる好中球減少症	11
		38	白血球接着不全症	13
		39	シュワッハマン・ダイアモンド（Shwachman-Diamond）症候群	12
		40	慢性肉芽腫症	14
		41	ミエロペルオキシダーゼ欠損症	15
		42	メンデル遺伝型マイコバクテリア易感染症	16
		43	38 から 42 までに掲げるもののほか、白血球機能異常	17
6	自然免疫異常	44	免疫不全を伴う無汗性外胚葉形成異常症	24
		45	IRAK4 欠損症	21
		46	MyD88 欠損症	23
		47	慢性皮膚粘膜カンジダ症	22
		48	44 から 47 までに掲げるもののほか、自然免疫異常	25
7	先天性補体欠損症	49	先天性補体欠損症	27
		50	遺伝性血管性浮腫（CI インヒビター欠損症）	26
		51	49 及び 50 に掲げるもののほか、先天性補体欠損症	28
8	好酸球増加症	52	好酸球増加症	18
9	慢性活動性 EB ウイルス感染症	53	慢性活動性 EB ウイルス感染症	40
10	後天性免疫不全症	54	後天性免疫不全症候群（HIV 感染によるものに限る。）	19
		55	後天的な免疫系障害による免疫不全症	20
11	慢性移植片対宿主病	56	慢性移植片対宿主病	39

11　神経・筋疾患

大分類		疾病名		告示番号
1	脊髄髄膜瘤	1	髄膜脳瘤	38
		2	脊髄髄膜瘤	39
		3	脊髄脂肪腫	37
2	仙尾部奇形腫	4	仙尾部奇形腫	54
3	脳形成障害	5	滑脳症	81
		6	裂脳症	89
		7	全前脳胞症	84
		8	中隔視神経形成異常症(ドモルシア(De Morsier)症候群)	87
		9	ダンディー・ウォーカー(Dandy-Walker)症候群	86
		10	先天性水頭症	85
		11	巨脳症－毛細血管奇形症候群	83
		12	CASK 異常症	82
		13	片側巨脳症	88
4	ジュベール(Joubert)症候群関連疾患	14	ジュベール(Joubert)症候群関連疾患	21
5	レット(Rett)症候群	15	レット(Rett)症候群	100
6	神経皮膚症候群	16	結節性硬化症	24
		17	神経皮膚黒色症	26
		18	ゴーリン(Gorlin)症候群(基底細胞母斑症候群)	25
		19	フォンヒッペル・リンドウ(von Hippel-Lindau)病	28
		20	スタージ・ウェーバー症候群	27
7	早老症	21	ウェルナー(Werner)症候群	56
		22	コケイン(Cockayne)症候群	57
		23	ハッチンソン・ギルフォード(Hutchinson-Gilford)症候群	58
8	遺伝子異常による白質脳症	24	カナバン(Canavan)病	3
		25	アレキサンダー(Alexander)病	2
		26	先天性大脳白質形成不全症	4
		27	皮質下嚢胞をもつ大頭型白質脳症	6
		28	白質消失病	5
9	ATR-X 症候群	29	ATR-X症候群	8
10	脆弱 X 症候群	30	脆弱X症候群	35
11	DDX3X 関連神経発達異常症	31	DDX3X関連神経発達異常症	60
12	糖蛋白代謝障害	32	先天性グリコシル化異常症	61
		33	先天性グリコシルホスファチジル イノシトール(GPI) 欠損症	62
13	脳クレアチン欠乏症候群	34	脳クレアチン欠乏症候群	80
14	頭蓋骨縫合早期癒合症	35	非症候性頭蓋骨縫合早期癒合症	33
		36	アペール(Apert)症候群	31
		37	クルーゾン(Crouzon)病	32
		38	35から37までに掲げるもののほか、重度の頭蓋骨早期癒合症	34
15	もやもや病	39	もやもや病	98
16	脳動静脈奇形	40	脳動静脈奇形	90

	大分類		疾病名	告示番号
17	海綿状血管腫(脳脊髄)	41	海綿状血管腫(脳脊髄)	9
18	脊髄性筋萎縮症	42	脊髄性筋萎縮症	40
19	先天性ニューロパチー	43	先天性無痛無汗症	46
		44	遺伝性運動感覚ニューロパチー	45
20	筋ジストロフィー	45	デュシェンヌ(Duchenne)型筋ジストロフィー	14
		46	エメリー・ドレイフス (Emery-Dreifuss) 型筋ジストロフィー	11
		47	肢帯型筋ジストロフィー	13
		48	顔面肩甲上腕型筋ジストロフィー	12
		49	福山型先天性筋ジストロフィー	15
		50	メロシン欠損型先天性筋ジストロフィー	16
		51	ウルリヒ (Ullrich) 型先天性筋ジストロフィー(類縁疾患を含む。)	10
		52	45から51に掲げるもののほか、筋ジストロフィー	17
21	先天性ミオパチー	53	ミオチュブラーミオパチー	51
		54	先天性筋線維不均等症	47
		55	ネマリンミオパチー	49
		56	セントラルコア病	48
		57	マルチコア病	50
		58	ミニコア病	52
		59	53 から 58 までに掲げるもののほか、先天性ミオパチー	53
22	シュワルツ・ヤンペル (Schwartz-Jampel) 症候群	60	シュワルツ・ヤンペル (Schwartz-Jampel) 症候群	22
23	難治性てんかん脳症	61	乳児重症ミオクロニーてんかん	71
		62	点頭てんかん(ウエスト(West)症候群)	70
		63	レノックス・ガストー(Lennox-Gastaut)症候群	77
		64	アイカルディ (Aicardi) 症候群	63
		65	大田原症候群	64
		66	環状20番染色体症候群	65
		67	GRIN2B関連神経発達異常症	66
		68	視床下部過誤腫症候群	67
		69	徐波睡眠期持続性棘徐波を示すてんかん性脳症	68
		70	早期ミオクロニー脳症	69
		71	PCDH19関連症候群	72
		72	PURA関連神経発達異常症	73
		73	ミオクロニー欠神てんかん	74
		74	ミオクロニー脱力発作を伴うてんかん	75
		75	遊走性焦点発作を伴う乳児てんかん	76
24	ビタミン B6 依存性てんかん	76	ビタミンB6依存性てんかん	94
25	早産児ビリルビン脳症	77	早産児ビリルビン脳症	55
26	進行性ミオクローヌスてんかん	78	ウンフェルリヒト・ルントボルク(Unverricht-Lundborg)病	29
		79	ラフォラ(Lafora)病	30
27	脊髄小脳変性症	80	脊髄小脳変性症	36

大分類		疾病名		告示番号
28	小児交互性片麻痺	81	小児交互性片麻痺	23
29	変形性筋ジストニー	82	変形性筋ジストニー	96
		83	瀬川病	95
30	脳の鉄沈着を伴う神経変性疾患	84	パントテン酸キナーゼ関連神経変性症	93
		85	乳児神経軸索ジストロフィー	92
		86	WDR45 関連神経変性症	91
31	乳児両側線条体壊死	87	乳児両側線条体壊死	79
32	先天性感染症	88	先天性ヘルペスウイルス感染症	44
		89	先天性風疹症候群	43
		90	先天性サイトメガロウイルス感染症	41
		91	先天性トキソプラズマ感染症	42
33	エカルディ・グティエール (Aicardi-Goutieres) 症候群	92	エカルディ・グティエール(Aicardi-Goutieres)症候群	7
34	亜急性硬化性全脳炎	93	亜急性硬化性全脳炎	1
35	ラスムッセン(Rasmussen)脳炎	94	ラスムッセン(Rasmussen)脳炎	99
36	痙攣重積型急性脳症	95	痙攣重積型(二相性)急性脳症	18
37	自己免疫介在性脳炎・脳症	96	自己免疫介在性脳炎・脳症	19
38	難治頻回部分発作重積型急性脳炎	97	難治頻回部分発作重積型急性脳炎	78
39	多発性硬化症	98	多発性硬化症	59
40	慢性炎症性脱髄性多発神経炎	99	慢性炎症性脱髄性多発神経炎	97
41	重症筋無力症	100	重症筋無力症	20

12 慢性消化器疾患

大分類		疾病名		告示番号
1	難治性下痢症	1	乳糖不耐症	28
		2	ショ糖イソ麦芽糖分解酵素欠損症	25
		3	先天性グルコース・ガラクトース吸収不良症	26
		4	エンテロキナーゼ欠損症	24
		5	アミラーゼ欠損症	23
		6	リパーゼ欠損症	30
		7	微絨毛封入体病	29
		8	腸リンパ管拡張症	27
2	ポリポーシス	9	家族性腺腫性ポリポーシス	39
		10	若年性ポリポーシス	40
		11	ポイツ・ジェガース(Peutz-Jeghers)症候群	41
		12	カウデン(Cowden)症候群	38
3	周期性嘔吐症候群	13	周期性嘔吐症候群	19
4	炎症性腸疾患(自己免疫性腸症を含む)	14	潰瘍性大腸炎	1
		15	クローン(Crohn)病	2
		16	早期発症型炎症性腸疾患	4
		17	自己免疫性腸症(IPEX 症候群を含む。)	3
5	非特異性多発性小腸潰瘍症	18	非特異性多発性小腸潰瘍症	33
6	急性肝不全(昏睡型)	19	急性肝不全(昏睡型)	17

大分類		疾病名		告示番号
7	免疫性肺疾患	20	新生児ヘモクロマトーシス	44
		21	自己免疫性肝炎	43
		22	原発性硬化性胆管炎	42
8	肝内胆汁うっ滞性疾患	23	胆道閉鎖症	16
		24	アラジール(Alagille)症候群	11
		25	肝内胆管減少症	12
		26	進行性家族性肝内胆汁うっ滞症	13
		27	先天性多発肝内胆管拡張症(カロリ(Caroli)病)	14
		28	先天性胆道拡張症	15
9	肝硬変症	29	先天性肝線維症	10
		30	肝硬変症	9
10	肝血行異常症	31	門脈圧亢進症(バンチ(Banti)症候群を含む。)	7
		32	先天性門脈欠損症	6
		33	門脈・肝動脈瘻	8
11	クリグラー・ナジャー(Crigler-Najjar)症候群	34	クリグラー・ナジャー(Crigler-Najjar)症候群	18
12	難治性膵炎	35	遺伝性膵炎	31
		36	自己免疫性膵炎	32
13	短腸症	37	短腸症	22
14	ヒルシュスプルング(Hirschsprung)病及び類縁疾患	38	ヒルシュスプルング(Hirschsprung)病	36
		39	慢性特発性偽性腸閉塞症	37
		40	巨大膀胱短小結腸腸管蠕動不全症	34
		41	腸管神経節細胞僅少症	35
15	肝巨大血管腫	42	肝巨大血管腫	5
16	総排泄腔異常症	43	総排泄腔遺残	20
		44	総排泄腔外反症	21

13　染色体又は遺伝子に変化を伴う症候群

大分類		疾病名		告示番号
1	染色体又は遺伝子に変化を伴う症候群	1	コフィン・ローリー(Coffin-Lowry)症候群	15
		2	ソトス(Sotos)症候群	23
		3	スミス・マギニス(Smith-Magenis)症候群	20
		4	ルビンシュタイン・テイビ(Rubinstein-Taybi)症候群	34
		5	歌舞伎症候群	11
		6	ウィーバー(Weaver)症候群	9
		7	コルネリア・デランゲ(Cornellia de Lange)症候群	16
		8	ベックウィズ・ヴィーデマン(Beckwith-Wiedemann)症候群	29
		9	アンジェルマン(Angelman)症候群	1
		10	5p-症候群	2
		11	4p-症候群	6
		12	18トリソミー症候群	4
		13	13トリソミー症候群	3

大分類			疾病名	告示番号
		14	ダウン(Down)症候群	5
		15	9から14までに掲げるもののほか、常染色体異常(ウィリアムズ(Williams)症候群及びプラダー・ウィリ(Prader-Willi)症候群を除く。)	7
		16	CFC(cardio-facio-cutaneous)症候群	17
		17	マルファン(Marfan)症候群	30
		18	ロイス・ディーツ(Loeys-Dietz)症候群	35
		19	カムラティ・エンゲルマン(Camurati-Engelmann)症候群	12
		20	コステロ(Costello)症候群	13
		21	チャージ(CHARGE)症候群	25
		22	ハーラマン・ストライフ(Hallermann-Streiff)症候群	26
1	染色体又は遺伝子に変化を伴う症候群	23	色素失調症	18
		24	アントレー・ビクスラー症候群	8
		25	ファイファー症候群	28
		26	コフィン・シリス症候群	14
		27	シンプソン・ゴラビ・ベーメル症候群	19
		28	スミス・レムリ・オピッツ症候群	21
		29	メビウス症候群	31
		30	モワット・ウィルソン症候群	32
		31	ヤング・シンプソン症候群	33
		32	VATER 症候群	27
		33	MECP2 重複症候群	10
		34	武内・小崎症候群	24
		35	染色体又は遺伝子異常を伴い特徴的な形態的異常の組み合わせを呈する症候群(厚生労働省健康局長の定めるものに限る。)	22

14　皮膚疾患

大分類			疾病名	告示番号
1	眼皮膚白皮症(先天性白皮症)	1	眼皮膚白皮症(先天性白皮症)	1
		2	ケラチン症性魚鱗癬(表皮融解性魚鱗癬(優性/劣性)及び表在性表皮融解性魚鱗癬を含む。)	5
		3	常染色体劣性遺伝性魚鱗癬(道化師様魚鱗癬を除く。)	7
2	先天性魚鱗癬	4	道化師様魚鱗癬	8
		5	ネザートン(Netherton)症候群	9
		6	シェーグレン・ラルソン(Sjögren-Larsson)症候群	6
		7	2から6までに掲げるもののほか、先天性魚鱗癬	10
3	表皮水疱症	8	表皮水疱症	14
4	膿疱性乾癬(汎発型)	9	膿疱性乾癬(汎発型)	12
5	色素性乾皮症	10	色素性乾皮症	3

大分類		疾病名		告示番号
6	レックリングハウゼン(Recklinghausen)病(神経線維腫症Ⅰ型)	11	レックリングハウゼン(Recklinghausen)病(神経線維腫症Ⅰ型)	16
7	肥厚性皮膚骨膜症	12	肥厚性皮膚骨膜症	13
8	外胚葉形成不全	13	無汗性外胚葉形成不全	15
9	スティーヴンス・ジョンソン症候群	14	スティーヴンス・ジョンソン(Stevens-Johnson)症候群（中毒性表皮壊死症を含む。)	4
10	限局性強皮症	15	限局性強皮症	2
11	先天性ポルフィリン症	16	先天性ポルフィリン症	11

15　骨系統疾患

大分類		疾病名		告示番号
1	胸郭不全症候群	1	胸郭不全症候群	1
2	骨系統疾患	2	軟骨無形成症	14
		3	軟骨低形成症	13
		4	タナトフォリック骨異形成症	7
		5	骨形成不全症	3
		6	低ホスファターゼ症	9
		7	大理石骨病	6
		8	多発性軟骨性外骨腫症	8
		9	内軟骨腫症	12
		10	2型コラーゲン異常症関連疾患	15
		11	点状軟骨異形成症(ペルオキシゾーム病を除く。)	11
		12	偽性軟骨無形成症	2
		13	ラーセン症候群	17
		14	進行性骨化性線維異形成症	5
		15	TRPV4異常症	10
		16	骨硬化性疾患	4
		17	ビールズ(Beals)症候群	16

16　脈管系疾患

大分類		疾病名		告示番号
1	脈管奇形	1	青色ゴムまり様母斑症候群	3
		2	巨大静脈奇形	4
		3	巨大動静脈奇形	5
		4	クリッペル・トレノネー・ウェーバー(Klippel-Trénaunay-Weber)症候群	6
		5	原発性リンパ浮腫	7
		6	リンパ管腫	8
		7	リンパ管腫症	9
2	遺伝性出血性末梢血管拡張症	8	遺伝性出血性末梢血管拡張症(オスラー病)	1
3	カサバッハ・メリット症候群	9	カサバッハ・メリット(Kasabach-Merritt)現象(症候群)	2

2021年11月　16疾患群788疾病

外国人患者の受入れ

外国人患者受入れのための医療機関向けマニュアル　より抜粋

・外国人患者はどんな人がいるの？

在留外国人患者	渡航受診者	訪日外国人旅行者患者
・中～長期滞在する外国人 ・住民基本台帳への掲載が義務付けられているため、日本の公的保険に加入しており、家族や知人など通訳がいることが多い ・外交官、米軍軍属とその家族は日本の公的保険外診療となる	・人間ドックなど医療目的で日本の医療機関を受診する外国人 ・あらかじめ予約した受け入れ可能な医療機関に行くことが殆ど ・費用は自費	・日本滞在中に病気やけがで治療が必要となった外国人 ・日本語のコミュニケーションや医療文化、習慣に不慣れ ・費用は自費

受診の際には特に注意が必要！

・どんなことに気を付ければいいの？

(1)　在留資格(ビザ)の種類や滞在期間

・滞在期間を超える治療（入院）はできないので、ビザの種類や滞在期間等の確認が推奨されます。ビザの種類は以下の2種類です。

短期滞在ビザ	医療滞在ビザ
・滞在期間は15日、30日、90日の3種類 ・入国のたびに取得する必要がある ・同伴者は別途ビザ取得が必要。	・医療機関における健診や治療を目的としたビザ ・患者の病態等を踏まえて最大1年間、数回の出入国や身の回りの世話をする人の同行を認めている。 ・登録身元保証機関の身元保証書、受け入れ医療機関による受診等予定証明書、治療予定表、などが必要になる。

(2)　保険加入の有無、支払方法、治療費の概算

・診療開始前に概算医療費を提示した上で、患者の意思を確認します。(出来るだけ保険の補償範囲で行ってほしい、治療を追加する前に概算費用を教えて欲しい…など)

・一度帰国してしまうと、治療費の回収は困難なため、できるだけ院内において精算します。

・クレジットカードに付帯した保険は、旅行代金をクレジットカードで支払った場合のみ補償するというケースもあるので、必ず補償範囲を確認します。

①　海外旅行保険

「海外旅行保険」の種類は多々ありますが、訪日外国人旅行者が主に加入するものの概要を以下に分類します。患者が海外旅行保険に加入している場合には、補償範囲、限度額、適用対象外等の確認を行います。

i）本国で加入 医療費支払保証及びアシスタントサービス付海外旅行保険の場合

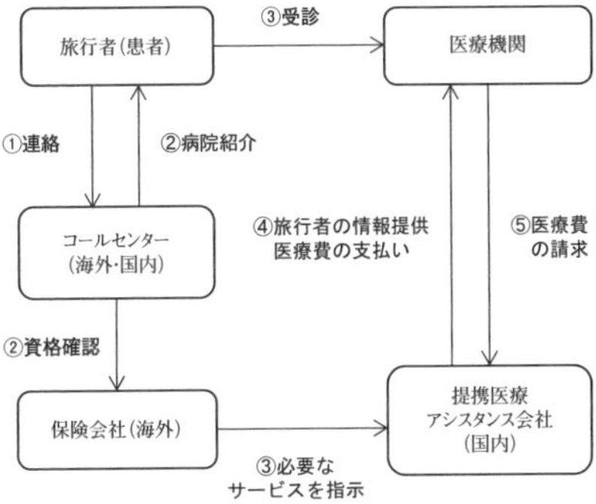

①患者自身が保険会社指定のコールセンターへ連絡します。
②コールセンターは保険会社に資格確認を行い、患者に病院を紹介します。
③保険会社は提携医療アシスタンス会社に必要なサービスを指示します。
④アシスタンス会社は医療機関に、患者の保険資格や保証の可否、範囲、上限額の情報を伝え、支払保証を行います。また保険会社に替わり医療費の支払いや、通訳、本国家族への連絡先等の情報提供も行います。
⑤医療機関はアシスタンス会社に医療費の請求を行います。
※加入内容により保証範囲が異なるため、範囲外は患者の自己負担となります。

ii）本国で加入 医療費支払保証及びアシスタントサービスなし海外旅行保険の場合

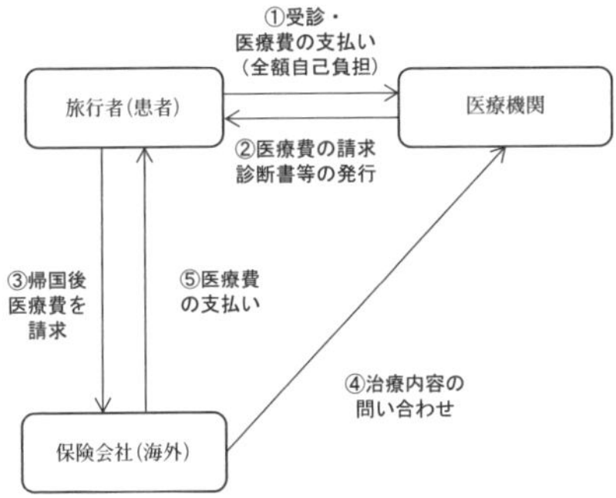

①患者は医療機関受診時、一度医療費を全額自己負担します。
②医療機関では医療費の請求を患者に行い、患者自身が保険会社に請求を行う際に必要な関係書類(診断書等)の発行を行います。
③患者は帰国後に、保険会社へ医療費の請求手続きを行います。
④保険会社は医療機関へ治療内容の問い合わせを行うことがあります。
⑤保険会社が患者に医療費を支払います。

※基本的に患者自身が全て手続きを行うため、通訳手配、転院、医療搬送等が必要な場合は医療機関側で行わなければならない場合があります。

iii）日本入国後に加入する海外旅行保険

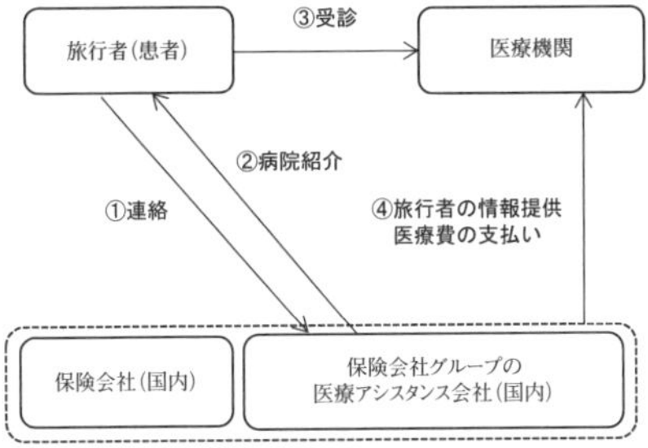

訪日外国人が日本入国後に日本の保険会社の海外旅行保険に加入する場合です。

流れはi)と基本的に同じです。
ただし保険期間は旅行者が日本到着後、保険会社のホームページや専用アプリから保険に加入した翌日の0時(日本時間)開始となるため、加入当日は対象外となります。

※加入内容により保証範囲が異なるため、範囲外は患者の自己負担となります。

② 海外旅行保険等の支払方式の違い

i) Pay＆Claim方式

(医療費の全額を患者が一旦、医療機関に支払い、後日保険会社に請求する方式)

・現金やクレジットで全額支払う外国人患者と同様に扱います。

・念のため、保有している保険の「保険開始日」と「補償範囲」を確認します。

ii) 自院が提携している保険会社の保険を保有している場合

・提携している保険会社とあらかじめ合意している確認方法に基づいて確認を行います。

・提携している保険会社から、その外国人患者に対する「支払保証(Guarantee of Payment)」が届くまでは、医療機関への支払いが保証されるわけではありませんので、それまでは全額自己負担となります。

iii) 自院が提携していない保険会社のキャッシュレスサービス付き保険を保有している場合

・外国人患者が保険契約書等に記載されている連絡先に、キャッシュレスサービスを利用する旨を伝えたかどうかを確認し、連絡してない場合は至急連絡して貰います。

・保険会社もしくは医療アシスタンス会社から届いた「支払保証」の補償範囲や上限額等を確認します。

・「支払保証」が届くまでは、全額自己負担となります。

③ その他　注意事項

・診療の流れと、支払いに関する事前説明をします。

・概算医療費を算出し、提示した上で診療開始の意思を確認します。

・医療費の支払い方法(現金、クレジットカード、海外旅行保険のキャッシュレスサービス等)を確認し、必要に応じてはデポジット(前払い)の説明をします。

(3) 必要な情報の収集

① 診療申込書への記入依頼

診療を受付けるために必要な情報を入手します。記入漏れや読めない文字がある場合は、再度記入を依頼します。(主なもの)

i) 名前（アルファベット表記)

ii) 国籍

iii) 母語および母語以外に対応可能な言語

iv) 日本での住所と連絡先（旅行者は滞在先)

v) 勤務先

vi) 日本での滞在期間（旅行者)

vii) 日本保険加入の有無（公的および民間)

viii) 医療費の支払い方法

ix) 宗教上の要望

x) 緊急連絡先

xi) 宿泊事業者や知人等、付添者の連絡先（旅行者)

②　**保険証を持たない訪日外国人に対する身元確認**

・パスポートで身元確認を行います。
訪日外国人は入管法第23条でパスポートの携帯義務があります。（クルーズ客の場合は、船舶観光上陸許可書で確認する場合もあります。）

・パスポートがない場合は、自国の身分証明書等を確認します。

・身分証明書が確認できない場合には、電話番号やメールアドレス、勤務先、勤務先の電話番号、クレジットカードの提示を依頼する等、できる限り情報を収集することが推奨されます。
（本人確認ができない場合も応召義務は適応されます。）

(4)　**生活習慣等の違い**

・日本の医療保険制度とは異なります。
日本では医療行為を受けた後に支払となりますが、事前に費用を伝えないことによるトラブルが起きることがあります。また、日本では感染症予防や精神保健福祉法のように、一定の疾患に対して強制入院できる制度がありますが、説明なく行うと国際的には監禁罪となることがあります。

・イスラム教では、ハラルフードやラマダーン、異性や知らない者の前で肌を見せることに強い抵抗があるなど、宗教上や習慣の違いからトラブルを起こすことがあります。
特に男性医師が女性患者を診察する際などは、配偶者も含め理解を求めましょう。

海外患者向けサイト

・訪日外国人旅行者受け入れ医療機関リスト（観光庁）
https://www.jnto.go.jp/emergency/jpn/mi_guide.html

・外国人向け多言語説明資料（厚生労働省）
https://www.mhlw.go.jp/stf/seisakunitsuite/bunya/kenkou_iryou/iryou/kokusai/setsumei-ml.html
（英語、中国語、韓国語、ポルトガル語、スペイン語の問診票等がダウンロードできます）

・厚生労働省検疫所　FORTH
https://www.forth.go.jp/index.html

・外務省海外安全ホームページ
https://www.anzen.mofa.go.jp/
（患者の渡航先から鑑別診断を検討することができます）

「外国人患者受入れのための医療機関向けマニュアル」について（厚生労働省）
https://www.mhlw.go.jp/stf/seisakunitsuite/bunya/0000173230_00003.html

略語・医療用語・人体図

＊基礎用語・知識、従事者、人体図については
人体図の後に索引があります。

病 名 略 語

A

AA　①再生不良性貧血　②不安神経症

AAA　腹部大動脈瘤

AACG　急性閉塞隅角緑内障

AAD　①環軸関節脱臼　②急性大動脈解離

AAE　大動脈弁輪拡張症

AAS　環軸関節亜脱臼

AB　喘息性気管支炎

ABE　急性細菌性心内膜炎

ABP　急性細菌性前立腺炎

ABPA　アレルギー性気管支肺アスペルギルス症

AC　①アルコール性肝硬変　②アレルギー性結膜炎

ACAG　急性閉塞隅角緑内障

ACD　アレルギー性接触皮膚炎

ACH　活動性慢性肝炎

ACKD（ACDK）　後天性腎のう胞

ACS　急性冠症候群

ACVD　アテローム動脈硬化症

AD　①アルツハイマー病　②アトピー性皮膚炎

ADD　注意欠陥障害

ADEM　急性散在性脳脊髄炎

ADHD　注意欠陥多動障害

ADPKD　常染色体優性多発性のう胞腎

ADR　副腎転移（転移性副腎腫瘍）

Ad－St　アダムス・ストークス症候群

AECD　アレルギー性接触皮膚炎

AEDH　急性硬膜外血腫

AF（AFL）心房粗動

af（Af）心房細動

AGE　急性胃腸炎

AGML　急性胃粘膜病変

AGN　急性糸球体腎炎

AGS　①副腎性器症候群　②乳汁漏出無月経症候群

AH　急性肝炎

AHA　①後天性溶血性貧血　②自己免疫性溶血性貧血

AHC　急性出血性結膜炎

AI（AR）大動脈弁閉鎖不全症

AIA　アスピリン喘息

AIDS　後天性免疫不全症候群

AIE　急性感染性心内膜炎

AIH　自己免疫性肝炎

AIHA　自己免疫性溶血性貧血

AIP　①急性間歇性ポルフィリン症　②急性間質性肺炎　③自己免疫性膵炎

AK　光線角化症（日光角化症）

AKC　アトピー性角結膜炎

AL　急性白血病

ALD　①アルコール性肝障害　②副腎白質ジストロフィー

ALS　筋萎縮性側索硬化症

ALL　急性リンパ性白血病

Am　近視性乱視

AMC　先天性多発性関節拘縮

AMD 加齢黄斑変性
AMI 急性心筋梗塞
AML 急性骨髄性白血病
AMMoL 急性骨髄単球性白血病
AMN 副腎脊髄ニューロパチー
AMoL 急性単球性白血病
AMS 高山病
AN 神経性食欲不振症
Anemia（AN）貧血
ANF 大腿骨頭壊死
AOM 急性中耳炎
AOSC 急性閉塞性化膿性胆管炎
AOSD 成人スチル病
AP 狭心症
APA アルドステロン産生腫瘍
APB 心房期外収縮
a-PBC 無症候性原発性胆汁性肝硬変
APBD 膵管胆管合流異常
APC 心房期外収縮
APH 失語症
APL 急性前骨髄球性白血病
aplas 再生不良性貧血
APN 急性腎盂腎炎
APO 脳卒中
APP（Appe）虫垂炎
APS 抗リン脂質抗体症候群
AP window 大動脈肺動脈窓
AR 大動脈弁逆流症
ARC エイズ関連症候群
ARDS 急性呼吸窮迫症候群
ARF ①急性腎不全
②急性呼吸不全
③急性リウマチ熱
ARN 急性網膜壊死
ARPKD 常染色体劣性多発性のう胞腎
ARS 急性副鼻腔炎
ARVD 不整脈原性右室心筋症
AS ①動脈硬化症
②大動脈弁狭窄症
③強直性脊椎炎
④アダムス・ストークス発作
⑤アスペルガー症候群
ASC 前嚢下白内障
ASD ①心房中隔欠損症
②自閉症スペクトラム障害
ASDH ①急性硬膜下血腫
②強直性脊椎骨増殖症
ASHD 動脈硬化性心疾患
ASI（ASR）大動脈弁狭窄兼閉鎖不全症
ASO 閉塞性動脈硬化症
Ast 乱視
Asth 眼精疲労
AT ①心房頻拍
②聴神経腫瘍
ATD アルツハイマー型認知症
A thsc アテローム動脈硬化症
ATIN 急性尿細管間質性腎炎
ATLL 成人T細胞白血病・リンパ腫
ATN 急性尿細管壊死
ATSD アルツハイマー型老年認知症
A-V block 房室ブロック
AVD 房室解離
AVF 動静脈瘻
AVH 急性ウイルス性肝炎
AVM 脳動静脈奇形
AVSD 房室中隔欠損症

B

BA　①気管支喘息　②胆道閉鎖症

BC　①乳癌　②気管支癌

BCC　基底細胞癌

BCS　①被虐待児症候群　②バッド・キアリ症候群

BD　ボーエン病

BE　細菌性心内膜炎

BEH　良性頭蓋内圧亢進症

BHL　両側肺門リンパ節腫脹

BI　頭蓋内陥入症

BIH　良性頭蓋内圧亢進症

BK　水疱性角膜症

BMD　ベッカー型筋ジストロフィー

BNC　膀胱頸部硬化症

BO（OB）閉塞性細気管支炎

BO　イレウス（腸閉塞）

BOOP　特発性器質化肺炎

BP　①水疱性類天疱瘡　②躁うつ症

BPD　①気管支肺異形成症　②境界型パーソナリティ障害

BPH　前立腺肥大症

BRA　脳転移(転移性脳腫瘍)

BRAO　網膜動脈分枝閉塞症

BRHP　鳥関連過敏性肺炎

BRVO　網膜静脈分枝閉塞症

BSE　牛海綿状脳症（プリオン病）

BSMA　球脊髄性筋萎縮症

BT　①膀胱腫瘍　②脳腫瘍

BTS　徐脈頻脈症候群

BVH　両室肥大

BVRV　両大血管右室起始症

C

Ca（Carcinoma）癌

CACG　慢性閉塞隅角緑内障

CAD　①冠動脈疾患　②虚血性心疾患

CAH　活動性慢性肝炎

CAO　慢性気道閉塞

CAP　アルコール性慢性膵炎

CaP　前立腺癌

Cat　白内障

CB　慢性気管支炎

CBD　①先天性胆道拡張症　②大脳皮質基底核変性症

CBP　慢性細菌性前立腺炎

CC　①胆管癌　②絨毛癌　③感冒

CCAM　先天性のう胞性腺腫様形成異常

CCC　胆管細胞癌

CCF　慢性心不全

CCHD　チアノーゼ性先天性心疾患

CCI　①慢性冠状動脈不全　②頭部損傷

CCP　慢性肺性心

CCSK　腎明細胞肉腫

CD　①クローン病　②接触皮膚炎　③脈絡膜剥離

CDA　先天性赤血球形成異常性貧血

CDH　頸椎椎間板ヘルニア

CDH（LCC）先天性股関節脱臼

CE　脳梗塞

CEP　慢性好酸球性肺炎

CFS　慢性疲労症候群

CGD　慢性肉芽腫症
CGN　慢性糸球体腎炎
CH　慢性肝炎
CHB　B型慢性肝炎
CHC　C型慢性肝炎
CHD　①冠状動脈性心疾患　②先天性心疾患
CHF　うっ血性心不全
chole　①胆のう結石症　②胆のう炎　③真珠腫
chpx　水痘
CI　脳梗塞
CIDP　慢性炎症性脱髄性多発神経炎
CIH　慢性非活動性肝炎
CIIP　慢性特発性偽性腸閉塞症
CIN　①子宮頸部上皮内腫瘍　②慢性尿細管間質性腎炎
CIP　特発性慢性膵炎
CIS　上皮内癌
CJD　クロイツフェルト・ヤコブ病
CKD　慢性腎臓病
CLBBB　完全左脚ブロック
CLD　新生児慢性肺疾患
CLE　皮膚エリテマトーデス
CLL　慢性リンパ性白血病
CM　心筋症
CMCC　慢性皮膚粘膜カンジダ症
CME　のう胞様黄斑浮腫
CML　慢性骨髄性白血病
CMMOL（CMML）　慢性骨髄単球性白血病
CMP　膝蓋軟骨軟化症
CMT　シャルコー-マリー-トゥース病
CN　心臓神経症
CNS　先天性ネフローゼ症候群
CoA　大動脈縮窄症
COM　慢性中耳炎
COP　特発性器質化肺炎
COPD（COLD）　慢性閉塞性肺疾患
Cor TGA　修正大血管転位症
CP　①脳性麻痺　②肺性心　③口蓋裂　④慢性膵炎
CPD　児頭骨盤不均衡
CPE　慢性肺気腫
CPEO　慢性進行性外眼筋麻痺症候群
CPH　慢性持続性肝炎
CPN　慢性腎盂腎炎
CRA　網脈絡膜萎縮
CRAO　網膜中心動脈閉塞症
CRBBB　完全右脚ブロック
CRF　①慢性腎不全　②慢性呼吸不全
CrGN　半月体形成糸球体腎炎
CRS　①先天性風疹症候群　②カテーテル敗血症　③慢性副鼻腔炎
CRVO　網膜中心静脈閉塞症
CS　①変形性頸椎症　②軟骨肉腫
CSAS　中枢性睡眠時無呼吸
CSB　チェーン・ストークス呼吸
CSC　中心性漿液性網脈絡膜症
CSDH　慢性硬膜下血腫
CSM　頸椎症性脊髄症
CSOM　慢性化膿性中耳炎
CSR　頸椎症性神経根症
CTCL　皮膚T細胞リンパ腫
CTEPH　慢性血栓塞栓性肺高血圧症
CTGA　修正大血管転位
CTS　手根管症候群
CVA　脳血管障害

CVD　①脳血管障害
②連合弁膜症

D

D　うつ病
DA　変形性関節症
DAA　解離性大動脈瘤
DAD　びまん性肺胞傷害
DAT　アルツハイマー型認知症
DB　第３度熱傷
DBI　びまん性脳損傷
DCM　特発性拡張型心筋症
DCRV　右室二腔症
DEB　栄養障害型表皮水疱症
DG（DU,UD）十二指腸潰瘍
DH　乳頭出血
DI　尿崩症
DIC　播種性血管内凝固
DILV　左室型単心室
DIP　剥離性間質性肺炎
DIRV　右室型単心室
DK　大腸癌
DKA　糖尿病性ケトアシドーシス
DLE　円板状エリテマトーデス
DM　①糖尿病　②皮膚筋炎
③拡張期雑音
DMD　デュシェンヌ型筋ジストロフィー
DMP　進行性筋ジストロフィー
DMPS　骨髄異形成症候群
DOC　意識障害
DOLV　両大血管左室起始症
DORV　両大血管右室起始症
DPB　びまん性汎細気管支炎
DR　糖尿病網膜症
DRPLA　歯状核赤核淡蒼球ルイ体萎縮症
DS　①ダウン症候群
②ダンピング症候群
DSN　鼻中隔弯曲症
DU（DG.UD）十二指腸潰瘍
DUB　機能性子宮出血
DVT　深部静脈血栓症
Dx　脱臼

E

EA　①労作性狭心症
②第１度熱傷
EB　表皮水疱症
EBA　①肝外胆道閉鎖症
②後天性表皮水疱症
EBD　栄養障害型表皮水疱症
EBS　単純型表皮水疱症
EC　食道癌
ECD　心内膜床欠損症
ECRS　好酸球性副鼻腔炎
EDH　硬膜外血腫
EEM　多形（滲出性）紅斑
EF　好酸球性筋膜炎
EFE　心内膜線維弾性症
EGC　早期胃癌
EGPA　好酸球性多発血管炎性肉芽腫症
Eh　血性胸水
EH　本態性高血圧症
EHBA　肝外胆道閉鎖症
EHO　肝外門脈閉塞症
EI　伝染性紅斑（リンゴ病）
EIA　運動誘発性喘息
EKC　流行性角結膜炎
EM　①子宮内膜症
②アイゼンメンゲル症候群
③多形（滲出性）紅斑
EME　早期ミオクロニー脳症
EMF　心内膜心筋線維症

EN　結節性紅斑
Ep（Epi）てんかん
EP　①異所性妊娠（子宮外妊娠）
②好酸球性肺炎
③上皮内癌
EPC　持続性部分てんかん
Es　期外収縮
ES　突発性発疹症
ESRD　末期腎不全
ET　①内斜視
②本態性血小板血症
EXG（XFG）落屑緑内障
EV　食道静脈瘤
Ez　湿疹

F

FA　線維腺腫
FALS　家族性筋萎縮性側索硬化症
FAP　家族性アミロイドニューロパチー
FAS　胎児アルコール症候群
FC　熱性痙攣
FCH　家族性複合型高脂血症
FD　①家族性自律神経異常症
②機能性ディスペプシア
FEVR　家族性滲出性硝子体網膜症
FFI　致死性家族性不眠症
FGN　巣状糸球体腎炎
FH　家族性高コレステロール血症
FHL　家族性血球貪食性細網症
FL　①脂肪肝
②濾胞性リンパ腫
FM　機能性心雑音
FM（FMS）線維筋痛症
FOP　進行性骨化性線維異形成症
FP　顔面神経麻痺
Fs　顔面痙攣
FSH　顔面肩甲上腕型筋ジストロフィー
FSP　家族性痙性対麻痺
FTD　前頭側頭葉型認知症
FUO　不明熱
Fx（Fr）骨折

G

G　妊娠
GAD　全般性不安障害
GBK　胆のう癌
GBS　ギラン・バレー症候群
GC　胃癌
GCA　巨細胞動脈炎
GDM　妊娠糖尿病
GDU　胃十二指腸潰瘍
GE　胃腸炎
GEA　アメーバ性肉芽腫性脳炎
GERD　胃食道逆流症
GIST　消化管間質腫瘍
GL（Gla）緑内障
GM　てんかん大発作
GN　糸球体腎炎
Go　淋病
GOTS　大後頭三叉神経症候群
Gout　痛風
GP　進行麻痺
GPA　多発血管炎性肉芽腫症
GPC　巨大乳頭結膜炎
GPI　進行麻痺
GPS　グッドパスチャー症候群
GSS　ゲルストマン・ストロイスラー・シャインカー病
GTC　強直間代発作
GU　淋菌性尿道炎
GU（MG,UV）胃潰瘍

GVHD 移植片対宿主病

H

HA ①A型肝炎 ②頭痛
③溶血性貧血
④過敏性血管炎
HAM HTLV-1関連脊髄症
HANE 遺伝性血管性浮腫
HAPE 高地肺水腫
HB B型肝炎
HC ①C型肝炎 ②脳出血
③出血性大腸炎
HCC 肝細胞癌
HCM 肥大型心筋症
HCP 遺伝性コプロポルフィリン症
HD ①心疾患
②ハンセン病
③多動性障害
④ハンチントン病
HDN 新生児出血性疾患
HE 遺伝性楕円赤血球症
Hemo 痔核
HEP 肝転移
HES 特発性好酸球増多症候群
HFA 高機能自閉症
HFMD 手足口病
HFRS 腎症候性出血熱
HH ①食道裂孔ヘルニア
②難聴
HHD 高血圧性心疾患
HHS 高血糖高浸透圧症候群
HI 頭部外傷
HIH 高血圧性脳内出血
HL ①高脂血症
②ホジキンリンパ腫
HLH（HPS）血球貪食症候群
HLHS 左心低形成不全症候群
HNCM 非閉塞性肥大型心筋症
HNP 椎間板ヘルニア
HOCM 閉塞性肥大型心筋症
HP 過敏性肺炎
HPO 肺性肥厚性骨関節症
HPS 肥厚性幽門狭窄症
HPS（HLH）血球貪食症候群
HPT 副甲状腺機能亢進症
HRS 肝腎症候群
HS 遺伝性球状赤血球症
H.S. 単純ヘルペス
HSt 口唇赤血球症
HT（HTN）高血圧症
HU ①HTLV−1ぶどう膜炎
②高尿酸血症
HUS 溶血性尿毒症症候群
HV 外反母趾
Hy ヒステリー
Hypo 低血糖
H.Z. 帯状疱疹（帯状ヘルペス）

I

IA 小児自閉症
IAA 大動脈弓離断症
IASD 心房中隔欠損症
IBD 炎症性腸疾患
IBL 免疫芽球性リンパ節症
IBS（ICS）過敏性腸症候群
IC 虚血性腸炎
ICH ①脳出血
②頭蓋内圧亢進症
ICM ①特発性心筋症
②虚血性心筋症
ICT 頭蓋内腫瘍
ID ①感染症 ②知的障害
IDA 鉄欠乏性貧血
IDDM 1型糖尿病
IDP 椎間板ヘルニア
IDPA 特発性肺動脈拡張症

IDS　免疫不全

IE　感染性心内膜炎

IEC　上皮内癌

IgA－NP　IgA腎症

IgAV　IgA血管炎

IGT　①耐糖能異常　②特発性高カルシウム血症　③鼡径ヘルニア

IHA　特発性アルドステロン症

IHD　虚血性心疾患

IICP　頭蓋内圧亢進症

IIP　特発性間質性肺炎

ILBBB　不完全左脚ブロック

IM　伝染性単核症

INAD　乳児神経軸索ジストロフィー

INFH　特発性大腿骨頭壊死

INO　核間性眼筋麻痺

ION　虚血性視神経症

IP　間質性肺炎

IPF　特発性肺線維症

IPH　①特発性門脈圧亢進症　②特発性肺ヘモジデローシス

IRBBB　不完全右脚ブロック

IRDNI　新生児特発呼吸障害

IRDS　新生児特発性呼吸窮迫症候群

IS　特発性側弯症

ITP　特発性血小板減少性紫斑病

IUFD　子宮内胎児死亡

IUGR　子宮内胎児発育遅延

IV　尋常性魚鱗癬

IVH　脳室内出血

J

JE　日本脳炎

JP　若年性パーキンソン症候群

JPC　房室接合部性期外収縮

JRA　若年性関節リウマチ

K

KA　川崎病

KCS　乾性角結膜炎

KHF　韓国型出血熱

KID　KID症候群

KKK　喉頭癌

KS　カポジ肉腫

KSD　びまん性表層角膜炎

KTPP　進行性指掌角皮症

L

LAD　心電図左軸偏位

LAH　左脚前枝ブロック

LAM　リンパ脈管筋腫症

LBBB　左脚ブロック

LBP　腰痛症

LC（LK）肺癌

LC　①肝硬変症　②意識障害

LCC（CDH）先天性股関節脱臼

LCOS　低心拍出量症候群

LCS（LSS,LSCS）腰部脊柱管狭窄症

LD　学習障害

LDH　腰椎椎間板ヘルニア

LE　エリテマトーデス

LEMS　ランバート・イートン筋無力症候群

LG　肢帯型筋ジストロフィー

LGV　鼡径リンパ肉芽腫症

LIP　リンパ球性間質性肺炎

LK　肺癌

LN　ループス腎炎

LOC　意識消失

LOS　低心拍出量症候群

LPH　左脚後枝ブロック

LQTS QT延長症候群
LS 潜伏梅毒
LSCS (LCS,LSS) 腰部脊椎管狭窄症
Lues 梅毒
LVH 左室肥大
LYM リンパ節転移

M

MA 運動性失語症
MAC 僧帽弁輪石灰化
MAHA 微小血管障害性溶血性貧血
MAHC 悪性腫瘍随伴性高カルシウム血症
MAR 骨髄転移
MAS ①胎便吸引症候群 ②羊水大量吸引症候群 ③吸収不良症候群
MBD ①微細脳機能障害 ②微細脳損傷
MCH 緊張型頭痛
MCLS (MLNS) 川崎病
MCM ミトコンドリア心筋症
MCNS 微小変化型ネフローゼ症候群
MCTD 混合性結合組織病
MD ①筋ジストロフィー ②躁うつ病
MD メニエール病
MDI 躁うつ病
MDRTB 多剤耐性結核
MDS 骨髄異形成症候群
ME 黄斑部浮腫
MEA (MEN) 多発性内分泌腺腫瘍
meta 転移
MF ①菌状息肉症 ②骨髄線維症
MFH 悪性線維性組織球腫
MG 重症筋無力症
MG (GU,UV) 胃潰瘍
MGN 膜性糸球体腎炎
MGUS 単クローン性免疫グロブリン血症
MH 悪性高熱症
MHA 微小血管症性溶血性貧血
MHN 新生児溶血性黄疸
MI ①心筋梗塞 ②精神障害
MI (MR) 僧帽弁閉鎖不全
MID 多発梗塞性認知症
MK 胃癌
ML ①悪性リンパ腫 ②骨髄性白血症
MLNS (MCLS) 川崎病
MM ①悪性黒色腫 ②多発性骨髄腫
MMD 三好型筋ジストロフィー
MMK 乳癌
MND 運動ニューロン疾患
MOF 多臓器不全
Mole 胞状奇胎
MP 胃ポリープ
MPA 顕微鏡的多発血管炎
MPD 骨髄増殖性疾患
MPGN 膜性増殖性糸球体腎炎
M・pn マイコプラズマ肺炎
MPS ムコ多糖症
MR ①発達遅滞 ②僧帽弁逆流症 (僧帽弁閉鎖不全症)
MRA 悪性関節リウマチ
MRDM 栄養不良関連糖尿病
MS ①僧帽弁狭窄症 ②多発性硬化症 ③メニエール症候群
MSA 多系統萎縮症

MSI（MSR）僧帽弁狭窄閉鎖不全症
MSUD　メープルシロップ尿症
MT　縦隔腫瘍
MU　子宮筋腫
MVO　心室中部閉塞性心筋症
MVP　僧帽弁逸脱
MYD　筋強直性ジストロフィー

N

N　神経症
NA　壊死性血管炎
NASH　非アルコール性脂肪性肝炎
NB　神経芽腫
NBD（NGB）神経因性膀胱
NCE　非痙攣性てんかん
ND　①新生物疾患
　②神経性抑うつ状態
　③神経性難聴
NDI　腎性尿崩症
NEC　壊死性腸炎
NET　神経内分泌腫瘍
NF　神経線維腫症
NGB（NDB）神経因性膀胱
NGU　非淋菌性尿道炎
NH　新生児肝炎
NHL　非ホジキンリンパ腫
NIDDM　2型糖尿病
NL　リポイド類壊死症
NLP　失明
NMO　視神経脊髄炎
NN　神経鞘腫
NNJ　新生児黄疸
NO　鼻閉
NPH　①椎間板ヘルニア
　②正常圧水頭症
NS　ネフローゼ症候群
NSU　非特異性尿道炎
NSVT　非持続性心室頻拍
NTG　正常眼圧緑内障
NTM　非結核性抗酸菌症
NVG　血管新生緑内障

O

OA　変形性関節症
OAB　過活動膀胱
OAG　開放隅角緑内障
OALL　前縦靱帯骨化症
OB（BO）閉塞性細気管支炎
OBS　器質性脳症候群
OCD　強迫性障害
OCV　硝子体混濁
OD　起立性調節障害
Odem　浮腫
OE（O.ext）外耳炎
OGI（OI）骨形成不全症
OH　①起立性低血圧症
　②高眼圧症
OHS　肥満低換気症候群
OHSS　卵巣過剰刺激症候群
OI　日和見感染
OI（OGI）骨形成不全症
OIS　眼虚血症候群
OK　食道癌
OKK　上顎癌
OLF（OYL）黄色靱帯骨化症
OM　中耳炎
OMD　器質性精神障害
OME（SOM）滲出性中耳炎
OMI　陳旧性心筋梗塞
ON　骨壊死
OP　骨粗鬆症
OPCA　オリーブ橋小脳委縮症
OPLL　後縦靱帯骨化症
OS　骨肉腫

OSA　閉塞性睡眠時無呼吸
OSS　骨転移
osteo　骨髄炎
OTH　その他転移
Ova Ca　卵巣癌
OYL（OLF）黄色靱帯骨化症

P

P　精神病
PA　①悪性貧血　②肺動脈閉鎖症　③下垂体腺腫　④歯周膿瘍　⑤原発性アルドステロン症
PAC　①心房期外収縮　②原発閉塞隅角症　③通年性アレルギー性結膜炎
PACG　原発閉塞隅角緑内障
PAD　末梢動脈疾患
PAf　発作性心房細動
PAH　①妊娠高血圧症　②肺動脈性肺高血圧症
PAM　原発性アメーバ性髄膜脳炎
PAN　結節性多動脈炎
PAP　非定型肺炎
PAPVC　部分肺静脈還流異常
para　対麻痺
PAT　発作性心房性頻拍
PB　期外収縮
PBC　原発性胆汁性胆管炎（原発性胆汁性肝硬変）
PBP　進行性球麻痺
PC　①褐色細胞腫　②前立腺癌　③収縮性心膜炎
PCF　咽頭結膜熱
PCK　多発性のう胞腎
PCT　晩発性皮膚ポルフィリン症
PCV　ポリープ状脈絡膜血管症
PD　①パニック障害　②パーキンソン病
PDA　動脈管開存症
PDD　広汎性発達障害
PDR　増殖性糖尿病性網膜症
PDS　胎盤機能不全症候群
PE　①肺気腫　②肺塞栓症　③妊娠高血圧腎症
PED　網膜色素上皮剥離
PER　腹膜転移
PGN　増殖性糸球体腎炎
PH　①肺高血圧症　②門脈圧亢進症
PHN　①帯状疱疹後神経痛　②発作性夜間ヘモグロビン尿症
Phy　咽頭炎
PI　肺動脈弁閉鎖不全症
PID　①骨盤内炎症性疾患　②原発性免疫不全症候群
PIH　妊娠高血圧症
PK　膵癌
PKD　多発性のう胞腎
PKK　膵頭部癌
PKN　パーキンソン症候群
PKU　フェニルケトン尿症
PLE　胸膜転移（転移性胸膜腫瘍）
PM　多発性筋炎
PMA　進行性筋萎縮症
PMC　偽膜性大腸炎
PMD　①進行性筋ジストロフィー　②特発性心筋症
PMF　原発性骨髄線維症
PML　進行性多巣性白質脳症
PMR　リウマチ性多発筋痛

PMS　月経前症候群
PN　①結節性多発動脈炎
　②腎盂腎炎
Pn（Pneumonia）肺炎
PNET　膵神経内分泌腫瘍
PNH　発作性夜間ヘモグロビン尿症
Pnx（PTX, Px）気胸
POAG　原発開放隅角緑内障
POEMS　クロウ・深瀬症候群
POF　早期卵巣不全
POI　卵巣機能不全
Polio　ポリオ（急性灰白髄炎）
PP　肺結核
PPA　純型肺動脈閉鎖
PPH　分娩後出血
PPHN　新生児遷延性肺高血圧症
PPK　掌蹠角化症
PPP　掌蹠膿疱症
PR　肺動脈弁閉鎖不全症
PRCA　赤芽球ろう
PROM　前期破水
PS　①肺動脈狭窄症
　②肺動脈弁狭窄症
PSAGN　溶連菌感染後急性糸球体腎炎
PSC　後のう下白内障
PSD　心身症
PSH　脊髄麻酔後頭痛
PSI　肺動脈狭窄閉鎖不全症
PSP　進行性核上性麻痺
PSR　肺動脈弁狭窄兼閉鎖不全症
PST　発作性上室頻拍
PSVT　発作性上室頻拍症
PTA　①扁桃周囲膿瘍
　②外傷性健忘
PTB　頭部外傷後遺症
PTE　肺血栓塞栓症
PTH　輸血後肝炎
PTSD　心的外傷後ストレス障害
PTX（Pnx.Px）気胸
PUL　肺転移(転移性肺癌)
PV　真性赤血球増加症
PVC（VPC）心室期外収縮
PVFS　ウイルス感染後疲労症候群
PVO　肺静脈閉塞症
PVOD　肺静脈閉塞症
PVR　増殖硝子体網膜症
PVS　肺動脈弁狭窄
PVT　門脈血栓症
PX（Pnx.PTx）気胸

Q

quad　四肢麻痺

R

RA　①関節リウマチ
　②不応性貧血
　③安静時狭心症
RAD　心電図右軸偏位
RAEB　芽球増加を伴う不応性貧血
RAP　反復性腹痛
RAS　①腎動脈狭窄
　②再発性アフタ
RB　網膜芽細胞腫
RBBB　右脚ブロック
Rca　直腸癌
RCC　腎細胞癌
RCM　拘束型心筋症
RCT　腱索断裂
RD　①網膜剥離　②レイノー病

RDS 呼吸窮迫症候群
RE 逆流性食道炎
REPE 再膨張性肺水腫
RF ①リウマチ熱 ②呼吸不全 ③腎不全
RHD リウマチ性心疾患
RIND 可逆性虚血性神経障害
RK 直腸癌
RLH 反応性リンパ組織増生症
RLS 下肢静止不能症候群（レストレス・レッグ症候群）
RN 逆流性腎症
ROP 未熟児網膜症
RP 網膜色素変性
RPGN 急速進行性糸球体腎炎
RS レイノー症候群
RTA 尿細血管性アシドーシス
RTH 甲状腺ホルモン不応症
RTK 腎ラブドイド腫瘍
RVF 子宮後屈症
RVH ①右室肥大 ②腎血管性高血圧症
RVO 網膜静脈閉塞症

S

S 統合失調症
Sa 肉腫
SA ①安静時狭心症 ②感覚性失語症 ③洞不整脈 ④鉄芽球性貧血
S-A block（SAB） 洞房ブロック
SAC 季節性アレルギー性結膜炎
SAH くも膜下出血
SAP 重症急性膵炎
Sar サルコイドーシス
SARS 重症急性呼吸器症候群
SAS 睡眠時無呼吸症候群
SASS 大動脈弁上狭窄症
SBE 亜急性細菌性心内膜炎
SBMA 球脊髄性筋萎縮症
Sc 統合失調症
SCC 有棘細胞癌
SCD ①脊髄小脳変性症 ②鎌状赤血球症 ③突然死
SCFE 大腿骨頭骨すべり症
SCID ①重症複合免疫不全症 ②脊椎損傷
SCJD 孤発性クロイツフェルト・ヤコブ病
SCLC 小細胞肺癌
SD ①老年期認知症 ②強皮症 ③変形性脊椎症 ④突発性難聴
SDAT アルツハイマー型老年認知症
SDE 硬膜下水腫
SDH 硬膜下血腫
SDS シャイ・ドレーガー症候群
SE ①てんかん重積状態 ②症候性てんかん
SG 続発性緑内障
SHP 続発性副甲状腺機能亢進症
SHS 仰臥位低血圧症候群
SIADH 抗利尿ホルモン不適合分泌症候群
SIDS 乳児突然死症候群
SIRS 全身性炎症反応症候群

病名

SJS　①スティーブンス・ジョンソン症候群
②シェーグレン症候群
SK　S状結腸癌
SKI　皮膚転移
SLE　全身性エリテマトーデス
SM　収縮期雑音
SMA　脊髄性筋萎縮症
SMI　無症候性心筋虚血
SMON　スモン
SMT　粘膜下腫瘍
SND　線状体黒質変性症
SOB　息切れ
SOM（OME）滲出性中耳炎
SOL　占拠性病変
SOU　日光じんま疹
SPB　上室期外収縮
SPK　点状表層角膜炎
SS　①妊娠　②脳表ヘモジデリン沈着症
SSc　全身性強皮症
SSPE　亜急性硬化性全脳炎
SSS　洞不全症候群
SSSS　ぶどう球菌性熱傷様皮膚症候群
STD　性行為感染症
Subdura　硬膜下血腫
SV　単心室症
SVAS　大動脈弁上狭窄症
SVCS　上大静脈症候群
SVPC　上室期外収縮
SVT　上室頻拍
SZ　統合失調症

T

T　腫瘍
TA　①三尖弁閉鎖症
②高安動脈炎（大動脈炎症候群）
TAA　胸部大動脈瘤
tachy　頻脈症
TAO（TO）閉塞性血栓血管炎（バージャー病）
TAPVD（TAPVR）総肺静脈還流異常
TB（Tbc）結核
TCIE　一過性脳虚血発作
TD　①遅発性ジスキネジア
②牽引先網膜剥離
TEF　気道食道瘻（先天性食道閉鎖症）
TEK　甲状腺腫
TEN　中毒性表皮壊死症
tetra　四肢麻痺
TEV　内反足
TGA　①大血管転位症
②一過性全健忘症
TGV　大血管転位症
TH　視床出血
TI（TR）三尖弁閉鎖不全症
TIA（TIE）一過性脳虚血発作
TIN　尿細管間質性腎炎
TLE　側頭葉てんかん
TM　横断性脊髄症
TMA　血栓性微小血管症
TN　三叉神経痛
TOF　ファロー四徴症
TP　血栓性静脈炎
TPP　血小板減少性紫斑病
TR　三尖弁逆流
TS　①三尖弁狭窄症
②結節性硬化症
TSI　三尖弁狭窄兼閉鎖不全症
TSS　毒素ショック症候群
TTH　緊張型頭痛
TTP　血栓性血小板減少性紫斑病

TTTS 双胎児間輸血症候群

U

UA 不安定狭心症

UC 潰瘍性大腸炎

UD（DG,DU）十二指腸潰瘍

UIP 通常型間質性肺炎

UPI 胎盤機能不全症

UTCA（UTK）子宮癌

UTI 尿路感染症

UTS 尿路結石症

UV（GU,MG）胃潰瘍

V

VA 異型狭心症

VD 性病

VaD 血管性認知症

VAHS ウイルス関連血球貧食症候群

VAP 人工呼吸器関連肺炎

VBI 椎骨脳底動脈循環不全

VD 血管性認知症

VDH 心臓弁膜症

VDS 梅毒

VF（Vf）心室細動

VH ①ウイルス性肝炎
②テルソン症候群

VIP VIP産生腫瘍

VKC 春季カタル

VOD 肝中心静脈閉塞症

VP 異型性ポルフィリン症

VPB 心室期外収縮

VPC（PVC）心室期外収縮

VSA 冠攣縮性狭心症

VSD 心室中隔欠損症

VT 心室頻拍

VUR 膀胱尿管逆流

W

WDHA WDHA症候群

WHD ウェルドニッヒ・ホフマン病（脊髄性筋萎縮症Ⅰ型）

WK コルサコフ症候群

WMS ウィルソン・ミキティ症候群

WPW WPW症候群

WT 腎芽腫

X

X ドライアイ

Xanth 黄色腫症

XFG（EXG）落屑緑内障

XLA X連鎖無ガンマグロブリン血症

XLI X連鎖性劣性魚鱗癬

XP 色素性乾皮症

X-SCID X連鎖重症複合免疫不全症

XT 外斜視

Y

ys 黄斑症

YST 卵黄のう腫瘍

Z

ZE ゾリンジャー・エリソン症候群

ZK ①舌癌
②子宮頸癌

検査でよく使われる接頭語

	略語	検査項目	正式名称
検体検査	U	尿	Urine
	F	糞便	Feces
	B	血液	Blood
	BS	血清	Blood Serum
	G	胃液	Gastric juice
	S	細菌	Strain/SAIKIN
	T	病理組織	Tissue
	P	穿刺、穿刺液	Puncture
	PL	脳脊髄液	(Liquor cerebrospinalis)
生体検査	H	生体検査	Human body
	R	呼吸機能	Respiration
	C	循環機能	Circulation
	A	眼科系	Auge
	RI	ラジオアイソトープ	Radioisotope
	E	内視鏡	Endoscopy
	EF	ファイバースコープ	Endoscopic Fiberscope
	M	精神科系	Mental Test
	I	免疫	Immunity
例	・**M－ビョウガ** （精神科系）⇨ 心理検査、描画テスト ・**A－精眼底** （眼科系）⇨ 精密眼底検査 ※顕微鏡検査にはMicroscopeの略称Mを検査略称の末尾につける。 ・**S－M** （細菌）（顕微鏡検査） ・**T－M** （病理組織）（顕微鏡検査）		

検査・画像診断・病理診断略語

・適応疾患については主なものを表示
・検査の区分については(例：血→血液学的検査)を表わし、〔 〕の区分はその区分に関連のある検査を意味します。
・検/画/病 欄
- 検：検査の略語
- 画：画像の略語
- 病：病理の略語

A

略語	名　称	検/画/病	主な検査目的及び適応疾患 検査の区分
AA	アミノ酸	検	アミノ酸代謝異常症、肝障害 生Ⅱ
	アミノ酸定性	検	
-Ab	抗体	検	
ABC	穿刺吸引細胞診〔細胞診検査〕	病	悪性腫瘍、真菌、ウイルス 病理
ABG	動脈血液ガス	検	(血液ガス分析で測定)
ACA	抗セントロメア抗体定性	検	PBC、クレスト症候群 免
	抗セントロメア抗体定量	検	
ACE	アンギオテンシンⅠ転換酵素	検	サルコイドーシス、甲状腺機能亢進症、糖尿病、肝硬変症 生Ⅰ
ACG	心尖(窩)拍動図	検	
ACG(CAG)	心臓血管造影	画	
aCL	抗カルジオリピン抗体	検	SLE、抗リン脂質症候群、膠原病 免
ACP	酸性ホスファターゼ	検	前立腺疾患
ACTH	副腎皮質刺激ホルモン	検	クッシング病、アジソン病、ネルソン症候群、ACTH単独欠損症 生Ⅱ
	副腎皮質刺激ホルモン〔下垂体前葉負荷試験〕	検	下垂体機能低下症、副腎腫瘍、副腎皮質機能亢進症 負荷
ADA	アデノシンデアミナーゼ	検	急性・慢性肝炎、肺結核 生Ⅰ

略語	名　　称	検/画/病	主な検査目的及び適応疾患 検査の区分
AAAV9	抗アデノ随伴ウイルス9型抗体	検	脊髄性筋萎縮症 免
ADAS	ADAS〔認知機能検査その他の心理検査〕	検	認知症 臨床・神経
ADH	抗利尿ホルモン	検	ADH異常、腎性尿崩症、尿崩症、ネフローゼ症候群　生Ⅱ
ADH	抗利尿ホルモン〔下垂体後葉負荷試験〕	検	尿崩症、抗利尿ホルモン不適合分泌症候群　負荷
AFP	α-フェトプロテイン	検	肝硬変、肝癌、B型C型慢性肝炎 生Ⅱ
AFP-L_3%	α-フェトプロテインレクチン分画	検	肝細胞癌 生Ⅱ
AG	①動脈造影 ②血管造影	画	
-Ag	抗原	検	
Al	アルミニウム	検	腎不全　生Ⅰ
Alb	アルブミン	検	ネフローゼ症候群、低アルブミン血症 生Ⅰ
Ald	アルドステロン	検	アジソン病、腎血管性高血圧、 原発性アルドステロン症　生Ⅱ
ALD	アルドラーゼ	検	急性肝炎、急性心筋梗塞、脳血管障害、甲状腺機能低下症　生Ⅰ
ALP(AP)	アルカリホスファターゼ	検	肝障害、ベーチェット病、胆汁うっ滞、甲状腺機能亢進症　生Ⅰ
ALPアイソ	ALPアイソザイム	検	(アルカリホスファターゼ・アイソザイム) 閉塞性黄疸、慢性肝炎、ベーチェット病　生Ⅰ
	ALPアイソザイム(PAG電気泳動法)	検	(アルカリホスファターゼ・アイソザイム(ポリアクリルアミドゲル電気泳動法)) 閉塞性黄疸、悪性腫瘍、肝硬変症、肝・胆道疾患、潰瘍性大腸炎　生Ⅰ

略語	名　称	検/画/病	主な検査目的及び適応疾患 検査の区分
ALT (=GPT)	アラニンアミノトランスフェラーゼ	検	肝障害、急性・慢性肝炎、脂肪肝、劇症肝炎、肝硬変症　生Ⅰ
AMA	抗ミトコンドリア抗体定性	検	原発性胆汁性胆管炎(PBC)　免
	抗ミトコンドリア抗体半定量	検	
	抗ミトコンドリア抗体定量	検	
AMH	抗ミュラー管ホルモン	検	不妊症、卵巣機能不全、早期卵巣不全　生Ⅱ
AMY (Amy)	アミラーゼ	検	膵機能異常、膵炎、腎不全、腹膜炎、腸狭窄　生Ⅰ
Amyアイソ	アミラーゼアイソザイム	検	急性膵炎、唾液腺疾患　生Ⅰ
ANA (FANA)	抗核抗体(蛍光抗体法)定性	検	膠原病、自己免疫性肝疾患、SLE　免
	抗核抗体(蛍光抗体法)半定量	検	
	抗核抗体(蛍光抗体法)定量	検	
	抗核抗体(蛍光抗体を除く)	検	
ANCA	抗好中球細胞質抗体定性	検	急速進行性糸球体腎炎　免
angio	血管造影	画	
ANP (HANP)	心房性Na利尿ペプチド	検	うっ血性心不全、本態性高血圧症、心筋梗塞、腎不全　生Ⅱ
AOG	大動脈造影〔心臓カテーテル検査〕	検	先天性心疾患、狭心症、不整脈、急性心筋梗塞　呼
A-P	腹背撮影	画	(前から後への撮影)
APTT	活性化部分トロンボプラスチン時間	検	血液凝固異常、出血傾向、DIC 肝疾患、血栓症　血
AQP4	抗アクアポリン4抗体	検	視神経脊髄炎　免
AR	耳小骨筋反射検査	検	難聴、鼓室硬化症　耳
ARC	レニン定量	検	バーター症候群、原発性アルドステロン症、低レニン血症、高血原症　生Ⅱ

略語	名　　称	検/画/病	主な検査目的及び適応疾患 検査の区分
ASK	抗ストレプトキナーゼ定性	検	リウマチ熱、扁桃炎、糸球体腎炎、膿皮症、溶連菌感染症 免
	抗ストレプトキナーゼ半定量	検	
ASO (=ASLO)	抗ストレプトリジンO定性	検	
	抗ストレプトリジンO半定量	検	
	抗ストレプトリジンO定量	検	
AST (=GOT)	アスパラギン酸アミノトランスフェラーゼ	検	肝障害、急性・慢性肝炎、劇症肝炎、脂肪肝、肝硬変、肝腫瘍、心筋梗塞 生Ⅰ
ASTアイソ	ASTアイソザイム	検	肝炎、アルコール性脂肪肝、心筋梗塞 生Ⅰ
AT	アンチトロンビン活性	検	DIC、静脈血栓症、肝硬変 血
	アンチトロンビン抗原	検	
AZF欠失	Y染色体微小欠失検査	検	不妊症、男性不妊、無精子症 血

B

略語	名　　称	検/画/病	主な検査目的及び適応疾患 検査の区分
B-〜	血液検査	検	
B-タン分画 (EP)	蛋白分画	検	ネフローゼ症候群、肝硬変症、急性・慢性炎症、多発性骨髄腫　生Ⅰ
B-A	動脈血採取	検	
BADS	遂行機能障害症候群の行動評価〔認知機能検査その他の心理検査〕	検	器質性精神障害、認知症 臨床・神経
BAG	①上腕動脈造影 ②気管支動脈造影	画	
BAL	気管支肺胞洗浄法〔気管支ファイバースコピー〕	検	間質性肺炎、サルコイドーシス等の診断 内視
BAP	骨型アルカリホスファターゼ	検	慢性腎不全、骨疾患の病態把握、骨軟化症、骨転移癌　生Ⅱ
B-C	血液採取(耳朶、指尖など)	検	
BCA225	乳癌関連抗原225	検	乳癌　生Ⅱ

略語	名　称	検/画/病	主な検査目的及び適応疾患 検査の区分
BD（BP）	血圧測定	検	
BE	注腸造影	画	
BEHAVE-AD	BEHAVE-AD〔認知機能検査その他の心理検査〕	検	認知症 **臨床・神経**
BF（BFs）	気管支ファイバースコピー	検	肺癌、びまん性汎細気管支炎、気管支拡張症、肺炎 **内視**
BFP	塩基性フェトプロテイン	検	肺癌、肝癌、膀胱癌 **生Ⅱ**
BG(ブロンコ)	気管支造影	画	
BGA	血液ガス分析	検	気管支喘息、肺気腫、過換気症候群、呼吸不全 **生Ⅰ**
BGP(OC)	オステオカルシン	検	原発性副甲状腺機能亢進症 **生Ⅱ**
BGT	ベンダーゲシュタルトテスト〔認知機能検査その他の心理検査〕	検	器質性精査障害、発達障害、統合失調症 **臨床・神経**
BIL／総(T-Bil)	総ビリルビン	検	肝細胞障害、溶血性疾患、胆嚢炎、胆汁うっ滞性黄疸、胆石 **生Ⅰ**
BIL／直(D-Bil)	直接ビリルビン	検	急性肝炎、劇症肝炎、体質性黄疸、肝硬変、肝内胆汁うっ滞症 **生Ⅰ**
BLP(β-LP)	β-リポ蛋白	検	ネフローゼ症候群、家族性高コレステロール血症
BMD	骨塩定量検査	検	骨粗鬆症 **超**
BMG(β_2-m)	β_2-マイクログロブリン	検	悪性腫瘍、多発性骨髄腫、腎機能障害、尿細管障害、痛風 **免**
BMR	基礎代謝測定	検	甲状腺疾患、糖尿病 **呼**
BNP	脳性Na利尿ペプチド	検	急性・慢性心不全、うっ血性心不全 **生Ⅱ**
BP（BD）	血圧測定	検	
B-PL	血小板数〔末梢血液一般検査〕	検	貧血、感染症、炎症、血液疾患 **血**
BS-～	血清検査	検	
BS(血糖、GL)	グルコース	検	糖尿病、クッシング症候群、急性膵炎、甲状腺機能亢進症・低下症 **生Ⅰ**

略語	名　　称	検/画/病	主な検査目的及び適応疾患 検査の区分
BSP	肝機能テスト	検	肝炎、肝硬変症、体質性黄疸 負荷
BSR (BSG)	赤血球沈降速度	検	感染症、貧血症、膠原病、炎症性疾患、心筋梗塞、多発性骨髄腫 血
BT(出血)	出血時間	検	ITP、血小板無力症 血
BT(KT)	体温	検	
BTA	尿中BTA	検	膀胱癌 生Ⅱ
BTR	総分岐鎖アミノ酸／チロシンモル比	検	慢性肝炎、肝硬変症 生Ⅱ
BUN (UN)	尿素窒素	検	腎機能低下、慢性腎不全、尿路閉塞、心不全、消化管出血 生Ⅰ
BV	循環血液量測定〔対液量等測定〕	検	多血症、脱水症、心不全 呼
B-V	静脈血採血	検	
BX	生検(バイオプシー)	検	生体組織の病理検査

C

略語	名　　称	検/画/病	主な検査目的及び適応疾患 検査の区分
C_1-INA	C_1インアクチベータ	検	血管神経性浮腫 免
C_3	C_3	検	急性糸球体腎炎、慢性肝炎、肝硬変症、膠原病、SLE 免
C_3PA	C_3プロアクチベータ	検	SLE、糸球体腎炎 免
C_4	C_4	検	SLE、肝硬変症、慢性肝炎 免
CA	カテコールアミン	検	褐色細胞腫、本態性高血圧症、心筋梗塞、狭心症、副腎髄質過形成、アジソン病 生Ⅱ
	カテコールアミン分画	検	
Ca	カルシウム	検	副甲状腺機能亢進症、ビタミンD欠乏症、骨粗鬆症 生Ⅰ
CA125	糖鎖抗原125	検	卵巣癌、乳癌 生Ⅱ
CA15-3	糖鎖抗原15-3	検	乳癌 生Ⅱ
CA19-9	糖鎖抗原19-9	検	消化器系の悪性疾患 生Ⅱ
CA54/61	糖鎖抗原54/61	検	卵巣癌 生Ⅱ
CA602	糖鎖抗原602	検	卵巣癌、子宮内膜症 生Ⅱ

略語	名　　称	検/画/病	主な検査目的及び適応疾患 検査の区分
CA72-4	糖鎖抗原72-4	検	卵巣癌、胃癌、直腸癌、結腸癌 **生Ⅱ**
CAG	冠状動脈造影〔心臓カテーテル検査〕	検	先天性心疾患、狭心症、不整脈、急性心筋梗塞 **呼**
	脳血管造影	画	
cAMP	サイクリックAMP	検	甲状腺機能亢進症・低下症、心筋梗塞 **生Ⅱ**
CAPS	臨床診断面接尺度（人格検査）	検	神経症、心的外傷後ストレス障害 **臨床・神経**
CAS	不安測定検査〔認知機能検査その他の心理検査〕	検	統合失調症、躁うつ病、神経症 **臨床・神経**
CAT	幼児児童用絵画統覚検査〔人格検査〕	検	発達障害、学習障害、神経症 **臨床・神経**
CBC	末梢血液一般検査	検	貧血、感染症、炎症、血液疾患 **血**
CCr (CCR)	クレアチニン・クリアランステスト〔腎クリアランス検査〕	検	糖尿病性腎症、糸球体腎炎、腎硬化症
CDR	CDR〔認知機能検査その他の心理検査〕	検	認知症 **臨床・神経**
CEA	癌胎児性抗原	検	胃癌、肺癌、乳癌、消化管癌、膵胆管癌
	癌胎児性抗原定性（乳頭分泌液）	検	乳癌 **生Ⅱ**
	癌胎児性抗原半定量（乳頭分泌液）	検	
CECT	造影CT	画	
CES-D	うつ病（抑うつ状態）自己評価尺度〔認知機能検査その他の心理検査〕	検	統合失調症、躁うつ病、神経症 **臨床・神経**
CF	大腸ファイバースコピー	検	大腸ポリープ、大腸癌、潰瘍性大腸炎、クローン病 **内視**
CG	膀胱造影検査	画	
CH_{50}	血清補体価	検	SLE、肝硬変症、糸球体腎炎 **免**

略語	名　称	検/画/病	主な検査目的及び適応疾患 検査の区分
ChE (Ch-E)	コリンエステラーゼ	検	ネフローゼ症候群、脂肪肝、肝硬変症、甲状腺機能亢進症、肝炎　**生Ⅰ**
Cho（c）	コレステロール	検	
Cin	イヌリンクリアランス測定(腎クリアランス検査)	検	高コレステロール血症を合併した、慢性腎臓病　**負荷**
Cl	クロール	検	脱水症、嘔吐症、腎不全　**生Ⅰ**
CLIA	化学発光免疫測定法	検	(検査法の1つ)
CK (CPK)	クレアチンキナーゼ	検	進行性筋ジストロフィー、心筋炎、心筋梗塞、多発性筋炎　**生Ⅰ**
CKアイソ (CPKアイソ)	CKアイソザイム	検	進行性筋ジストロフィー、心筋梗塞、多発性筋炎、皮膚筋炎　**生Ⅰ**
CK-MB (CPK-MB)	CK-MB	検	(クレアチン・ホスホキナーゼMB型アイソザイム測定)多発性筋炎、急性心筋梗塞、心筋炎　**生Ⅰ**
CMI	健康調査票〔認知機能検査その他の心理検査〕	検	神経症、器質性精神障害、統合失調症　**臨床・神経**
$CMRO_2$	脳酸素代謝率	検	(脳組織が消費する酸素量)
CMVAb	サイトメガロウイルス抗体	検	サイトメガロウイルス感染症・肺炎、網膜炎　**免**
CO	心拍出量測定	検	心不全、脚気心　**呼**
COLD (CA)	寒冷凝集反応	検	マイコプラズマ肺炎、溶血性貧血、悪性リンパ腫　**免**
CORA	条件反射聴力測定	検	(乳幼児の聴力検査の1つ)
CORT	コルチゾール	検	クッシング症候群　**生Ⅱ**
CP	セルロプラスミン	検	炎症性疾患、膠原病、心筋梗塞、ネフローゼ症候群、肝硬変症　**免**
CPBA	競合性蛋白結合分析法	検	(検査法の1つ)
CPR	C-ペプチド	検	糖尿病、インスリノーマ　**生Ⅱ**
CPT	電流知覚閾値測定	検	末梢神経損傷、手根管症候群　**神**
C-PTHrP	副甲状腺ホルモン関連蛋白C端フラグメント	検	高カルシウム血症　**生Ⅱ**

略語	名　称	検/画/病	主な検査目的及び適応疾患 検査の区分
CR	コンピューテッド・ラジオグラフィ	画	(X線画像診断のひとつ)
Cr (Crea, CRE,CRN)	クレアチニン	検	腎不全、尿毒症、糸球体腎炎　**生Ⅰ**
CRP	C反応性蛋白定性	検	膠原病、各種感染症、炎症性疾患、心筋梗塞　**免**
	C反応性蛋白	検	
CSF	髄液一般検査	検	髄膜炎、炎症性疾患、多発性硬化症　**尿**
CSLEX	シアリルLe^x抗原	検	乳癌　**生Ⅱ**
CST	子宮収縮負荷テスト	検	(胎児心拍数モニタリング検査)
CT (CTスキャン)	コンピュータ断層撮影	画	
CT	カルシトニン	検	甲状腺髄様癌　**生Ⅱ**
Cu	銅	検	閉塞性黄疸、ネフローゼ症候群、細胆管性肝炎、貧血、骨粗鬆症　**生Ⅰ**
CUG	膀胱尿道造影	画	
CVP	中心静脈圧測定	検	心不全　**監**
CVR	脳血管抵抗	検	
CXR	胸部エックス線撮影	画	

D

DAM	グッドイナフ人物画知能検査〔発達及び知能検査〕	検	発達障害、知的障害　**臨床・神経**
D-Bil (BIL／直)	直接ビリルビン	検	肝障害、肝炎、体質性黄疸、肝内胆汁うっ滞　**生Ⅰ**
DBT	深部体温計による深部体温測定	検	悪性高熱症、脳卒中　**監**
DEXA法	二重エネルギーX線吸収測定法〔骨塩定量検査法〕	検	骨粗鬆症　**超**

略語	名　称	検/画/病	主な検査目的及び適応疾患 検査の区分
DF	デジタル透視撮影	画	
DHEA-S	デヒドロエピアンドロステロン硫酸抱合体	検	副腎癌、クッシング症候群　**生Ⅱ**
DIC	点滴静注胆嚢造影	画	
DIP	①点滴腎盂造影 ②点滴静注腎盂造影	画	(腎臓・尿管・膀胱の形態を調べる)
DIP法	デジタル映像化処理法〔骨塩定量検査法〕	検	骨粗鬆症　**超**
Disco	椎間板造影検査	画	
DNA	デオキシリボ核酸	検	(生物の遺伝情報を持つ物質)
DN-CAS	認知評価システム〔認知機能検査その他の心理検査〕	検	学習障害、注意欠陥多動障害、発達障害　**臨床・神経**
DPA	二重光子吸収法〔骨塩定量検査法〕	検	骨粗鬆症　**超**
DPD	デオキシピリジノリン(尿)	検	癌の骨転移、原発性副甲状腺機能亢進症、骨粗鬆症　**生Ⅱ**
DPOAE	歪成分耳音響放射〔耳音響放射検査〕	検	難聴、耳鳴証　**耳**
DR	デジタルラジオグラフィー	画	(X線画像診断の1つ)
DSA	血管造影検査	画	
DSRS-C	バールソン児童用抑うつ性尺度〔認知機能検査その他の心理検査〕	検	小学生～中学生の抑うつ神経症　**臨床・神経**
DTR	深部腱反射	検	
DUPAN-2	膵癌関連抗原	検	膵癌、胆道癌　**生Ⅱ**
DWI	拡散強調画像	画	

略語	名　称	検/画/病	主な検査目的及び適応疾患 検査の区分
E			
E	尿蛋白 〔尿中一般物質定性半定量検査〕	検	ネフローゼ症候群、糸球体腎炎、腎不全、心不全　尿
E_2	エストラジオール	検	卵巣機能不全、無月経症　生Ⅱ
E_3	エストリオール	検	胎盤機能不全　生Ⅱ
E-～	内視鏡検査	検	
E-縦隔	縦隔鏡検査	検	縦隔腫瘍、肺癌　内視
E-顎関節	顎関節鏡検査	検	顎関節症、顎関節炎　内視
E-関節	関節鏡検査	検	関節炎、変形性関節症、十字靭帯損傷、関節リウマチ　内視
E-胸腔	胸腔鏡検査	検	肺癌、肺のう胞　内視
E-クルド	クルドスコピー	検	骨盤腔内病変、子宮筋腫、卵巣のう腫　内視
E-喉頭直達	喉頭直達鏡検査	検	喉頭炎、喉頭腫瘍　内視
E-コルポ	コルポスコピー	検	子宮癌　内視
E-直腸	直腸鏡検査	検	直腸癌、痔核　内視
E-乳管	乳管鏡検査	検	乳癌　内視
E-腹腔	腹腔鏡検査	検	肝炎、肝硬変症、肝癌、結核、不妊症、アミロイドーシス　内視
E-鼻咽	鼻咽腔直達鏡検査	検	鼻咽喉腔疾患　内視
E-ヒステロ	ヒステロスコピー	検	子宮癌、子宮筋腫　内視
EBUS-TBNA	超音波気管支鏡窩穿刺吸引生検法	検	肺癌、サルコイドーシス
ECG(EKG)	心電図検査	検	不整脈、狭心症、心筋梗塞、高血圧症、心筋症、虚血性心疾患
ECG携	ホルター型心電図検査	検	
ECGフカ	負荷心電図検査	検	呼
Echo	超音波検査	検	領域による　超
ECLIA	電気化学発光免疫測定法	検	(検査法の1つ)
ECT	放射型コンピュータ断層撮影	画	
EEG	脳波検査	検	てんかん、脳腫瘍、脳血管障害　脳

略語	名　称	検/画/病	主な検査目的及び適応疾患 検査の区分
EF-～	ファイバースコピー	検	
EF-胃	胃ファイバースコピー	検	急性・慢性胃炎、急性胃粘膜病変、胃・十二指腸潰瘍、胃癌、粘膜下腫瘍、アニサキス症　内視
EF-十二指腸	十二指腸ファイバースコピー	検	
EF-嗅裂	嗅裂部ファイバースコピー	検	鼻腔疾患、咽頭疾患　内視
EF-喉頭	喉頭ファイバースコピー	検	喉頭炎、喉頭癌　内視
EF-子宮	子宮ファイバースコピー	検	子宮癌、子宮筋腫　内視
EF-小腸	小腸内視鏡検査	検	小腸腫瘍、イレウス　内視
EF-食道	食道ファイバースコピー	検	食道炎、食道潰瘍、食道癌　内視
EF-胆道	胆道ファイバースコピー	検	肝内・胆管胆石症、胆管癌　内視
EF-中耳	中耳ファイバースコピー	検	中耳炎、真珠腫、中耳腫瘍　内視
EF-直腸	直腸ファイバースコピー	検	直腸炎、 直腸癌　内視
EF-腹腔	腹腔ファイバースコピー	検	慢性肝炎、肝硬変症、肝癌、結核、不妊症、アミロイドーシス　内視
EF-鼻咽	鼻咽腔ファイバースコピー	検	鼻腔疾患、咽頭疾患　内視
EF-副鼻腔	副鼻腔入口部ファイバースコピー	検	副鼻腔疾患　内視
EF-ブロンコ (EF-気管支)	気管支ファイバースコピー	検	肺疾患、肺癌、気管支拡張症、間質性肺炎、肺出血、肺結核　内視
EF-膀胱 (EF-膀胱尿道)	膀胱尿道ファイバースコピー	検	尿道・膀胱疾患　内視
EIA (ELISA)	酵素免疫測定法	検	(検査法の1つ)
ELA-1	エラスターゼ-1	検	膵癌、急性・慢性膵炎　生Ⅱ
EMG	筋電図検査	検	重症筋無力症、筋萎縮性側索硬化症、手根管症候群、多発性筋炎　神
Enema	注腸造影	画	大腸疾患
ENG	電気眼振図 〔平衡機能検査〕	検	めまい・平衡障害　耳

略語	名　称	検/画/病	主な検査目的及び適応疾患 検査の区分
Eo	好酸球数	検	各種アレルギー疾患、寄生虫症、膠原病 **血**
EOAE	誘発耳音響放射〔耳音響放射検査〕	検	難聴、耳鳴 **耳**
EOG	眼球電位図	検	眼球運動障害 **眼**
EP (タン分画)	蛋白分画	検	ネフローゼ症候群、肝硬変、心筋梗塞、急性感染症、多発性骨髄腫 **生Ⅰ**
EPCG	内視鏡的膵胆管造影	画	
EPO(EP)	エリスロポエチン	検	慢性腎不全、再性不良性貧血、腎性貧血 **生Ⅱ**
EPPS	EPPS性格検査（人格検査）	検	神経症、うつ病、器質性精神障害 **臨床・神経**
ERC	内視鏡的逆行性胆道造影	画	
ERCP	内視鏡的逆行性膵胆管造影	画	膵癌、胆管癌
ERG	網膜電位図	検	糖尿病性網膜症、網膜剥離、ぶどう膜炎、眼球ろう **眼**
ERP	内視鏡的逆行性膵管造影	画	
ERV	予備呼気量	検	（排気量分画で測定） **呼**
ES	向流電気泳動法	検	（検査法の1つ）
ESR	赤血球沈降速度	検	各種感染症、膠原病、炎症性疾患、心筋梗塞、多発性骨髄腫 **血**
EUS-FNA	超音波内視鏡下穿刺吸引生検法	検	胃粘膜下腫瘍、膵癌
EV-FIA	エバネセント波蛍光免疫測定法	検	（検査法の1つ）

F

F-〜	糞便検査	検	
F-集卵	虫卵検出（集卵法）（糞便）	検	腸管寄生虫症、蟯虫症、回虫症 **尿**

略語	名　称	検/画/病	主な検査目的及び適応疾患 検査の区分
F-塗	糞便塗抹顕微鏡検査	検	寄生虫症、回虫症　**尿**
FA (FOLA)	葉酸	検	吸収不良症候群、巨赤芽球性・溶血性貧血、慢性白血病　**生Ⅰ**
FA (FAT)	蛍光抗体法	検	(検査法の1つ)
FAB	前頭葉評価バッテリー〔認知機能検査その他の心理検査〕	検	高次脳機能障害　**臨床・神経**
FAF	自発蛍光撮影法〔眼底カメラ〕	検	加齢黄斑変性、網膜色素変性　**眼**
FANA (ANA)	抗核抗体(蛍光抗体法)定性	検	膠原病、自己免疫性肝疾患、SLE　**免**
	抗核抗体(蛍光抗体法)半定量	検	
	抗核抗体(蛍光抗体法)定量	検	
FBS	空腹時血糖	検	糖尿病、甲状腺機能亢進症・低下症、クッシング症候群、急性膵炎　**生Ⅰ**
F-cho (遊離-cho)	遊離コレステロール	検	高脂血症、脂質異常症、閉塞性黄疸、脂質代謝異常　**生Ⅰ**
FDP	フィブリン・フィブリノゲン分解産物(尿)	検	DIC、肺血栓塞栓症、糸球体腎炎　**尿**
	フィブリン・フィブリノゲン分解産物定性	検	血液凝固異常、DIC、血栓症、大動脈瘤　**血**
	フィブリン・フィブリノゲン分解産物半定量	検	
	フィブリン・フィブリノゲン分解産物定量	検	
Fe	鉄	検	鉄欠乏性貧血　**生Ⅰ**
FECG	胎児心電図	検	(胎児心拍数モニタリング検査)
Fer	フェリチン半定量	検	鉄欠乏性貧血、再生不良性貧血、真性多血症　**生Ⅰ**
	フェリチン定量	検	
FEV	努力呼気肺活量	検	(フローボリュームカーブで測定)
FGS (GF,GFS)	胃ファイバースコピー	検	急性・慢性胃炎、胃潰瘍、胃癌、急性胃粘膜病変　**内視**

略語	名　称	検/画/病	主な検査目的及び適応疾患 検査の区分
F-Hb	糞便中ヘモグロビン定性	検	大腸癌・ポリープ、結腸癌・ポリープ、病核
	糞便中ヘモグロビン	検	
FHR	胎児心拍数	検	
FIA	蛍光免疫測定法	検	(検査法の1つ)
Fib	フィブリノゲン半定量	検	出血傾向、肝疾患、感染症、妊娠、脳梗塞、糖尿病　血
	フィブリノゲン定量	検	
FLC	免疫グロブリン遊離L鎖κ／λ比	検	多発性骨髄腫　免
FMD	血管内皮機能検査〔体液量等測定〕	検	動脈硬化症　呼
FPA	蛍光偏光測定法	検	(検査法の1つ)
FPCG	胎児心音図	検	
FPIA	蛍光偏光免疫測定法	検	(検査法の１つ)
FRC(残気)	機能的残気量測定	検	(排気量分画で測定)　呼
FSH	卵胞刺激ホルモン	検	更年期症候群、卵巣性無月経　生Ⅱ
	ゴナドトロピン(FSH)〔下垂体前葉負荷試験〕	検	下垂体機能低下症、不妊症　負荷
FT$_3$	遊離トリヨードサイロニン	検	甲状腺機能亢進症・低下症、バセドウ病、甲状腺中毒症、慢性甲状腺炎　生Ⅱ
FT$_4$	遊離サイロキシン	検	
FTA-ABS試験	梅毒トレポネーマ抗体定性	検	梅毒　免
	梅毒トレポネーマ抗体半定量		
FVC	努力肺活量	検	(フローボリュームカーブで測定)

G

G-～	胃液検査	検	
G-胃液	胃液一般検査	検	食道・胃の出血性疾患(潰瘍、癌)、萎縮性胃炎　尿

略語	名　称	検/画/病	主な検査目的及び適応疾患 検査の区分
G-6-Pase	グルコース-6-ホスファターゼ	検	糖原病 免
G-6-PD (G-6-PDH)	グルコース-6-リン酸デヒドロゲナーゼ	検	G6PDH欠乏症貧血、溶血性貧血 生Ⅰ
	グルコース-6-リン酸デヒドロゲナーゼ定性	検	G6PDH欠乏症貧血、先天性溶血性貧血 免
GA	グリコアルブミン	検	糖尿病 生Ⅰ
GAD	抗グルタミン酸デカルボキシラーゼ抗体	検	1型糖尿病 生Ⅱ
GAT	癌関連ガラクトース転移酵素	検	子宮内膜症、卵巣癌 生Ⅱ
GC	ガスクロマトグラフィー	検	(検査法の1つ)
GF (GIF, GFS,FGS)	胃ファイバースコピー	検	胃潰瘍、胃癌、急性胃粘膜病変 内視
GFR	糸球体濾過値測定〔腎クリアランステスト〕	検	糸球体腎炎、糖尿病性腎症、腎硬化症 負荷
GH (STH)	成長ホルモン	検	下垂体性巨人症 生Ⅱ
	成長ホルモン〔下垂体前葉負荷試験〕	検	下垂体機能低下症 負荷
GHQ	精神健康評価票〔認知機能検査その他の心理検査〕	検	統合失調症、躁うつ病、神経症 臨床・神経
GL (Gl,Glu, GLBZ)	グルコース(血糖)	検	糖尿病、クッシング症候群、膵炎、甲状腺機能亢進症・低下症 生Ⅰ
GLC	気液クロマトグラフィー	検	(検査法の1つ)
GTH (GTP)	性腺刺激ホルモン	検	
GTT (トウフカ)	糖負荷試験	検	糖尿病、耐糖能異常 負荷
GU	グアナーゼ	検	急性・慢性肝炎、劇症肝炎、肝硬変症、自己免疫性肝炎 生Ⅰ

略語	名　称	検/画/病	主な検査目的及び適応疾患 検査の区分

H

略語	名称	検/画/病	主な検査目的及び適応疾患 検査の区分
HA(HY-A)	ヒアルロン酸	検	慢性肝炎、関節リウマチ　生Ⅰ
HA-Ab	HA抗体	検	(A型肝炎抗体) 急性肝炎、A型肝炎　免
HA-IgM-Ab	HA-IgM抗体	検	A型肝炎、急性肝炎　免
Hb	血色素測定 〔末梢血液一般検査〕	検	貧血、感染症、炎症、血液疾患　血
HbA1c	ヘモグロビンA1c	検	糖尿病　血
HBc-Ab	HBc抗体半定量・定量	検	(B型肝炎抗体) B型肝炎、肝硬変症、劇症肝炎、肝細胞癌　免
HBcrAg	HBVコア関連抗原	検	(B型肝炎ウイルスコア関連抗原) B型肝炎　免
HBc-IgM-Ab	HBc-IgM抗体	検	B型肝炎、肝硬変症　免
HBE	ヒス束心電図	検	
HBe-Ab	HBe抗体	検	(B型肝炎抗体・抗原) ウイルス性肝炎、B型肝炎、肝硬変症、劇症肝炎、肝細胞癌　免
HBe-Ag	HBe抗原	検	
HBF	肝血流量(ヘパトグラム)	検	肝硬変症、肝癌　ラ
HbF	ヘモグロビンF	検	再生不良性貧血、若年性慢性骨髄性白血病、悪性貧血　血
HBs-Ab	HBs抗体定性	検	(B型肝炎抗体) ウイルス性肝炎、急性・慢性B型肝炎、肝硬変症　免
	HBs抗体半定量	検	
	HBs抗体	検	
HBs-Ag	HBs抗原定性・半定量	検	(B型肝炎抗原) ウイルス性肝炎、急性・慢性B型肝炎、肝硬変症　免
	HBs抗原	検	

略語	名　称	検/画/病	主な検査目的及び適応疾患 検査の区分
HBV-DNA	HBV核酸定量	検	（B型肝炎ウイルス核酸定量） B型肝炎、肝硬変症、劇症肝炎 微
HCG （ゴナド）	ヒト絨毛性ゴナドトロピン定性	検	妊娠、胞状奇胎、絨毛性疾患 生Ⅱ
	ヒト絨毛性ゴナドトロピン半定量	検	
	ヒト絨毛性ゴナドトロピン定量		
	低単位ヒト絨毛性ゴナドトロピン半定量	検	
HCG-β	ヒト絨毛性ゴナドトロピン-βサブユニット	検	妊娠、胞状奇胎 生Ⅱ
HCO_3^-	重炭酸イオン濃度	検	（血液ガス分析で測定）
HCV	HCV抗体定性・定量	検	（C型肝炎抗体） C型慢性肝炎、C型肝炎 免
	HCVコア蛋白	検	
HCVcoreAb	HCVコア抗体	検	
HCV-RNA	HCV核酸検出	検	C型肝炎　微
HDG	低緊張性十二指腸造影	画	
HDL-cho （HDL-C）	HDL-コレステロール	検	脂質異常症、高脂血症、動脈硬化症、糖尿病、肝障害　生Ⅰ
HDRS	ハミルトンうつ病症状評価尺度〔認知機能検査その他の心理検査〕	検	うつ病、躁うつ病　臨床・神経
HDV-Ab	デルタ肝炎ウイルス抗体	検	B型肝炎、劇症肝炎、肝硬変症　免
HE4	ヒト精巣上体蛋白4	検	卵巣癌　生Ⅱ
HE-IgA-Ab	HE-IgA抗体定性	検	E型肝炎、急性肝炎　免
H-FABP	心臓由来脂肪酸結合蛋白定性	検	急性心筋梗塞 生Ⅰ
	心臓由来脂肪酸結合蛋白定量		
HGF	肝細胞増殖因子	検	劇症肝炎、肝炎、肝硬変症　生Ⅰ

略語	名　称	検/画/病	主な検査目的及び適応疾患 検査の区分
Hib	ヘモフィルス・インフルエンザb型抗原定性(尿・髄液)	検	インフルエンザ菌感染症　免
HIV抗体価	HIV-1抗体	検	後天性免疫不全症候群(エイズ) HIV感染症 免
	HIV-1、2抗体定性	検	
	HIV-1、2抗体半定量		
	HIV-1、2抗体定量		
	HIV-1、2抗原・抗体同時測定定性		
	HIV-1、2抗原・抗体同時測定定量		
	HIV-1抗体(ウエスタンブロット法)	検	
	HIV-2抗体(ウエスタンブロット法)	検	
HIV-Ⅰ	HIV-Ⅰ核酸定量	検	HIV感染症、後天性免疫不全症候群　微
HLA	ヒト白血球抗原	検	(白血球の血液型を表す分子)
HPG	ヒト下垂体性腺刺激ホルモン	検	
HPL(hPL)	ヒト胎盤性ラクトーゲン	検	胎盤機能不全、切迫流産、胞状奇胎　生Ⅱ
HPLC	高速液体クロマトグラフィー	検	(検査法の1つ)
HPO_4	リン酸	検	腎不全、甲状腺機能低下症　生Ⅰ
Hpx	Hpx	検	溶血性貧血、遺伝性球状赤血球症　免
HR	心拍数	検	
HRCT	高分解能CT	画	
HSG(Hystero)	子宮卵管造影	画	

略語	名　称	検/画/病	主な検査目的及び適応疾患 検査の区分
Ht（Hct）	ヘマトクリット値〔末梢血液一般検査〕	検	貧血、感染症、炎症、血液疾患　血
HTLV-Ⅰ	HTLV-Ⅰ抗体定性	検	(ヒトT細胞白血病ウイルス抗体) 成人T細胞性白血病リンパ腫　免
	HTLV-Ⅰ抗体半定量	検	
	HTLV-Ⅰ抗体	検	
	HTLV-Ⅰ抗体(ウエスタンブロット法)	検	
HVA	ホモバニリン酸	検	悪性黒色腫、褐色細胞腫　生Ⅱ

I

IA-DSA	経動脈性血管造影	画	
IAHA	免疫粘着赤血球凝集反応	検	(検査法の1つ)
ICG	肝機能テスト	検	肝炎、肝硬変症、体質性黄疸　負荷
ICP	頭蓋内圧持続測定	検	頭部外傷、くも膜下出血　監
ICSH	間質細胞刺激ホルモン	検	(性腺刺激ホルモンの1つ)
IEP	免疫電気泳動法	検	多発性骨髄腫、免疫不全　免
IES-R	出来事インパクト尺度〔認知機能検査その他の心理検査〕	検	心的外傷後ストレス障害　臨床・神経
IFA	間接蛍光抗体法	検	(検査法の1つ)
IFN-λ3	インターフェロンλ3	検	新型コロナウイルス感染症(COVID-19)確定患者　免
Ig (IgA,IgG, IgD,IgM)	免疫グロブリン	検	肝硬変症、多発性骨髄腫、膠原病、慢性肝炎　免
IgE (RAST)	特異的IgE半定量・定量	検	アトピー性皮膚炎、アレルギー性鼻炎、気管支喘息、食物アレルギー、蕁麻疹、アレルギー性結膜炎　免
IgE (RIST)	非特異的IgE半定量	検	
	非特異的IgE定量	検	
IGFBP-1	腟分泌液中インスリン様成長因子結合蛋白1型定性	検	妊婦における破水診断　生Ⅰ

略語	名　称	検/画/病	主な検査目的及び適応疾患 検査の区分
IGFBP-3	インスリン様成長因子結合蛋白３型	検	下垂体巨人症、慢性腎不全 生Ⅱ
IgG$_2$	IgG$_2$	検	原発性免疫不全症候群 免
IgG$_4$	IgG$_4$	検	自己免疫性膵炎 免
IIDR	デジタル透視撮影法	画	
IL-6	インターロイキン-6	検	全身性炎症反応症候群、敗血症 免
Intact PINP	インタクトⅠ型プロコラーゲン-N-プロペプチド	検	骨粗鬆症 生Ⅱ
IP	無機リン	検	腎不全、甲状腺機能低下症 生Ⅰ
IRG	グルカゴン	検	グルカゴノーマ、糖尿病 生Ⅱ
IRI	インスリン	検	糖尿病、インスリノーマ、高インスリン血症 生Ⅱ
IRMA	免疫放射定量法	検	(検査法の1つ)
IRV	予備吸気量	検	(排気量分画で測定) 呼
ITPA	言語学習能力診断検査〔認知機能検査その他の心理検査〕	検	知的障害、学習障害 臨床・神経
IVC	経静脈性胆道造影	画	
IVCG	下大静脈造影	画	
IV-DSA	経静脈性血管造影	画	
IVP	静脈性腎盂造影	画	
IVU	経静脈性尿路造影	画	

J

JART	JART(発達及び知能検査)	検	認知症、知的障害 臨床・神経

K

K	カリウム	検	腎不全、下痢、アシドーシス、アルドステロン症 生Ⅰ
K-ABC	K-ABC〔認知機能検査その他の心理検査〕	検	知的障害、発達障害 臨床・神経

略語	名　称	検/画/病	主な検査目的及び適応疾患 検査の区分
KL-6	KL-6	検	間質性肺炎、塵肺症　生Ⅰ
KRT19	サイトケラチン19mRNA検出	検	乳癌、胃癌、大腸癌　血
KT(BT)	体温	検	
KUB	腎尿管膀胱単純X線撮影	画	
Kymo	動態撮影	画	

L

LAO	左前斜位からの撮影	画	
LAP	ロイシンアミノペプチダーゼ	検	胆のう結石症、胆のう炎、胆道閉塞、急性肝炎、肝細胞癌　生Ⅰ
L-CAT	レシチン・コレステロール・アシルトランスフェラーゼ	検	脂肪肝、肝硬変症、肝障害、急性・慢性肝炎、閉塞性黄疸　生Ⅰ
LD (LDH)	乳酸デヒドロゲナーゼ	検	心筋梗塞、悪性貧血、白血病 間質性肺炎、急性肝炎　生Ⅰ
LDアイソ (LDHアイソ)	LDアイソザイム	検	心筋梗塞、悪性貧血、白血病、溶血性貧血、悪性腫瘍、肺梗塞　生Ⅰ
LDL-C	LDL-コレステロール	検	脳動脈硬化症、狭心症、心筋梗塞、脂質異常症、糖尿病　生Ⅰ
LEP(LPT)	レプチン	検	全身性脂肪萎縮症　生Ⅱ
L-FABP	L型脂肪酸結合蛋白(尿)	検	糖尿病性腎症、慢性腎疾患、薬剤性腎障害、敗血症、多臓器不全　尿
LH	黄体形成ホルモン定性(尿)	検	不妊症　尿
	黄体形成ホルモン	検	不妊症、更年期症候群、卵巣性無月経　生Ⅱ
	ゴナドトロピン(LH)〔下垂体前葉負荷試験〕	検	下垂体機能低下症、性腺機能異常症、シーハン症候群、不妊症　負荷
LP	リパーゼ	検	急性・慢性膵炎、膵腫瘍、肝疾患、腎不全　生Ⅰ

略語	名　称	検/画/病	主な検査目的及び適応疾患 検査の区分
Lp(a)	リポ蛋白(a)	検	動脈硬化症、狭心症　生Ⅰ
LPIA(LA)	ラテックス凝集法	検	(検査法の1つ)
LPL	リポ蛋白リパーゼ	検	家族性高リポ蛋白血症、高脂血症　生Ⅰ
LPS	大腸菌O157抗体定性	検	腸管出血性大腸菌感染症　免
	大腸菌O157抗原定性	検	
L-R	左から右への撮影	画	
LRG	ロイシンリッチα2グリコプロテイン	検	潰瘍性大腸炎、クローン病　生Ⅰ
LST	リンパ球刺激試験	検	先天性・後天性免疫不全　免
LTH	黄体刺激ホルモン	検	(性腺刺激ホルモンの1つ)
LVG	左室造影〔心臓カテーテル検査〕	検	先天性心疾患、狭心症、不整脈、急性心筋梗塞　呼

M

略語	名　称	検/画/病	主な検査目的及び適応疾患 検査の区分
M2BPGi	Mac-2結合蛋白糖鎖修飾異性体	検	慢性肝炎、肝硬変症　生Ⅰ
MAC	マイコバクテリウム・アビウム及びイントラセルラー核酸検出	検	非結核性抗酸菌症　微
MAMMO (マンモグラフィー)	乳房撮影	画	
MAO	モノアミンオキシダーゼ	検	肝硬変、慢性肝炎、糖尿病、強皮症、慢性心不全、末端肥大症
MAS	不安尺度〔認知機能検査その他の心理検査〕	検	統合失調症、躁うつ病、神経症、器質性精神障害　臨床・神経
MB(Mb)	ミオグロビン定性	検	心筋梗塞、筋ジストロフィー、多発性筋炎　生Ⅰ
	ミオグロビン定量	検	
MBC (MVV)	最大換気量〔肺気量分画測定〕	検	慢性肺気腫、気管支喘息、肺線維症、気管支拡張症　呼

略語	名　称	検/画/病	主な検査目的及び適応疾患 検査の区分
MBP	ミエリン塩基性蛋白(髄液)	検	多発性硬化症　尿
MCC	ベビーテスト〔発達及び知能検査〕	検	知的障害 臨床・神経
MCH	平均赤血球血色素量	検	悪性貧血、再生不良性貧血
M-CHAT	乳幼児期自閉症チェックリスト修正版〔認知機能検査その他の心理検査〕	検	自閉症スペクトラム障害 臨床・神経
MCHC	平均赤血球血色素濃度	検	悪性貧血、鉄欠乏性貧血
MCS	運動神経伝達速度	検	(神経伝達速度測定の1つ)　神
MCV	平均赤血球容積	検	悪性貧血、葉酸欠乏性貧血
MDA-LDL	マロンジアルデヒド修飾LDL	検	(酸化LDL) 糖尿病　生Ⅰ
MDCT	マルチスライスCT	画	
MD法	微細濃度測定〔骨塩定量検査〕	検	骨粗鬆症 超
MDL	胃透視検査	画	食道・胃・十二指腸の疾患
MED	最小紅斑量測定〔皮内反応検査〕	検	光線過敏症、日光過敏症、皮膚炎 負荷
MEDE	多面的初期認知症判定検査〔認知機能検査その他の心理検査〕	検	認知症、器質性精神障害 臨床・神経
MG	モイレングラハト単位	検	(黄疸の強さを表す単位)
Mg	マグネシウム	検	腎不全、慢性腎盂腎炎、肝硬変、アジソン病　生Ⅰ
MI-RBC	DNA含有赤血球計数検査	検	マラリア　尿
MLG	脊髄腔造影	画	
MMF	最大中間呼気流量	検	(フローボリュームカーブで測定)
MMP-3	マトリックスメタロプロテイナーゼ-3	検	関節リウマチ(RA) 免

略語	名　　称	検/画/病	主な検査目的及び適応疾患 検査の区分
MMPI	ミネソタ多面的人格目録〔人格検査〕	検	神経症、器質性精神障害 **臨床・神経**
MMSE	ミニメンタルステート検査〔認知機能検査その他の心理検査〕	検	認知症 **臨床・神経**
MMT	徒手筋力テスト	検	(筋肉の筋力を判定する検査)
Mn	マンガン	検	マンガン欠乏症 **生Ⅰ**
MoCA-J	MoCA-J〔認知機能検査その他の心理検査〕	検	認知症疑い **臨床・神経**
MPO-ANCA	抗好中球細胞質ミエロペルオキシダーゼ抗体	検	急速進行性糸球体腎炎(RPGN) **免**
MRA	MR血管撮影	画	
MRCP	MRCP	画	胆石症、胆のう癌、膵炎、膵癌
MRI	磁気共鳴コンピュータ断層撮影	画	
MSLT	反復睡眠潜時試験	検	ナルコレプシー、特発性過眠症 **脳**
MSPA	発達障害の要支援度評価尺度〔認知機能検査その他の心理検査〕	検	発達障害 **臨床・神経**
Myco	マイコプラズマ抗体定性	検	マイコプラズマ肺炎、非定型肺炎、マイコプラズマ感染症 **免**
	マイコプラズマ抗体半定量	検	
Myelo (ミエログラフィー)	脊髄腔造影	画	

N

略語	名　　称	検/画/病	主な検査目的及び適応疾患 検査の区分
Na	ナトリウム	検	脱水症、嘔吐症、腎不全 **生Ⅰ**
NAG	N-アセチルグルコサミニダーゼ(尿)	検	糖尿病性腎症、急性尿細管障害、腎不全 **尿**

略語	名　　称	検/画/病	主な検査目的及び適応疾患 検査の区分
NCV	神経伝導速度検査〔誘発筋電図〕	検	ギラン・バレー症候群、手根管症候群、末梢神経障害 **神**
NGAL	好中球ゼラチナーゼ結合性リポカリン(尿)	検	急性腎障害 **尿**
NH_3	アンモニア	検	肝硬変症、尿毒症、肝性脳症 **生Ⅰ**
NMP22	核マトリックスプロテイン22定性(尿)	検	膀胱癌 **生Ⅱ**
	核マトリックスプロテイン22定量(尿)	検	
NMR (NMR-CT)	核磁気共鳴画像法	画	
NPI	NPI〔認知機能検査その他の心理検査〕	検	認知症 **臨床・神経**
NPN(R-N)	残余窒素測定	検	
NSE	神経特異エノラーゼ	検	小細胞肺癌、褐色細胞腫 **生Ⅱ**
NST	ノンストレステスト	検	胎盤機能不全、多胎妊娠、糖尿病 **監**
NT-proBNP	脳性Na利尿ペプチド前駆体N端フラグメント	検	心不全 **生Ⅱ**
NTx	Ⅰ型コラーゲン架橋N-テロペプチド	検	甲状腺機能亢進症、骨粗鬆症 **生Ⅱ**
NUDT15	Nudix hydrolase 15遺伝子多型	検	難治性の炎症系腸疾患、急性リンパ性白血病 **血**

O

OAE	耳音響放射検査	検	耳鳴症、難聴 **耳**
OB	潜血	検	(尿や便の中に血が混ざっている状態)
OC(BGP)	オステオカルシン	検	原発性副甲状腺機能亢進症 **生Ⅱ**
OCG	経口胆嚢造影	画	
OGTT	経口ブドウ糖負荷試験	検	糖尿病、耐糖能異常 **負荷**
OKP	視運動性眼振検査	検	(めまいの検査の1つ)

略語	名　称	検/画/病	主な検査目的及び適応疾患 検査の区分
OSM(Osm)	尿浸透圧	検	腎疾患、腎不全、尿崩症、糖尿病　**尿**

P

P(PR)	脈拍	検	
P	無機リン	検	腎不全、甲状腺機能低下症　**生Ⅰ**
P-～	穿刺、穿刺液検査	検	
P-関節	関節穿刺	検	関節リウマチ、痛風、各種関節炎
P-上ガク洞	上顎洞穿刺	検	副鼻腔炎
P-ダグラス	ダグラス窩穿刺	検	骨盤内炎症性疾患
PⅠNP	Ⅰ型プロコラーゲン-N-プロペプチド	検	骨粗鬆症　**生Ⅱ**
P-Ⅲ-P	プロコラーゲンⅢペプチド	検	肝硬変症、急性肝炎、肝細胞癌、肝線維症、肺線維症　**生Ⅰ**
P-A	背腹撮影	画	(後から前への撮影)
PAG	①骨盤血管造影 ②肺動脈造影	画	
PA-IgG	血小板関連IgG	検	ITP　**免**
PAMIA	免疫凝集測定	検	(検査法の1つ)
PAP	前立腺酸ホスファターゼ	検	前立腺癌　**生Ⅱ**
PARS-TR	親面接式自閉スペクトラム症評定尺度改訂版〔認知機能検査その他の心理検査〕	検	自閉症スペクトラム障害　**臨床・神経**
PBI	蛋白結合ヨウ素(ヨード)測定	検	
PBP2'	黄色ブドウ球菌ペニシリン結合蛋白2'定性	検	MRSA感染症 黄色ぶどう球菌敗血症　**微**
PBT	ピクチュア・ブロック知能検査〔発達及び知能検査〕	検	発達障害、知的障害　**臨床・神経**
PCG(PKG)	心音図検査	検	心臓弁膜症　**呼**
PCIA	微粒子計数免疫凝集測定法	検	(検査法の1つ)
PCO_2	二酸化炭素分圧	検	(血液ガス分析で測定)

略語	名　　称	検/画/病	主な検査目的及び適応疾患 検査の区分
PCT	プロカルシトニン半定量	検	敗血症 **生Ⅰ**
	プロカルシトニン定量	検	
P2	プレグナンジオール	検	副腎皮質癌、副腎性器症候群、先天性副腎過形成 **生Ⅱ**
PDI	プロトン密度画像	画	
PDS	外傷後ストレス診断尺度〔認知機能検査その他の心理検査〕	検	心的外傷後ストレス障害 **臨床・神経**
PEG (エンツェログラフィー)	気脳撮影	画	
PET	ポジトロン断層撮影	画	(PET(ペット)-CT検査)
PFT	肺機能検査〔肺気量分画測定〕	検	肺気腫、気管支喘息、肺線維症、気管支拡張症
P-Fスタディ	絵画欲求不満検査〔人格検査〕	検	神経症、器質性精神障害 **臨床・神経**
PF_4	血小板第４因子	検	血液凝固異常、脳血管障害、心血管障害 **血**
PFDテスト	膵機能テスト	検	慢性膵炎、膵癌 **負荷**
PgR	プロジェステロンレセプター〔免疫染色病理組織標本作製〕	病	乳癌 **病理**
pH	水素イオン濃度	検	
PHA	受身赤血球凝集反応	検	(検査法の1つ)
PIC	プラスミン・プラスミンインヒビター複合体	検	出血傾向、血液凝固異常、血栓症 **血**
PIL	PILテスト(人格検査)	検	神経症、うつ病、器質性精神障害 **臨床・神経**
PIVKA (PIVKAⅡ)	PIVKA-Ⅱ	検	肝硬変、肝細胞癌 **血** B型・C型慢性肝炎 **生Ⅱ**
	PIVKA-Ⅱ半定量	検	
	PIVKA-Ⅱ定量	検	
phi	プロステートヘルスインデックス	検	前立腺癌 **生Ⅱ**

略語	名　称	検/画/病	主な検査目的及び適応疾患 検査の区分
PK	ピルビン酸キナーゼ	検	ピルビン酸欠損症、溶血性貧血　生Ⅰ
PL	リン脂質	検	胆管炎、甲状腺機能亢進症　生Ⅰ
PL (PLt)	血小板数 〔末梢血液一般検査〕	検	貧血、感染症、炎症、血液疾患　血
PLA$_2$	ホスフォリパーゼA$_2$	検	急性・慢性膵炎　生Ⅰ
PI,PIC (PIC)	プラスミンインヒビター (アンチプラスミン)	検	肝硬変症・出血傾向、DIC　血
Plg (PG)	プラスミノゲン活性	検	肝障害、DIC 血
	プラスミノゲン抗原	検	
PMN	多核白血球	検	
PO$_2$	酸素分圧	検	(血液ガス分析で測定)
Polyso (ポリゾグラフィー)	重複撮影	画	
POMS	POMS 〔認知機能検査その他の心理検査〕	検	統合失調症、躁うつ病、神経症 臨床・神経
PQ	房室伝導時間	検	(心電図波形の1つ)
PR3-ANCA	抗好中球細胞質プロテイナーゼ3抗体	検	GPA、急速進行性糸球体腎炎　免
PRA	レニン活性	検	高血圧症、アジソン病、褐色細胞腫 生Ⅱ
PRL	プロラクチン	検	下垂体機能低下症、下垂体腺腫、視床下部腫瘍　生Ⅱ
	プロラクチン 〔下垂体前葉負荷試験〕	検	下垂体機能低下症、下垂体障害 負荷
ProGRP	ガストリン放出ペプチド前駆体	検	小細胞肺癌 生Ⅱ
PRP	後腹膜気体造影	画	
PS	パンクレオザイミン・セクレチン泌試験(膵機能テスト)	検	慢性膵炎、膵癌　負
PSA	前立腺特異抗原	検	前立腺癌　生Ⅱ

略語	名　称	検/画/病	主な検査目的及び適応疾患 検査の区分
PSA F／T比	遊離型PSA比	検	前立腺癌　生Ⅱ
PSP	フェノールスルフォンフタレイン試験〔腎クリアランステスト〕	検	腎炎、腎硬化症　負荷
Pt	プレグナントリオール	検	先天性副腎過形成、無月経症、排卵障害、副腎性器症候群　生Ⅱ
PT	プロトロンビン時間	検	血液凝固異常、出血傾向、肝機能障害、ビタミンK欠乏症、DIC　血
PTC	経皮経肝胆道造影	画	
PTH	副甲状腺ホルモン	検	副腎皮質機能亢進症・低下症、慢性腎不全　生Ⅱ
	副甲状腺ホルモン〔副甲状腺負荷試験〕	検	副甲状腺機能亢進症・低下症　負荷
PTHrP	副甲状腺ホルモン関連蛋白	検	悪性腫瘍を伴う高カルシウム血症　生Ⅱ
PTP	経皮経肝門脈造影	画	
PTR（PSR）	膝蓋腱反射	検	（深部腱反射の1つ）
PVG	気脳室造影	画	
PVR	肺血管抵抗	検	肺高血圧症

R

R（RBC）	赤血球数〔末梢血液一般検査〕	検	貧血、感染症、炎症、血液疾患　血
RA	リウマチ因子スクリーニング	検	RA、SLE、膠原病、強皮症
	ラジオアッセイ	検	（検査法の1つ）
RAG	腎動脈造影	画	
RAO	右前斜位からの撮影	画	
RAST（IgE）	特異的IgE半定量・定量	検	アトピー性皮膚炎、アレルギー性鼻炎、気管支喘息、食物アレルギー、じんま疹、アレルギー性結膜炎　免

略語	名　　称	検/画/病	主な検査目的及び適応疾患 検査の区分
RBF (RPF)	腎血流量測定 〔腎クリアランステスト〕	検	糸球体腎炎、糖尿病性腎症、腎硬化症、腎動脈閉塞症、尿路閉塞　**負荷**
RBP	レチノール結合蛋白	検	甲状腺機能亢進症、ビタミンA欠乏性疾患　**免**
REMS法	超音波骨密度測定装置による撮影法 ［骨塩定量検査法］	検	骨粗鬆症　**超**
Ret (レチクロ)	網赤血球数	検	各種溶血性貧血、再生不良性貧血、赤芽球ろう　**血**
RF	リウマトイド因子定量	検	関節リウマチ、膠原病、全身性エリテマトーデス　**免**
RIA	放射性免疫測定法	検	(検査法の1つ)
RIST (IgE)	非特異的IgE半定量	検	アトピー性皮膚炎、アレルギー性鼻炎、気管支喘息、食物アレルギー、じんま疹、アレルギー性結膜炎　**免**
	非特異的IgE定量	検	
R-L	右から左へ撮影	画	
RLP-C	レムナント様リポ蛋白コレステロール	検	脂質異常症、高脂血症　**生Ⅰ**
RMR	エネルギー(安静)代謝率	検	(身体活動の強度を示すもの)
R-N (NPN)	残余窒素	検	(非蛋白性密度)
ROCFT	ROCFT〔認知機能検査その他の心理検査〕	検	器質性精神障害、認知症　**臨床・神経**
RP (レトロ)	逆行性腎盂造影	画	
RPHA	逆受身赤血球凝集反応	検	(検査法の1つ)
RPP	逆行性気体腎盂造影撮影	画	
RRA	ラジオレセプターアッセイ	検	(検査法の1つ)
RSV	RSウイルス抗原定性	検	乳幼児・小児気管支炎、乳幼児・小児肺炎、RSウイルス感染症　**免**
RTV	X線テレビジョン	画	
RVG	右室造影〔心臓カテーテル検査〕	検	先天性心疾患、狭心症、不整脈、急性心筋梗塞　**呼**

略語	名　称	検/画/病	主な検査目的及び適応疾患 検査の区分

S

略語	名　称	検/画/病	主な検査目的及び適応疾患 検査の区分
S-～	細菌検査	検	
S-暗視野	排泄物、滲出物、分泌物の細菌顕微鏡検査（暗視野装置）	検	細菌の有無、菌種の同定 （梅毒、レプトスピラ症・原虫感染症） 微
S-位相差M	排泄物、滲出物、分泌物の細菌顕微鏡検査（位相差顕微鏡）	検	細菌の有無、菌種の同定 （各種細菌・真菌・原虫感染症） 微
S-簡培	簡易培養	検	細菌の有無（膀胱炎、腎盂腎炎等、尿路感染症） 微
S-蛍光M	排泄物、滲出物、分泌物の細菌顕微鏡検査（蛍光顕微鏡）	検	細菌の有無、菌種の同定 （結核、各種ウィルス・細菌・原虫感染症） 微
S-ディスク	細菌薬剤感受性検査	検	薬剤を決める検査（細菌・真菌感染症） 微
S-ディスク（抗酸菌）	抗酸菌薬剤感受性検査	検	薬剤を決める検査（結核、非結核性抗酸菌症） 微
S-同定（抗酸菌）	抗酸菌同定	検	菌種の同定（結核、非結核性抗酸菌症） 微
S-培（抗酸菌）	抗酸菌分離培養検査	検	抗酸菌の培養、検出（結核、非結核性抗酸菌症） 微
S-培・同定	細菌培養同定検査	検	菌の培養及び病原菌の同定 微
SAA	血清アミロイドA蛋白	検	各種感染症、炎症性疾患、膠原病、悪性腫瘍、心筋梗塞 免
SAB	選択的肺胞気管支造影	画	
SaO_2（SPO_2）	経皮的動脈血酸素飽和度測定	検	呼吸不全、貧血、肺炎、気管支喘息 監
SCA	選択的腹腔動脈造影	画	
SCC（SCC抗原）	扁平上皮癌関連抗原	検	子宮頸癌、肺癌、食道癌 生Ⅱ

略語	名　　称	検/画/病	主な検査目的及び適応疾患 検査の区分
SCCA2	SCCA2	検	小児アトピー性皮膚炎（15歳以下） **免**
SCID	構造化面接法〔認知機能検査その他の心理検査〕	検	精神疾患　**臨床・神経**
SCT	文章完成テスト〔人格検査〕	検	統合失調症、躁うつ病、神経症 **臨床・神経**
SCV	知覚神経伝導速度	検	（神経伝達速度測定の1つ）
SDH	コハク酸脱水素酵素	検	
SDS	うつ性自己評価尺度〔認知機能検査その他の心理検査〕	検	統合失調症、躁うつ病、神経症 **臨床・神経**
Sed（U-沈）	尿沈渣（鏡検法）	検	尿路結石、ネフローゼ症候群、腎盂腎炎、糸球体腎炎、膀胱炎、腎・尿路癌　**尿**
SEP	体性感覚誘発電位	検	多発性硬化症、脳血管障害、脊髄疾患、代謝性脳症　**脳**
SEXA法	単エネルギーX線呼吸測定法〔骨塩定量検査〕	検	骨粗鬆症 **超**
sFlt-1/P1GF比	sFlt-1/P1GF比	検	妊娠高血圧腎症 **免**
SIB	SBI〔認知機能検査その他の心理検査〕	検	認知症　**臨床・神経**
sIL-2R	可溶性インターロイキン-2レセプター	検	非ホジキンリンパ腫、成人T細胞白血病リンパ腫　**生Ⅱ**
SLR	下肢伸展挙上テスト	検	
SLX	シアリルLe^{x}-i抗原	検	肺癌、卵巣癌、膵癌　**生Ⅱ**
S-M	排泄物、滲出物、分泌物の細菌顕微鏡検査（その他のもの）	検	細菌の有無、菌種の同定（各種細菌、真菌、原虫、スピロヘータ感染症）　**微**
SMA	上腸間膜動脈造影	画	
Sm-Ig	B細胞表面免疫グロブリン	検	原発性免疫不全症候群、リンパ性白血病　**免**

略語	名　　称	検/画/病	主な検査目的及び適応疾患 検査の区分
SOAE	自発耳音響放射 〔耳音響放射検査〕	検	難聴、耳鳴症　**耳**
SP (SPOT)	スポット撮影 (狙撃撮影)	画	
SPA	単一光子吸収法 〔骨塩定量検査〕	検	骨粗鬆症 **超**
S-PA	標準言語性対連合学習検査〔認知機能検査その他の心理検査〕	検	(16～84歳)記憶障害疑い **臨床・神経**
SP-A	肺サーファクタント蛋白-A	検	間質性肺炎 **生Ⅰ**
SP-D	肺サーファクタント蛋白-D	検	
SPan-1	Span-1	検	膵癌、胆道癌　**生Ⅱ**
SPECT	SPECT(スペクト)検査	画	(脳血流シンチグラフィの断層撮影)
SR(ESR)	赤血球沈降速度	検	各種感染症、膠原病、炎症性疾患、心筋梗塞　**血**
SRID	一元放射状免疫拡散法	検	(検査法の1つ)
STAI	状態・特性不安検査 〔認知機能検査その他の心理検査〕	検	統合失調症、躁うつ病、神経症 **臨床・神経**
STH(GH)	成長ホルモン	検	下垂体性巨人症　**生Ⅱ**
	成長ホルモン 〔下垂体前葉負荷試験〕	検	下垂体機能低下症　**負荷**
STN	シアリルTn抗原	検	卵巣癌、胃癌、大腸癌、膵癌、子宮頸癌　**生Ⅱ**
STS	梅毒血清反応定性	検	梅毒　**免**
	梅毒血清反応半定量	検	
	梅毒血清反応定量	検	
SVR	末梢血管抵抗	検	(血圧を決める要素の1つ)

T

T-～	病理組織検査	検	

略語	名　称	検/画/病	主な検査目的及び適応疾患 検査の区分
T_3	トリヨードサイロニン	検	(甲状腺ホルモン) 甲状腺機能亢進症・低下症、甲状腺腫瘍　生Ⅱ
T_4	サイロキシン	検	
TAT	トロンビン・アンチトロンビン複合体	検	深部静脈血栓症、肺血栓塞栓症、血液凝固異常、DIC.　血
TARC	TARC	検	アトピー性皮膚炎　免
TATテスト	絵画統覚検査〔人格検査〕	検	統合失調症、神経症　臨床・神経
TBA	胆汁酸	検	急性・慢性肝炎、肝硬変症　生Ⅰ
TBC	サイロキシン結合能	検	甲状腺機能亢進症・低下症、TBG増多症、TBG低下症　生Ⅱ
TBG	サイロキシン結合グロブリン	検	
T-Bill (BIL／総)	総ビリルビン	検	肝機能障害、肝炎、胆のう炎、胆のう結石症　生Ⅰ
TBLB	経気管肺生検法	検	肺癌、転移性肺癌、肺結核　検体採取
TC (Tcho)	総コレステロール	検	動脈硬化症、ネフローゼ症候群、高脂血症、脂質異常症、糖尿病　生Ⅰ
TdT	ターミナルデオキシヌクレオチジルトランスフェラーゼ	検	白血病、急性リンパ性白血病、悪性リンパ腫　血
TEG	トロンボエラストグラフ	検	DIC、血小板減少症　血
	東大式エゴグラム〔人格検査〕	検	神経症、統合失調症、器質性精神障害　臨床・神経
Tf	トランスフェリン	検	鉄欠乏性貧血、ネフローゼ症候群、肝機能障害　免
TFPI2	組織因子経路インヒビター2	検	卵巣癌、卵巣明細胞腺癌　生Ⅱ
TG (TRG)	中性脂肪(トリグリセライド)	検	脂質異常症、高脂血症、動脈硬化症　生Ⅰ

略語	名　称	検/画/病	主な検査目的及び適応疾患 検査の区分
TIA	免疫比濁法	検	(検査法の1つ)
TIBC(比色法)	総鉄結合能(比色法)	検	鉄欠乏性貧血、急性肝炎　**生Ⅰ**
TK	デオキシチミジンキナーゼ活性	検	白血病、悪性リンパ腫、多発性骨髄腫　**血**
TLC	全肺気量	検	(肺気量分画で測定)　**呼**
T-M	病理組織標本作製	病	病理組織の良性・悪性の判断　**病理**
T-M／op	電子顕微鏡病理組織標本作製	病	
TnT	心筋トロポニンT定性・定量	検	急性心筋梗塞　**生Ⅰ**
Tomo	①断層撮影 ②トモグラフ	画	
Tox	トキソプラズマ抗体定性	検	トキソプラズマ症　**免**
	トキソプラズマ抗体半定量	検	
TP	総蛋白	検	脱水症、ネフローゼ症候群、肝機能障害、多発性骨髄腫　**生Ⅰ**
TPA	組織ポリペプタイド抗原	検	悪性腫瘍全般　**生Ⅱ**
トータルPAI-1	tPA・PAI-1複合体	検	(組織プラスミノーゲンアクチベータ・プラスミノーゲンアクチベータ・インヒビターⅠ複合体) 心筋梗塞、肺梗塞、DIC　**血**
TPHA	梅毒トレポネーマ抗体定性	検	梅毒、抗脂質抗体症候群、SLE　**免**
	梅毒トレポネーマ抗体半定量		
	梅毒トレポネーマ抗体定量		
TPI	東大版総合人格目録〔人格検査〕	検	統合失調症、躁うつ病、神経症、器質性精神障害　**臨床・神経**
TR(ツ反)	ツベルクリン反応〔皮内反応検査〕	検	結核症、悪性リンパ腫　**負荷**
TRAb	抗TSHレセプター抗体	検	甲状腺機能亢進症、バセドウ病　**免**
TRACP-5b	酒石酸抵抗性酸ホスファターゼ	検	骨粗鬆症、骨転移癌　**生Ⅱ**
TR-FIA	時間分解蛍光免疫測定法	検	(検査法の1つ)
TS	テストステロン	検	性腺機能低下症　**生Ⅱ**

略語	名　称	検/画/病	主な検査目的及び適応疾患 検査の区分
TSAb	甲状腺刺激抗体	検	バセドウ病、甲状腺機能亢進症　免
TSH (HTSH)	甲状腺刺激ホルモン	検	甲状腺機能亢進症・低下症　生Ⅱ
	甲状腺刺激ホルモン 〔下垂体前葉負荷試験〕	検	甲状腺機能亢進症・低下症 負荷
TTD	一過性閾値上昇検査 〔後迷路機能検査〕	検	脳出血、脳腫瘍、聴神経腫瘍　耳

U

略語	名　称	検/画/病	主な検査目的及び適応疾患 検査の区分
U-～	尿検査	検	
U-ウロ (U-U)	ウロビリノゲン(尿)	検	肝・胆道疾患、溶血性貧血　尿
U-検 (尿中一般)	尿中一般物質定性 半定量検査	検	腎機能・肝機能障害、糖尿病、尿路 結石症、その他全身の状態　尿
U-タン	尿蛋白	検	腎疾患　尿
U-沈 (鏡検法)	尿沈渣(鏡検査)	検	尿路結石、糸球体腎炎、腎盂腎炎、 ネフローゼ症候群、膀胱炎、腎・尿路 癌、ループス腎炎　尿
U-沈／染色	尿沈渣染色標本加算	検	
U-トウ	尿グルコース	検	糖尿病、腎性糖尿　尿
U-ミロン	Millon反応〔先天性代謝異常 症スクリーニングテスト(尿)〕	検	アミノ酸代謝異常症、先天性甲状 腺機能低下症、糖代謝障害　尿
UA	尿酸	検	痛風、高尿酸血症、腎不全、アシドーシス 生Ⅰ
UBT	尿素呼気試験	検	ヘリコバクター・ピロリ菌感染　微
UCG	心臓超音波検査	検	心臓弁膜症、心筋梗塞、大動脈瘤、 心筋症、先天性心疾患　超
	尿道膀胱造影	画	
ucOC	低カルボキシル化オ ステオカルシン	検	骨粗鬆症、ビタミンK欠乏症 生Ⅱ
UG	尿道造影	画	
UIBC(比色法)	不飽和鉄結合能(比色法)	検	鉄欠乏性貧血、再生不良性貧血、ネ フローゼ症候群、慢性感染症　生Ⅰ

略語	名　　称	検/画/病	主な検査目的及び適応疾患 検査の区分
UN (BUN)	尿素窒素	検	腎機能低下、慢性腎不全、尿路閉塞、心不全、消化管出血　生Ⅰ
U-NAG	N-アセチルグルコサミンダーゼ	検	ネフローゼ症候群、ループス腎炎、糸球体腎炎、急性尿細管壊死　尿
upperGI (UGI)	上部消化管造影	画	食道・胃・十二指腸の疾患

V

VAG	椎骨動脈造影	画	
VC	肺活量	検	(肺気量分画で測定)　呼
VCG	ベクトル心電図	検	心筋梗塞、狭心症、心筋症　呼
VCG(VUG)	排尿時膀胱造影検査	画	
VEGF	血管内皮増殖因子	検	クロウ・深瀬症候群(POEMS症候群/POEMS)　生Ⅰ
VEP	視覚誘発電位	検	緑内障、視神経圧迫症　脳
VMA	VMA定性(尿)	検	褐色細胞腫　尿
	バニールマンデル酸	検	褐色細胞腫　生Ⅱ
vHIT	ビデオヘッドインパルス検査 [平衡機能検査]	検	めまい・平衡障害　神
vWF	von Willebrand 因子活性	検	出血傾向　血
vWF-Ag	von Willebrand 因子抗原	検	

W

W(WBC)	白血球 〔末梢血液一般検査〕	検	貧血、感染症、炎症、血液疾患　血
WAB	失語症検査 〔認知機能検査その他の心理検査〕	検	失語症　臨床・神経
WAIS	ウェクスラー成人知能検査 〔発達及び知能検査〕	検	知的障害、発達障害　臨床・神経
WB	ウエスタンブロット法	検	(検査法の1つ)

略語	名　称	検/画/病	主な検査目的及び適応疾患 検査の区分
WCST	ウイスコンシン・カード分類調査〔認知機能検査その他の心理検査〕	検	器質性精神障害、高次脳機能障害 **臨床・神経**
WHQ QL26	外傷後ストレス診断尺度〔認知機能検査その他の心理検査〕	検	神経症、うつ病、器質性精神障害 **臨床・神経**
WISC	ウェクスラー児童知能検査〔発達及び知能検査〕	検	知的障害、学習障害、発達障害 **臨床・神経**
WMS-R	ウェクスラー記憶検査〔認知機能検査その他の心理検査〕	検	器質性精神障害、認知症 **臨床・神経**
WPPSI	知能診断検査〔発達及び知能検査〕	検	発達障害、知的障害 **臨床・神経**

X

XCT	エックス線コンピュータ断層撮影	画	
X-D	透視診断	画	
X-P	エックス線写真撮影	画	
X-Ray	エックス線	画	
X-TV	エックス線テレビジョン	画	
XU	排泄性尿路造影	画	

Y

Y-G	谷田部・ギルフォード性格検査〔人格検査〕	検	統合失調症、躁うつ病、神経症、器質精神障害 **臨床・神経**

Z

Z	尿糖〔尿中一般物質定性半定量検査〕	検	糖尿病、腎性糖尿　**尿**
Zn	亜鉛	検	溶血性貧血、亜鉛欠乏症　**生Ⅰ**

略語	名　称	検/画/病	主な検査目的及び適応疾患 検査の区分

その他

略語	名　称	検/画/病	主な検査目的及び適応疾患 検査の区分
α_1-AG	α_1-酸性糖蛋白	検	(炎症性疾患の病体把握)
α_1-AT	α_1-アンチトリプシン	検	α_1-アンチトリプシン欠乏症、ネフローゼ症候群、肺気腫　**血**
α_2-MG	α_2-マクログロブリン	検	ネフローゼ症候群、肝障害、糸球体腎炎　**血**
β-CTX	Ⅰ型コラーゲン架橋C-テロペプチド-β異性体	検	骨粗鬆症　**生Ⅱ**
	Ⅰ型コラーゲン架橋C-テロペプチド-β異性体(尿)	検	
β-LP (BLP)	β-リポ蛋白	検	動脈硬化症、糖尿病、ネフローゼ症候群、家族性脂質異常症
β_2-m (BMG)	β_2-マイクログロブリン	検	悪性腫瘍、急性・慢性骨髄性白血病、腎機能低下、尿細管障害　**免**
β-TG	β-トロンボグロブリン	検	血液凝固異常、脳血管障害、心血管障害、DIC　**血**
γ-GT (γ-GTP)	γ-グルタミールトランスペプチダーゼ	検	肝障害、肝硬変、アルコール性肝炎　**生Ⅰ**
γ-GT アイソ (γ-GTP・アイソ)	γ-GTアイソザイム	検	肝障害、アルコール性肝炎、胆道閉塞、悪性腫瘍　**生Ⅰ**
γ-Sm	γ-セミノプロテイン	検	前立腺癌　**生Ⅱ**
δ-ALA	δアミノレブリン酸(尿)	検	鉛中毒、肝性ポルフィリン症　**尿**
ⅠCTP	Ⅰ型コラーゲン-C-テロペプチド	検	乳癌、肺癌、前立腺癌の転移性骨腫瘍　**生Ⅱ**
1,25(OH)$_2$ D$_3$	1,25-ジヒドロキシビタミンD$_3$	検	慢性腎不全、ビタミンD依存症、くる病　**生Ⅰ**
1,5AG	1,5-アンヒドロ-D-グルシトール	検	糖尿病、腎性糖尿、腎不全　**生Ⅰ**
5-HIAA	5-ハイドロキシインドール酢酸	検	カルチノイド症候群、パーキンソン病、ミオクローヌスてんかん　**生Ⅱ**

略語	名　称	検/画/病	主な検査目的及び適応疾患 検査の区分
11-OHCS	11-ハイドロキシコルチコステロイド	検	副腎皮質機能亢進症、クッシング症候群、副腎皮質機能低下症、続発性副腎皮質機能低下症　**生Ⅱ**
16P-F	16P-F人格検査〔人格検査〕	検	統合失調症、躁うつ病、神経症、パーソナリティ障害　**臨床・神経**
17-KGS	17-ケトジェニックステロイド	検	副腎皮質機能亢進症、副腎性器症候群、クッシング症候群、続発性副腎皮質機能低下症　**生Ⅱ**
17-KGS分画	17-ケトジェニックステロイド分画	検	
17-KS分画(17-KS-F)	17-ケトステロイド分画	検	クッシング症候群、副腎癌、多のう胞卵巣症候群、先天性副腎過形成　**生Ⅱ**
17α-OHP	17α-ヒドロキシプロゲステロン	検	先天性副腎過形成、汎下垂体機能低下症、性腺形成不全　**生Ⅱ**
アンギオグラフィー	血管造影	画	
インピーダンス／コマク	鼓膜音響インピーダンス検査	検	耳硬化症、中耳炎、耳小骨部分欠損　**耳**
ウロノ	ウロビリノゲン(尿)	検	肝障害、溶血性貧血、総胆管閉塞症　**尿**
エンツェログラフィー(PEG)	気脳撮影	画	
キモグラフ	動態撮影	画	
矯正	矯正視力検査	検	眼鏡をかけた視力検査　**眼**
屈折	屈折検査	検	遠視、近視、屈折異常　**眼**
頸管スメア	子宮頸管細胞診検査	病	子宮頸癌　**病理**
血沈(ESR)	赤血球沈降速度	検	各種感染症、膠原病、炎症性疾患、心筋梗塞、多発性骨髄腫　**血**
血糖(BS、GL)	グルコース	検	糖尿病、クッシング症候群、急性膵炎、甲状腺機能亢進症・低下症　**生Ⅰ**

略語	名　称	検/画/病	主な検査目的及び適応疾患 検査の区分
抗CLβ_2 GPⅠ	抗カルジオリピンβ_2グリコプロテインⅠ複合体抗体	検	SLE、抗リン脂質抗体症候群、動・静脈血栓症　免
抗CCP抗体	抗シトルリン化ペプチド抗体定性	検	RA、膠原病　免
	抗シトルリン化ペプチド抗体定量	検	
抗GBM抗体	抗糸球体基底膜抗体	検	抗糸球体基底膜腎炎、グッドパスチャー症候群、急速進行性糸球体腎炎　免
抗P/Q型VGCC抗体	抗P/Q型電位依存性カルシウムチャネル抗体	検	ランバート・イートン筋無力症　免
語音	標準語音聴力検査	検	難聴　耳
ゴナド(HCG)	ヒト絨毛性ゴナドトロピン定性	検	妊娠、胞状奇胎、絨毛性疾患　生Ⅱ
	ヒト絨毛性ゴナドトロピン半定量	検	
	ヒト絨毛性ゴナドトロピン定量	検	
	低単位ヒト絨毛性ゴナドトロピン半定量	検	
残気(FRC)	機能的残気量測定	検	肺気腫、気管支喘息、肺炎　呼
シフラ	サイトケラチン19フラグメント	検	肺癌　生Ⅱ
出血(BT)	出血時間	検	ITP、血小板無力症　血
純音	標準純音聴力検査	検	難聴　耳
心外膜マッピング	心外膜興奮伝播図	検	不整脈、心筋梗塞、狭心症、先天性心疾患　呼
心カテ	心臓カテーテル法による諸検査	検	先天性心疾患、狭心症、不整脈、急性心筋梗塞　呼
ステレオ	立体撮影	画	

略語	名　　称	検/画/病	主な検査目的及び適応疾患 検査の区分
スポット(SP,SPOT)	狙撃撮影	画	
スリットM	細隙燈顕微鏡検査(前眼部)	検	白内障、緑内障、網膜・脈絡膜・黄斑虹彩疾患　眼
精眼圧	精密眼圧測定	検	緑内障、低眼圧　眼
精眼筋	眼筋機能精密検査及び輻輳検査	検	斜視、眼筋麻痺、重症筋無力症、ミオパチー　眼
精眼底	精密眼底検査	検	高血圧症、糖尿病、網膜疾患、緑内障、黄斑症　眼
精視野	精密視野検査	検	緑内障、網膜色素変性、網膜剥離、視神経炎、網膜動脈閉塞症　眼
精密スリットM	細隙燈顕微鏡検査(前眼部及び後眼部)	検	網膜・脈絡膜・水晶体・角膜・虹彩疾患、白内障、緑内障　眼
像(自動機械法)	末梢血液像(自動機械法)	検	感染症、白血病、鉄欠乏性貧血　血
像(鏡検法)	末梢血液像(鏡検法)	検	
タン分画(EP)	蛋白分画	検	ネフローゼ症候群、肝硬変、心筋梗塞、急性感染症、多発性骨髄腫　生I
膣スメア	子宮細胞診検査	病	子宮癌　病理
調節	調節検査	検	遠視、近視、乱視　眼
ツ反(TR)	ツベルクリン反応〔皮内反応検査〕	検	結核症、悪性リンパ腫　負荷
トモグラフィー	断層撮影	画	
トウフカ(GTT)	糖負荷試験	検	糖尿病、耐糖能異常　負荷
トレッドミル／フカ	トレッドミルによる負荷心肺機能検査	検	不整脈、狭心症、急性心筋梗塞、心筋症　呼
尿中一般(U-検)	尿中一般物質定性半定量検査	検	腎機能・肝機能障害、糖尿病、尿路結石症、その他全身の状態　尿
肺気分画	肺気量分画測定	検	慢性肺気腫、気管支喘息、気管支拡張症　呼

略語	正式名	検/画/病	主な検査目的及び適応疾患 検査の区分
梅沈降	梅毒沈降反応(定性) (梅毒血清反応(STS)定性)	検	梅毒 免
	梅毒沈降反応 (梅毒血清反応(STS))	検	
バリウム透視	造影剤使用透視診断	画	
ピエログラフィー	造影剤使用腎盂撮影	画	
ヒステログラフィー(HSG)	子宮卵管造影	画	
ブロンコ(EF-ブロンコ)	気管支ファイバースコピー	検	肺疾患、肺癌、気管支拡張症、肺出血、肺結核　内視
ヘパトグラム(HBF)	肝血流量	検	肝硬変症、肝癌 ラ
ポリゾグラフィー(Polyso)	重複撮影	画	
マンモグラフィー(MAMMO)	乳房撮影	画	
ミエログラフィー(Myelo)	脊髄腔造影	画	
毛細抵抗	毛細血管抵抗試験	検	血小板機能異常症、紫斑病　血
遊離-Cho(F-Cho)	遊離コレステロール	検	高脂血症、脂質異常症、閉塞性黄疸、脂質代謝異常　生Ⅰ
卵管通過	卵管通気・通水・通色素検査	検	女性不妊症　負荷
両視機能	両眼視機能精密検査	検	斜視、弱視　眼
レチクロ(網血)	網赤血球数	検	溶血性貧血、再生不良性貧血、赤芽球ろう　血
レトロ(RP)	逆行性腎盂造影	画	

略語	正式名	検/画/病	主な検査目的及び適応疾患 検査の区分

♣独自で使用されている略語などを書き込んで利用して下さい。

医療現場の基礎用語・知識

あ

アウゲ(Auge)　眼、眼科
アウス(Aus)　子宮内膜掻爬術
アウトカム　治療や予防による臨床上の成果、転帰とも訳される。クリティカルパスの中で設定される目標のこと。成果やゴール。
アウトソーシング(out- sourcing)　業務の一部を外部に委託すること。
あおそこひ　緑内障のこと。眼圧調整機能が侵され、視機能を障害するようになった状態のこと。
アキュート(Acute)　急性の＿＿＿
悪液質(Cachexia)　慢性伝染病や癌等の疾患で衰弱と中毒症状の為、全身状態が極めて悪化した末期的状態。
アクサー/アクス(ACTH)　副腎皮質刺激ホルモン
悪性新生物　悪性腫瘍。癌と肉腫がある。
アストマ/アスマ(Asthma)　喘息(ぜんそく)
アスピレータ(Aspirator)　吸引器
アスロー(ASO)　抗ストレプトリジン0
アッペ(Appe)/**アッペン**(Appen)　虫垂炎
アテ(Ate)/**アテレク**(Atelec)　無気肺
アデネク(Adenoidectomy)　アデノイド摘出術
アデノイド(Adenoid)　咽頭扁桃
アドヒアランス　治療方針の決定等に患者が積極的に参加し、その決定に従い治療を受けること。
アドミッション(Admission)(Admi)　入院
アトラ(ATLA)　成人T細胞白血病ウィルス関連抗原

アナムネ/アナムネーゼ(Anamnesis)　既往歴。患者の入院に先立って過去の病歴を聞き取ること。

アニサキス症　主に魚介類に寄生する幼虫(アニサキス幼虫)が人の胃や腸壁に穿入する病気。

アフターケア　回復期の患者へ療養指導すること。

アブトーメン(Abdomen 独)(abd)　腹部

アプラ/アプラス(Aplastic anemia)　再生不良性貧血

アポ(る)(Apo)①(Apoplexy)　脳卒中・脳出血・脳梗塞。神経内科、脳外科等で使われる言葉。②(Apointment)　面会の約束、アポイントメント

アポトーシス(Apotosis)　ある形態を形成する時などに見られるプログラムされた細胞死のこと。

アミトロ(Amyotrophic lateral sclerosis)　筋萎縮性側索硬化症

アルス(ALS)　二次救命処置

アルテ(ALTE)　乳幼児突発性危急事態

アンギオ(Angiography)(AG)　①血管造影②血管を示す接頭語

アンギーナ　①狭心症②扁桃腺性アンギーナ、腺窩性アンギーナ

安静度　入院患者に対して医師が安静の度合いを示す言葉。絶対安静～トイレは歩行可など、5段階に分けられている。

アンチゲン(-Ag)　～抗原。細菌など体内に対して異物となる物質。

アンチボディ(-Ab)　～抗体。細菌や異物の侵入に抵抗するもの。

アンプタ(Amputation)　切断術

アンプル(A)　注射薬の入っている容器、管のこと。

罨法　局所に温熱刺激あるいは寒冷刺激を与えて、疼痛を緩和し、治癒を促進する方法。

い

イオントフォレーゼ(Iontophoresis)　電離療法。皮膚の浄化、組織軟化、鎮痛を目的にイオンを身体内に送り込む治療法。

医局　医師の控室、事務室のこと。

医原性(疾患)　医師等による治療行為によって生じた患者に

とって好ましくない状態や医師の態度、検査などに基づいた患者の自己暗示によって生ずる疾患のこと。

医師事務作業補助者　病院勤務医の負担軽減、処遇改善を目的として、医師の事務作業を補助する者。医師事務作業補助体制加算を算定する場合は専従であることが要件なので、診療報酬請求事務（レセプト）業務や看護補助業務など兼務は認められない。

医師法　医師の任務、免許および登録、国家試験、卒後臨床研修、医師でない者の医業禁止、名称の使用制限、診療に応ずる義務、無診察治療の禁止、異状死体の届出義務、処方箋の交付義務、診療録の記載及び保存、医療または保健指導に関する指導等について規定を示した法律。

1次医療　医療は症状により3段階に区分される。**1次医療**は、日常的な疾病を対象とする風邪や腹痛などをさす。**2次医療**は、比較的専門性の高い外来医療や一般的な入院医療を対象とするものをいい、**3次医療**は緊急入院によって治療を受ける必要がある特殊で専門的な医療を対象とし、脳卒中や心筋梗塞、交通事故などが該当する。

一部負担金と自己負担金との違い　両者とも医療保険の療養の給付の際に患者が負担する金額のことであるが、**一部負担**は、保険による全額給付を前提として、特定の給付内容または診療料金の一定割合ないしは一定額を負担することで、**自己負担**は、あらかじめ保険が負担する給付の割合を決め、保険が負担しない部分を負担すること。

イープ（EEP）（End-expiratory Pressure）　終末呼気圧

医薬分業　医師は外来患者に診療や治療を行い、**院外処方箋**を発行し、その処方箋をもとに患者が院外薬局で専門の薬剤師が調剤した薬を受け取る制度。この制度の利点には医師と薬剤師による薬の内容の相互確認、薬の重複使用や薬漬けの改善、調剤の待ち時間短縮などがある。

医療・介護総合確保推進法　正式名は「地域における医療及び介護の総合的な確保を推進するための関係法律の整備等に関する法律」。高齢化が進行する中、社会保障制度を将来的に維持していくために、医療・介護提供体制の構築や、医療・介護を対象とした新たな税制支援制度の確立、地域包括ケアシステムの構築などを行い、地域における医療と介護の総合的な確保を推進するもので、医療法、介護保険法など関連法案は19ある。

医療過誤　医療従事者が、業務上当然必要とされる注意義務を怠るという過失によって、患者に損害（傷害、死亡）を与えることをいう。このような過誤は刑法上、民事上、行政上の対象となり、事故の内容としては誤診、手術過誤、注射事故、輸血事故、誤薬使用、病院管理責任などがある。

医療監視　医療施設の質的向上及び適性を図ることを目的として、医療法に基づき行政担当者が医療機関を監視する制度。具体的には、医療従事者の充足状況、構造設備の状態、診療録その他の帳簿書類を立入検査すること。また必要に応じて報告を命じることができる。

医療区分　患者の医療の必要性による区分、医療区分1、医療区分2、医療区分3の3段階に分類される

医療圏　医療を効率的に提供する体制を確保するための「医療計画」によって策定された、地域的単位。都道府県が病床の整備を図るべく設定する。

一次医療圏・・・日常的な医療を提供。（市町村）

二次医療圏・・・健康増進・疾病予防から入院治療まで一般的な医療を提供。（一体の区域として複数の市町村）

三次医療圏・・・先進的な技術、特殊な医療、または専門性の高い救急医療などを提供。（原則都道府県）

医療事故（Medical Accident）　医療に関わる場所で、医療の全過程において発生する人身事故の全てを指す。被害者が医療従事者である場合や、医療行為とは直接関係なく廊下で転倒した場合なども含む。発生の原因が医療機関の過失で患者に被害が及ぶ場合は、医療過誤を参照。

医療法　国民が等しく適切な医療を受けることを確保する為に、その診療を提供する場所すなわち医療機関(病院、診療所等)について、人的(職種と定員)・物的(構造設備)、管理体制などの条件や規制を定めた法律。

イレウス/イリアス　腸閉塞

胃瘻　胃に異常な開口を有し、体表や他の臓器と交通している状態。経口摂取が不可能な場合に栄養補給の手段として観血的に造設する場合と、外傷や疾患により胃瘻が形成される場合がある。

院外処方箋　医療機関では直接患者に薬を渡さず、患者が院外の保険薬局で調剤を受け、薬を受け取る為に発行された処方箋。

インキュベーター　保育器

インジェクション(Injection)(inj)　注射

インシデント(Incident)　偶然に発生した出来事

インシュリン/インスリン　膵臓で分泌されるホルモンの一種で、体の細胞が糖（ブドウ糖）を取り込みエネルギーとして利用したり、脂肪やグリコーゲンにして蓄える際に重要な役割を果たす。インシュリンの分泌不全によって生ずる代謝異常が糖尿病。

インターフェロン(Interferon)(IFN)　ウィルス感染の阻止作用をもつ糖蛋白質。

院内感染対策サーベイランス(JANIS)　医療機関における院内感染対策の推進を目的として、厚生労働省が行っている任意参加型の動向調査。院内感染や薬剤耐性菌の発生状況を調査し、集計結果を公表し情報提供を行っている。

インハギ/インヴァギ(Invagination)　腸重積症

インフォームド・アセント　保護者に対して疾患について説明し同意を得るだけでなく、疾患の当事者である子供自身からも了解を得ること。対象は6～15歳頃まで。

インフォームド・コンセント　医師が治療の目的、方法や危険性を患者に説明し、患者の自発的な同意を得ること。患者の真実を知る権利や自己決定権を尊重するという考えに基づいている。

う

ウロ(Urology)(Uro.)　泌尿器科

ウロデル(Urology and Dermatology)　皮膚泌尿器科

ウンテン(Unten 独)　後輩格の医師

え

エオジノ(Eosino)(Eosinophil)　好酸球

エーカーゲー(EKG)　心電図

エクストラ(Extrasystole)(Extra)　期外収縮。正常に期待する時以外に起こる心臓の収縮。

エクトピー(Ectopic pregnancy)　異所性妊娠、子宮外妊娠

エクモ(ECMO)　体外膜型人工肺

エコー(Echography)(Echo)　超音波検査。超音波を入射して人体内の異常を診断する画像検査。腹部エコー、心エコー等がある。

エコー(ECHO)　エコーウイルス

エッセン(Essen 独)　食事

エデーマ(Edema)/**エデーム**　浮腫、むくみ

エヌクレ(Enucleation)　摘出

エピ(Epilepsy)(Epi)　てんかん

エピドラ(epidural anesthesia)　硬膜外麻酔

エボラウイルス　エボラ出血熱の原因ウイルス。エイズと似た感染経路をもち、体の至るところから出血して、1～3週間で70％以上が死亡する。感染症の一つ。

エルブレ(Erbrechen 独)　嘔吐

遠隔診断　情報通信メディア(媒体)を利用して遠距離の場所にいる患者の臨床データの送信を受け、それによって行う診断のこと。

嚥下　食物を口から胃の中に送り込むこと。

エンドステージ　終末期

エントラッセン/エント(ENT)　退院

お

応急入院　精神障害者であり、ただちに入院させなければ医療や保護に問題が生じるおそれがあるような場合に、精神保健指定医の診察、判断のうえ応急指定病院への72時間までの入院。

オステオポローシス(osteoporosis)　骨粗鬆症

オストメイト　人工肛門・人工膀胱を造設した患者

オーダリングシステム　医師や看護師が行う検査や処方などの指示（オーダー）を電子的に管理する情報伝達システムのこと。診療にかかわる一連の業務を省力化し、患者情報の共有、サービス提供の迅速化を図る。また、病院機能のトータルシステムが構築できるため、より効率的運営が可能となる。

オト(Otorhinolaryngology) (Oto)　耳鼻咽喉科

オープンベット　患者がすぐ入れるように空けてあるベッド。空床。

オペ(Operation) (ope)　手術

オーベン(Oben 独)　先輩格の医師

オリエンテーション　方向づけ、決定方針などを教示すること。

オルト(Orthopedic surgery) (Ortho)　整形外科

オンコロジー(oncology)　癌などの腫瘍の原因・治療などについて研究する学問分野。腫瘍学。

か

介護医療院　要介護者であって、主として長期にわたり療養が必要である者に対して、施設サービス計画に基づいて、療養上の管理、看護、医学的管理の下における介護及び機能訓練その他必要な医療並びに日常生活上の世話を行うことを目的とする施設。

介護DB　介護保険総合データベース

介護保険給付費（介護給付費請求書、要介護認定等）に関するデータベース

介護保険制度　市町村（特別区を含む）を運営主体（保険者）とし、40歳以上の者を被保険者として保険料を徴収する公的保険制度。認定審査により要支援・要介護の認定された者に対して、ケアプランに基づく介護サービスが、７段階（２段階の要支援と５段階の要介護状態）の要介護度に応じ、給付限度内において給付される。サービス提供者には、介護報酬単位表に基づき報酬が支払われるが、原則は９割が介護保険から給付され、利用者の自己負担は１割である。

介護予防　要介護認定で要支援１～２と判定された者に対し、生活機能の維持・向上を積極的に図り、できる限り要介護状態にならないよう、あるいは重症化しないよう提供するサービス。

介護療養型医療施設　療養病棟、老人性認知症疾患療養病棟が都道府県知事の指定を受け、入院した要介護者に対して施設サービス計画に基づき療養上の管理・看護及び医学的管理のもとで介護、機能訓練、その他必要な医療を行う施設。介護支援専門員（ケアマネージャー）を置くことが定められている。

介護老人福祉施設　老人福祉法に規定する特別養護老人ホームが都道府県知事の指定を受け、施設サービス等を行う介護保険施設の一つで、常時介護が必要で居宅での生活がむずかしい要介護者に対し、施設サービス計画に基づいて食事、入浴、排泄等の介護、その他の日常生活上の世話、機能訓練、健康管理および療養上の世話を行う施設。介護支援専門員（ケアマネージャー）を置くことが定められている。

介護老人保健施設　疾病、負傷などにより寝たきりの状態にある老人又はこれに準ずる状態にある老人（特に入院、治療の必要性はないが病状安定期でリハビリ・看護・介護を必要とする老人）に対して日常生活上の世話をしながら、医学的管理の下に介護、機能訓練、その他必要な医療を行う都道

府県知事に開設の許可を受けた施設。介護支援専門員（ケアマネージャー）を置くことが定められている。また、介護老人保健施設には常勤医師が配置されているので比較的病状が安定している者に対する医療については、常勤医師が対応できることから施設入所者以外の患者（一般の老人患者）とは診療報酬の算定が異なる。

カイザー　帝王切開。分娩が困難な時、子宮を切り開いて胎児を取り出す手術。

開放型病院　病院の施設・設備を、病院の存する地域のすべての医師に開放利用される病院のことで開放病床を５床以上有すること等が要件。地域の医療機関で診療中の患者をその主治医が患者を開放型病院に受診（入院）させて開放型病院の医師と共同で診療にあたる。

カイロプラクティック　脊椎調整療法。脊椎矯正法。

カウンセリング　一対一で面接などを行い、一身上の問題を解決するための助言をすること。

カウンターショック　脈が不規則になったり、非常に速くなって呼吸困難に陥った時や手術中に心臓が停止した場合に強力な電気を瞬間的に流して正常な拍動に戻す方法。カウンターショックを与える装置を除細動器という。

核医学診断　体内に放射性（医薬品）物質（RI:ラジオアイソトープ）を入れ内部から照射する体内照射法画像診断の一つ。特定の臓器や骨、腫瘍に薬が集まる習性を利用して、臓器の形態・機能・物質の代謝のされ方などが診断できる。

カテーテル/カテ（Catheter）　体内の貯留水の排出や、薬液注入等に用いられる管。

カテーテルシース（Cather sheath）　血管造影などで体内にカテーテルを挿入する時に使用するカテーテルを通す鞘。

カニュレーション　カニューレ、カテーテル（いずれも管のこと）を挿入すること。

カラードプラエコー　超音波検査において生体内血行動態（血流平均速度、血流方向、血流の流れ等）の情報を色で表現し、Bモード画像上に重ねることで視覚的に認識できる方法。

カルジオスコープ　弁膜の動きを外から観察する際に用いる短い金属製の管。呼吸心拍数の変化をモニターで観察し、記録するもの。

カルチ(Carcinoma)　癌、悪性腫瘍

桿菌(桿状菌)　細長い細菌。チフス菌、赤痢菌など。

がんゲノム医療　がんの原因となる遺伝子を調べ、個人の体質や病状に合わせて診断・治療を行う医療

鉗子　はさみの形をした外科の器具。手術・外科処置等で、吐血や組織、臓器、異物などの把持固定に用いられる。

肝生検　肝臓の組織を直接採取し検査する方法。開腹・穿刺針(生検針)・腹腔鏡による3つの方法がある。急性肝炎・肝硬変・肝癌などの診断に用いる。

感染症　**一類、二類、三類、四類、五類、指定感染症**及び**新感染症**に分類される。**一類感染症**は、感染力、罹患した場合の重篤性等に基づく総合的な観点から見た危険性が極めて高い感染症をいい、感染者は入院を原則とする。**二類感染症**は、危険性の高い感染症をいい感染者は状況に応じて入院をする。**三類感染症**は、危険性は高くないが特定の職業への就業によって集団発生を起こしうる感染症で感染者は食品を取り扱うような特定業種への就業が制限される。**四類感染症**は、人から人への伝染はないが、動物、飲食物等の物件を介して人に感染し、国民の健康に影響を与える恐れがある感染症をいい、媒介動物の輸入規制・消毒、物件の廃棄等の措置が必要となる。**五類感染症**は、国が感染症発生の動向調査を行い、必要な情報を国民一般や医療関係者に提供・公開していくことによって発生や蔓延を防止すべき感染症をいう。**(感染症予防・医療法対象疾患の項参照)** また、**指定感染症**は既知の感染症のうち一類〜三類に分類されない感染症であって、一類〜三類に準じた対応の必要性が生じた感染症をいう。**新感染症**は、人から人に伝染

する未知の感染症をさし、蔓延によって国民の生命と健康に重大な影響を与える恐れがある疾病をいう。いずれも入院を原則とする。**一類、二類、指定**及び新感染症のみ公費負担の助成がある。

カンファレンス　医師が治療方針について検討すること。

き

既往症(Past History)(PH)　今までかかったことのある病気。

気管内挿管　気道確保のため、経口または経鼻に挿管チューブを挿入する方法。

気胸(PTX)　胸膜腔内に空気やガスが貯まった状態。膿液のある場合は膿胸、血液のある場合を血胸という。

基節骨　指の付け根の骨。指節骨の一つ。

吃逆(きつぎゃく)　しゃっくり

ギネ(Gynecology)　産婦人科

ギフト(Gamete intrafallopian transfer)(GIFT)　配偶子卵管内移植

逆紹介　病院で急性期の治療を終えた患者を地域の診療所などに紹介すること。

キャリア(Career)　保菌者

キャンサー(Cancer)　癌

キャンサーボード　がん医療に携わる専門の医師等医療従事者が各診療、職種の垣根を超え、一同に会してがん患者の治療について議論する院内の組織のこと。

仰臥位　あおむけの状態。腹部の診察に多く用いられる体位。

禁忌　症状を悪化させ、治療の目的にそぐわないもの。

キント(kinderheilkunde 独)　小児科

く

駆血帯　静脈採血に際し、静脈を怒張させるために用いるゴム。

クックチル(Cook chill)　冷蔵調理

クックフリーズ(Cook freeze)　冷凍調理

グラット(Gratt)　順調に

グラニュロ(granulo)　顆粒球

クランケ(Kranke 独)　患者

クリティカル・パス/クリニカル・パス　一定の疾患をもつ患者に入院から退院までの主たる臨床行為（検査、手術、処置、投薬、注射、リハビリテーション、指導、看護、食事指導、安静度、退院指導等）を標準化し、時間軸に沿って効率的に配したスケジュールのこと。最少のマンパワー（医師・看護師・技師等）で一定水準のサービスを提供し短期間に入院治療を終え、退院してもらうことを目的としたもの。

クリーンルーム ISO《イソ》クラス　クリーンルームとは、空気清浄度が確保された部屋のこと。**ISO クラス**とは、クリーンルームの規格の１つで、ISO（国際標準化機構）の清浄度クラス（一定範囲内における粉塵量の定義）をいう。

クレーブス(Krebs 独)　悪性腫瘍、癌

クロスマッチ　血液交叉試験

クロニック(Chronic)　慢性の______

け

ケアプラン　介護サービス計画

ケアマネジメント　介護支援サービス

経管栄養　チューブによって強制的に与える栄養。経鼻、経口的に胃又は十二指腸等の小腸内に栄養カテーカル（管）を通して流動食を送る。

憩室　内腔の異常を呈する、形態異常の一種。胃、腸、心臓、気管

などの臓器の壁面が拡張し、小さな瘤状の部屋ができたもの。

稽留熱　1日の温度差が1度以内の高熱が連続する熱型の一つ。腸チフス、白血病、悪性リンパ腫、髄膜炎などで多く見られる。

ケースワーカー　精神的、肉体的、社会的不安を取り除くため、患者や家族の相談に乗り助言・指導を行う人。

血圧　血液の血管内での圧を血圧といい、心臓の収縮期の血圧を最高血圧、拡張期の血圧を最低血圧という。最高血圧と最低血圧の差を脈圧という。

血液製剤　ヒトの血液を原料として製造した製剤で、保存血などの全血製剤、血液を赤血球、血小板といった成分に分けて作った血液成分製剤、血漿を分画してグロブリン、アルブミンなどに分画濃縮した血漿分画製剤の3種に分類される。

血液透析　人工透析、人工腎臓のこと。

結節　エンドウ豆やクルミの実ぐらいの大きさの限局した病巣の総称。

嫌気性菌　酸素のないところで発育する菌。

健康運動指導士　健康保険組合や国民健康保険などの医療保険者に対して平成20年4月より義務化される40歳以上の加入者に対する特定健康診査・特定保健指導に対応する保健指導担当者（健康運動指導士）。生活習慣病の予防や、個人に適した運動メニューの作成・指導を行い、当人の能力などを引き出すことを目的として指導する。

こ

コアグる(Coagulate)　凝固する

高額介護合算療養費　医療保険及び介護保険の自己負担の合計額が著しく高額になる場合に負担を軽減する仕組み。年額56万円（医療保険・介護保険両方を合算した額）を基本とし、自己負担額が比率に応じて設定されている。

高額療養費　医療保険における給付の一つで、本人や家族の医療費の負担額が月額政令で定められた額を超えた場合に、超えた分については保険者から支給される制度である。支給方法には償還払いと現物給付がある。

後期高齢者医療制度　75歳以上の高齢者を被保険者とし、広域連合を保険者とする独立した医療保険制度。広域連合とは、地方自治法が定める特別地方公共団体。都道府県を単位として、全市町村が加入する。

膠質反応　血清中の蛋白に異常がおこった時、血清に試薬を加えると蛋白が混濁したり沈澱したりする、その程度を見る検査。膠質反応には、TTT（チモール混濁反応）、ZTT（ZST）（硫酸亜鉛混濁反応）CCF（CCLF）（セファリンコレステロール反応）、高田反応、コバルト反応、ルゴール反応、グロス反応など多種類ある。

抗生物質　かびや細菌などの微生物によって作られ、他の微生物の増殖を抑制、阻止する物質。

公認心理師　2017年9月に施行された「公認心理師法」に基づく臨床心理分野の国家資格である。公認心理師登録簿への登録を受け、公認心理師の名称を用いて、保険医療、福祉、教育その他の分野において、心理学に関する専門的知識及び技術をもって、次に掲げる行為を行うことを業とする者

①心理に関する支援を要する者の心理状態の観察、その結果の分析

②心理に関する支援を要する者に対し、その心理に関する相談に応じ、助言、指導、その他の援助

③心理に関する支援を要する者の関係者に対し、その相談に応じ、助言、指導、その他の援助

④心の健康に関する知識の普及を図るための教育及び情報の提供

後発医薬品（ゾロ品、ゾロ薬、ジェネリック）新薬の特許切れを待って同じ成分・薬効とする医薬品。一品あたりの開発負担が小さく、価格が安い。

硬膜　脳脊髄膜（脳と脊髄とを包む膜）は3層からなり、外側

から硬膜、くも膜、軟膜と呼ぶ。最も外層のものが硬膜（硬脳膜）。また硬膜外とは、脊髄神経が硬膜から外に出る部分をいう。

告知義務　保険契約者または被保険者が保険契約の締結に際して、重要な事実を告げ、また重要な事実につき不実のことを告げない義務。

国保中央会（国民健康保険中央会）　各都道府県の国保連合会を会員とする社団法人。システム開発等、国保連合会単位で行うと非効率な事業、都道府県域では収まりきれない事業を実施する。

国保連合会（国民健康保険団体連合会）　国民健康保険の保険者である市町村、特別区または国民健康保険組合は、国民健康保険法に基づき、加入者の疾病、負傷、出産、死亡等に対する必要な保険事業を行う。国保連合会は、これらの事業を代行するために設置されている連合体。

５疾病・５事業　医療法に規定する医療計画の下に、各都道府県は地域の中で保健福祉医療サービスが完結できるよう、主要な５疾患（がん、脳卒中、急性心筋梗塞、糖尿病、精神疾患）５事業（救急医療、災害医療、へき地医療、周産期医療、小児救急を含む小児医療）ごとに、適切な医療サービスが切れ目なく提供されるように、数値目標を設定している。

骨髄バンク　骨髄移植は、一部の白血病や重症再生不良性貧血に対して健康者の骨髄液（造血幹細胞）を移植するものであるが、提供者と患者の間でHLA型（白血球の型）を一致させる必要がある。骨髄バンクでは提供者のHLA型のデータを登録し、必要に応じて患者に提供するシステムをとっている。

骨粗鬆症（Osteoporosis）　骨質の組成が正常であるが、骨量の病的に減少した状態をいう。海面骨では、骨梁の数と太さが減じて粗になり、皮質骨では、皮質が薄くなる。一般的には、脊椎椎体が弱化して変形や骨折、腰背痛を生じることが多い。骨密度測定により早期発見が出来る。

コート（Kot 独）　便

ゴナビス　HCG反応、妊娠反応のこと。

ゴノ(Gonorrhea)(Gono)　淋病

コーフ(cough)　咳

個別化（オーダーメイド）医療　患者個人の診療情報・生態情報に基づいた医療

コ・メディカル(co-medical)　病院の診療補助部門の職員の総称。具体的には看護師、臨床検査技師、放射線技師、薬剤師、その他の医療技術者などをいう。従来、パラメディカルスタッフと呼ばれていた。

コモンコールド(Common Cold)(CC)　感冒

コールド(COLD)　慢性閉塞性肺疾患

混合診療　保険診療と保険外診療（自由診療）が混在すること。

コンパニオン診断薬　特定の医薬品の有効性や安全性を高めるために、その医薬品の使用対象者に該当するかどうか薬品の効果や副作用のリスク、適切な投与量などを、あらかじめ予測する目的で使用される診断薬。

コントラ(Contraindication)(Contra)　禁忌。投与することで症状の増悪を来すような薬物。または、避けるべき医療行為。

さ

ザー(SAH)　くも膜下出血

採型ギプス　体に合わせて義肢・装具を作る為、一定の体位でギプス包帯により型採りをすること。

サイコセラピー(Psychotherapy)　心理療法、精神療法

再生医学　生物の持つ自己再生能力を利用して、病気や怪我で失われた細胞や組織を再生し機能を回復させる医学分野。また、この分野の医療行為。手法としてはクローン作製、臓器培養、多能性幹細胞（ES細胞、iPS細胞）の利用、自己組織誘導の研究など。

截石位　内診台上に仰向けになり、両足を挙上した体位。子宮・膣・肛門・直腸等の診察時に用いる。砕石位。

臍帯血　胎児と胎盤を結ぶ臍帯中を流れる血液。

在宅看護　看護師が、在宅の心身障害者（児）、難病患者、寝たきり老人などを訪問して、対象者と家族の健康状態の回復、維持、発達を図るための援助を行うこと。要介護者が、地域社会のなかで日常生活を可能な限り維持することを目的とする。

在宅療養後方支援病院　200床以上の病院で届出が必要。在宅医療を提供する医療機関と連携し、連携医療機関の求めに応じ、あらかじめ届出ている入院患者を常に受け入れる体制を確保している。やむを得ず当該病院に入院ができない場合は、他の病院を紹介しなければならない。

在宅療養支援診療所　在宅において療養を行う場合に拠点となる診療所。施設基準を満たし、地方厚生局長等への届出が必要。24時間連絡を受けられる体制を確保し、いつでも往診又は訪問看護を行う。

在宅療養支援病院　在宅医療において地域の中心的な役割を担う病院で届出が必要。届出は200床未満又は4 km以内に診療所がない病院に限られる。在宅療養支援診療所と同様に、24時間の対応ができ、いつでも訪問可能な体制を確保している。

差額ベッド（室料差額）　特別療養環境室のこと。患者が希望して個室や2人部屋等に入院した場合、差額ベッド代を患者が負担する。保険外併用療養費の選択療養の1つである。

サクション（Suction）　吸引

砂嚢　砂を布製の袋につめたもの。四肢の安静や矯正等、多目的に使われる。

サブアラ/ズブアラ（Subara）　くも膜下出血

サブキュート（Subcutaneous injection）（SC）　皮下注射

サブデュラ/ズブデュラ（Subdura）　硬膜下出血

サブプロ/ズブプロ（Subprofessor 独）（Subprof）　助教授

サーベイランス・システム　感染症の予防において、接触者の感染や発病を迅速に発見し防疫上有効な対策を立てるための活動体制。行動の制限を行わずに医学的または他の監視を厳重に実施し、データの収集や、整理と分析、結果の迅速な配布などを行っている。

サポ/ズポ(Suppository)　坐薬

サマリー(Summary)　要約。入院中の患者の状態や経過、検査結果をまとめたもの。

サルコペニア　加齢や疾病などで筋肉量が減少し、身体機能が低下している状態のこと。

サルベ/ザルベ(Salbe 独)　軟膏

三叉神経　顔面、口腔などの感覚や咀嚼運動を司る脳神経。

し

ジェネリック(generic)　後発医薬品のこと。

シーカム(CCAM)　先天性嚢胞性類上皮肺奇形

施設基準　保険医療機関が適正な医療を行えるよう定められた基準。病床数、専任医師数、看護師数、設備などの基準があり、基準を満たした医療機関は地方厚生（支）局長に届け出ることにより診療報酬上で評価される。

指節骨　手足の指の節にある骨。(基節骨、中節骨、末節骨)

自然気胸　肺の空気が胸膜腔内に侵入した場合に起こる肺胞が破裂した状態。突然激しい胸痛、呼吸困難を伴う。

シゾ(Schizophrenia)　統合失調症

シーダップ(CDAP)/**シーパップ**(CPAP)　持続陽圧呼吸療法

失禁　患者の意思に反して無意識に排便、排尿のおこる状態。

シッズ(SIDS)　乳児突然死症候群

自賠責保険　自動車人身事故についての賠償責任保険で自動車損害賠償保障法によりすべての自動車が強制加入になっている。これは自動車の保有者と運転者を被保険者とする責任保険契約であるが、被害者の救済を目的としている。

支払基金(社会保険診療報酬支払基金)　健康保険の保険者は療養の給付として、療養に要した費用を多数の医療機関に支払わなければならないが、この支払事務を代行して行う機関として各都道府県に一つずつ設置されている。健康保険に請求された診療費の内容審査と医療費の支払を行う。

ジープ(ZEEP)　呼気終末平圧

社会保障　貧困状態に陥ったり、生活水準が大幅に低下するような危険にさらされた場合に、国や公共団体が現金・対人サービスを給付して最低限度の生活水準を保障する公的制度。制度的には公的扶助・社会保険・社会福祉・公衆衛生の四部門を含み、給付の内容では所得保障、医療保障、社会福祉サービス保障がある。

シャント(Shunt)　人工透析を行う際に、一旦血液を体外に導き出すための装置。

集学的医療(治療)　医療分野において、それぞれ異なる専門領域の医師、看護師、臨床心理士、理学療法士、作業療法士、ソーシャルワーカーなどがチームとして治療にあたる。またその治療方針。

周産期　妊娠後期から新生児早期までのお産にまつわる時期。この期間の母体、胎児、新生児を総合的に管理して、母と子の健康を守るのが周産期医療。

周術期　手術決定から退院までの手術前後の一連の期間

重症急性呼吸器症候群(SARS)　コロナウイルス(SARS-CoV)が原因で発症する呼吸器感染症。感染症予防法では二類感染症に分類される。

終末期医療　病気などで余命わずか(概ね6か月以内)とされる患者に対し行う医療。延命治療を行わず、QOLを維持するために苦痛や不安を緩和することを目的とする。

重粒子線治療　加速させた炭素イオンを患部に照射する癌の治療法。エックス線やガンマ線に比べて癌細胞を攻撃する威力が数倍高く、周囲の正常な細胞に与える影響は少ない。ほとんどすべての臓器が治療の対象となる。

主訴　患者の自覚症状の中で最も強い訴えのこと。

守秘義務　業務上知り得た患者の個人的情報について、秘密を守るべき法律上の義務。医療従事者の資格法においてそれぞれ守秘義務の規定はあるが、医師、歯科医師、薬剤師、助産師は刑法第134条においても規定されている。

腫瘍マーカー　癌とは体内の細胞の一部が突然異常分裂をおこし増殖する病気である。この時に出来た癌細胞は、特殊な蛋白や酵素、ホルモンなどの物質を出す。この特殊な物質が腫瘍マーカーといわれるもので、これを測定することにより、癌の出現や経過を診断するのが腫瘍マーカー検査。

シュワンゲル(Schwangerschaft 独)(SS)　妊娠

準夜　準夜勤。ナースの勤務形態の一つで、ほぼ夕方4時から夜の12時頃までの勤務をいう。

償還払い　申請などにより後から支給される給付方式の一つ。患者が保険医療機関で保険診療を受けた場合、一定の割合で一部負担金をその場で支払わなければならない。しかし負担軽減を図る為、政令により月額限度額を定めている。その限度額を超える時超える額が払い戻される場合等。

症状詳記　診療報酬明細書（レセプト）の記載において、書面上の診療内容をより明らかにする為に当該患者の症状経過等を詳細に補記すること。

床頭台　病室のベットの頭のあたりにおいてある物入れのこと。

静脈内留置針　長時間または数日間にわたり、点滴注射を行う患者にあらかじめ血管に植え込んでおく針のこと。血管が確保しにくい患者にも用いられる。プラスチックカニューレ型静脈内留置針など。

初期救急医療施設　休日・夜間の時間外に自力により受診可能な比較的軽症の患者を診察するとともに、入院治療を要する重症救急患者を二次又は重篤救急患者を三次救急医療施設へ診療依頼する役割を担う救急医療施設をいい、夜間・休日急患診療所、在宅当番医制参加診療所等をいう。

褥創(褥瘡)　床ずれ

除細動器　致死性不整脈等の患者に対して心室細動の際に胸壁から電圧をかけ正常のリズムを戻す為の器械。

ショックパンツ/MAST(Military antishock trousers)　大出血

を伴う救急医療の際に輸血が間に合わない場合、ショックパンツというズボンを装着し下半身を圧迫して出血性ショックを一時的に防ぐ処置のこと。

自立支援給付　障害者（児）福祉において、障害者総合支援法の成立に伴い施行されている支援費制度。利用者がサービス内容、提供事業者、施設等を自ら選択し、自ら契約してサービスを利用する。このサービスを利用するためには、市町村から支援費支給の決定を受け「受給者証」の交付を受ける。この場合、サービスにかかる費用の一部を利用者が負担する。自立支援給付には、障害福祉サービス（介護給付、訓練等給付等）、自立支援医療費や補装具費等がある。対象者は身体障害者、知的障害者、精神障害者又は障害児だが、平成25年4月の障害者総合支援法の施行に伴い、障害者の定義に「難病等」が追加された。介護保険の対象になる場合は、介護保険が優先される。

しろそこひ　白内障のこと。目のレンズにあたる水晶体が白く混濁し、視力が低下する病気。

心窩　みぞおち

心カテ　心臓カテーテル検査。血管が動脈硬化等で狭くなっているところを見つけるための検査。心筋梗塞、狭心症などに用いられる。

神経ブロック　知覚神経を遮断することでその神経の分布している範囲の痛覚を麻痺させる麻酔法。中小の手術あるいは神経痛等の治療に用いる。

人工呼吸器/レスピレーター(Respirator)　患者の呼吸が止まったり、抑制されたりした時、比較的長期にわたり患者に装着して呼吸管理を行う為の器械。

人工透析（血液透析・人工腎臓）　腎臓が機能を果たせず血液中に老廃物や有害物質がたまってしまう腎臓機能不全の場合に動脈から血液を透析器（人工腎臓）に送り、不要物質を濾過してきれいになった血液を静脈に戻す療法。

心身症　心と体は、心理的・社会的要因と密接な関係を持っており、精神的ストレスから発生する身体の疾患を心身症という。傷病名は、心身症による当該身体的傷病名の次に（心身症）と記載する。胃潰瘍（心身症）など。

振戦　筋肉の収縮と弛緩が繰り返されたときにおこる、意志とは無関係に生じる律動的なふるえ。

迅速ウレアーゼ試験　胃炎、胃・十二指腸潰瘍または胃癌の原因となると言われるヘリコバクター・ピロリ菌の有無を調べる検査の一つ。ピロリ菌が出すウレアーゼという酵素の活性を利用した検査で、内視鏡を用いて組織を採取し、試薬により色の変化を見て判定する。

シンチグラム　体内の臓器にラジオアイソトープを投与（注射）し、それを体外から感知して、その放射能の強弱により臓器の像を描いたもの。

心電図　心臓の筋肉（心筋）が活動（収縮）する際に発生する微弱な電流を拡大記録して、不整脈、心筋梗塞等の心疾患の診断をする検査。

シンドロウム(Syndrome)　症候群

す

スキッド(SCID)　重症複合免疫不全症

スキャン(scan)　画像を走査すること。CT_など。

スクラッチテスト(Scratch test)　皮内反応検査のこと。アレルギー疾患の原因となるアレルゲンを発見する検査。

スクリーニング(Screening)　ふるいわけ、選別検査。迅速に実施可能な検査試験により自覚のない疾病や欠陥を暫定的に見分ける目的で行われる。

ステート　聴診器

ステルベン/ステル　死亡

ストーマ(Stoma)　人工肛門、人工膀胱

ストマック(Stomach)　胃

ストマックエイク(Stomachache)　胃痛

ストレッチャー(Stretcher)　寝た状態の患者を運ぶことができる車輪のついたベッドのこと。安静の必要な患者を移送する時に用いる。

スピュータ(Sputum)　痰

スモン(SMON)　キノホルムという整腸剤により、神経障害をおこす病気。

スリーエス(SSS)　洞不全症候群

せ

生活習慣病　生活習慣（食事、運動、ストレス等）によって罹患する病気。以前は、主に成人病と言われたもので脂質異常症、高血圧、糖尿病などが代表的なもの。

清拭　身体を清潔にするため身体を拭くこと。

星状神経節ブロック　頸部にある左右一対の交感神経（自律神経の一種）が集まる星状の結節の部分（星状神経節）を刺激して頭部や顔の自律神経に刺激を与える治療。主に突発性難聴、アレルギー性鼻炎、顔面神経麻痺の治療に用いられる。

精神科リエゾンチーム　リエゾンとはフランス語で「連携」「連絡」の意味を持ち、精神科の医師、看護師、臨床心理師、ソーシャルワーカー、薬剤師等が連携をとりながらチーム医療に貢献する臨床形態をいう。

精神保健指定医　精神科医療において、患者の人権に配慮した医療を行うための知識や技能が必要とされるため、５年以上の実務経験（３年以上の精神科実務経験）を修了した医師からの申請により、厚生労働大臣から指定を受ける。精神保健指定医は、医療機関等における職務の他に、措置入院・解除等の判定、一定の行動制限に対する判定などの、公務員としての職務を行う。

生物学的スコア（SOFAスコア）　呼吸器、凝固系、肝機能、心血管系、中枢神経系、腎機能の６項目の臓器障害の程度を５段階評価で数値化し重症度を判定する指数

精密持続点滴注射　自動輸液ポンプを用いて、1時間に30ml以下の速度で体内に又は点滴回路に薬剤を注入する注射。

セカンドオピニオン(助言診療)　患者自ら治療方法を選択する上での参考に別の医師に診断を受け、治療法についての意見を聞くこと。

ゼク/ゼクチオン(Sektion 独)　解剖

舌下錠　口腔粘膜から薬物を吸収させ肝臓を経ず直接血中に作用させる薬。

セデーション(Sedation)　鎮静させること。

セド(Sediment)(Sed)　尿沈渣顕微鏡検査

選定療養　被保険者・被扶養者の選定に係る特別の病室の提供その他厚生労働大臣が定める療養をいう。選定療養は、患者の希望、同意により提供されるもので患者負担となるが、保険が適用される療養部分は保険外併用療養費が適用される。

せん妄　意識混濁に、幻覚・妄想・錯覚などが加わって、恐怖や不安に陥り精神的にまとまりを欠いた状態。

そ

側臥位　横向きに寝ている状態。背部の診察や浣腸、腸洗浄などの処置に用いる。

措置入院　精神障害者であり、自傷他害のおそれがあると2名以上の精神保健指定医が診察した結果、精神保健福祉法に基づく精神科病院等への強制的な入院。

ゾロ薬(ゾロ品)　後発医薬品(ジェネリック)のこと。

た

第1公費、第2公費　2つ以上の公費負担医療がある場合に、優先される公費ごとに付された順序。

対称器官　器官とは、特定の生理機能を有し、形態的に独立した部分のこと。対称器官とは、眼、耳、鼻、腎臓、肺、精巣、卵巣、関節など体の左右に1つずつある器官のこと。

対症療法　患者の症状に対応して行う療法。例えば高熱に解熱剤を投与し、疼痛に鎮痛剤を投与し、苦痛を取り除くことで治癒を促進させる治療法のこと。

タスク・シフティング　医師の負担軽減のため業務を他職種に移管して効率化をはかる働き方。同義語：タスク・シェアリング（業務の共同化）

タップ(Tap)　穿刺

ターミナルケア(Terminal care)　終末期医療。3～6ヵ月以内に死が予想される終末癌患者に対する医療のこと。患者に「癌の告知と同意」をとり、患者・家族・チーム員の相互信頼の上に患者・家族を精神的に支え死を迎える心の準備を導き、患者が生を全うし、人生を有意義なものとして終わることを目指すものである。

タム(TAM)　一過性骨髄異常増殖症

ターリースゥル　黒色便。胃・十二指腸潰瘍等、消化管からの出血により、タールのように黒くなった便。(タール便)

ダルム(Darm 独)　腸

弾性ストッキング/ES(elastic stocking)　足を圧迫するための特殊な編み方で作られた医療用ストッキング。圧迫力が足首から太ももにかけて段階的に弱くなる構造で、下肢静脈の血液還流を促進する働きがあり血液が心臓に戻りやすくなる。静脈瘤やリンパ浮腫の治療の際、術後の安静時などに使用される。

ち

チアノーゼ(Cyanosis 独)　皮膚や粘膜が紫色になること。血中の還元ヘモグロビンの濃度の増加によって生じ、唇や小指、足の爪によくみられる。

地域医療支援病院　かかりつけ医を支援し、地域医療の充実を図ることを目的として、都道府県知事の承認を得た病院。施設の共同利用、地域医療従事者の研修なども行う。

地域包括ケアシステム　高齢者が、可能な限り住み慣れた地域で、その能力に応じ、自立した日常生活を営むことができるよう、医療、介護、介護予防、住まい及び自立した日常生活の支援が包括的に確保される体制。

地域包括支援センター　地域の高齢者の生活を、総合的に支えていくことを目的に、保健師・社会福祉士・ケアマネージャー等が中心となって、介護予防に関するマネジメント(介護予防のケアプラン作成)、権利擁護、総合的な相談・支援を行う。

地域密着型サービス　高齢者が要支援、要介護状態になっても、できる限り住み慣れた地域で生活が継続できるように支援するサービス。原則として、住んでいる市区町村内にあるサービスのみ利用できる。(当該市町村の被保険者(住民)に限定されている。)

チェスト(Chest)　胸

畜尿　尿量の検査のために一定時間排尿した尿を蓄えておくこと。通常24時間(1日)の量を見る。

治験　医薬品や医療機器等の臨床試験。治療の研究の為に行われる医療行為。

地方厚生(支)局　厚生労働省の地方支分局で、医療・健康・福祉などの社会保障政策を実施する、地方における国の政策実施機関のこと。これまで社会保険事務局において実施されてきた保険医や保険薬剤師に対する指導監査等の事務については平成20年10月より移管され、各都道府県に新設された事務所において実施されている。

チーム・ナーシング　看護スタッフが数名でチームを作り、有効な看護を行う方法。

チャート　看護日誌

中医協(中央社会保険医療協議会)　健康保険、船員保険の**適正な診療報酬を審議する**厚生労働省の審議会。保険者、被保険者、事業主を代表する支払側委員、医師、歯科医師、薬剤師を代表する診療側委員、公益を代表する公益委員からなる。

中心静脈注射(IVH)　経静脈高カロリー栄養。経口栄養が行えない場合に静脈内に点滴注射をして栄養補給すること。

陳旧性　過去にその病気にかかったことのある症例のこと。陳旧性肺結核、陳旧性心筋梗塞等の様に傷病名の前に用いられる用語。

つ

ツァンゲ(Zangengeburt 独)　鉗子分娩

ツェーアー　癌

ツバング(Zwangsneurose 独)　強迫神経症

ツベ(Tuberculin test)　ツベルクリン反応

て

ディアローエ(Diarrhoe)　下痢

デイ・ケア/デイ・サービス　病院・診療所・介護老人保健施設でリハビリテーションを行ったり、介護の必要な者に対して日常生活上の世話を行う通所サービス。日帰り介護。

丁字帯（T字帯）Tの字の形をした包帯。手術・分娩時などに用いる。

ディスチャージ(Discharge)(Disc)　退院

ディスポーザブル(Disposable)　使い捨ての______

ディプレ(Depressive)　うつ病

デイ・ホスピタル　昼間のみ患者の入院をさせ、夜は帰宅させる施設。

剃毛　手術の処置をする部位の毛をそること。感染防止等のために行われる。

デキストロ(Dextro)　血糖

出来高算定　投薬、注射、検査、手術など診療行為を行った分の診療報酬点数を合計して医療費を計算する方法。これに対し、いくつかの診療行為をまとめて点数化した算定方法を包

括払いという。

テュマー／トゥモール(Tumor)　腫瘍

デルマ(Dermatology)　皮膚科

テレパソロジー(telepathology)　遠隔病理診断。顕微鏡で観察された画像を通信回線や光ファイバーを用いて遠距離にある施設に伝送し、病理診断を行うこと。

テレモニタリング(tele-monitoring)　遠隔医療管理・指導。

テレラジオロジー(tele-radiology)　遠隔放射線診断。

テン (TEN) 中毒性表皮壊死症

電解質(Electrolyte)　電解質は、電解質と非電解質からなり、さらに陽イオンと陰イオンに分かれ、生命維持の為に重要な役割を果たしている。Na (ナトリウム)、K (カリウム)、Ca (カルシウム)、Mg (マグネシウム) などが陽イオン、Cl (クロール)、P (リン) などが陰イオン。これに対してブドウ糖や尿素が非電解質になる。これらの電解質は、体液中でバランスよく一定の濃度比率で存在しているが、腎臓病や糖尿病、内分泌の病気などがあるとこのバランスがくずれる。このバランスのくずれを調べて疾病の診断が行われる。

と

統合失調症　幻覚や妄想、気力の欠落などを主症状とする精神疾患。脳内の神経伝達物質のバランスが崩れて発病するとの説が有力である。

導尿　排尿困難な場合に管を挿入して人為的に排尿させる処置。

糖尿病　膵臓で作られるホルモン (インスリン) の分泌不全によって起こる代謝異常で、血液中のブドウ糖濃度が上昇して、持続的に高血糖状態になる。遺伝や体質的に起こるインスリン依存型糖尿病 (Ⅰ型糖尿病：IDDM) と、生活習慣等で起こるインスリン非依存型糖尿病 (Ⅱ型糖尿病：NIDDM) に分けられる。

トキソ(Toxoplasmosis)　トキソプラズマ症

トキソイド　外毒素にホルマリンを加えて一定期間放置して毒素をなくし、抗原性（抗体産生を起こさせ、その抗体と特異的に反応する性質のこと）を残したもの。

ドクターカー　消防からの要請で救急現場に医師及び看護師が同乗し、さまざまな薬剤、器具を装備した車内において、重症患者に救命措置を行いながら搬送するための車。

特定機能病院　高度の医療の提供、高度の医療技術の開発および評価、高度の医療に関する研修を実施する能力を備え、それにふさわしい人員配置、設備等を有する病院として、厚生労働大臣の承認を得ている病院。

特定高齢者　要介護・要支援になるおそれのある状態の高齢者。市区町村が認定を行い介護予防プログラムを提供するなどして要支援・要介護高齢者に移行することを抑制する。

特別養護老人ホーム　身体上または精神上著しい障害があるために常時介護を必要とする65才以上の者（寝たきり状態など）であって居宅において適切な介護を受けることが困難なものを入所させる施設である。新設の場合は、介護保険制度で定められた基準を満たすと指定介護老人福祉施設として指定を受け介護保険給付の対象となる。

トータルスパイナルブロック　脊髄神経の伝達を遮断し、痛みを止める目的で行われる脊髄神経麻酔。

ドナー（Donor）　臓器移植の時の臓器提供者。献血者。

ドミノ移植（Dominodonation）　例えば心肺同時移植の際、臓器移植を受ける患者のうち移植可能な心臓のみを他の心臓移植を必要としている患者に移植し、ドナー（臓器提供者）不足を少しでも解消しようとするもの。遺伝的肝臓癌を伴った末期肝硬変患者に行われているドミノ肝移植などがある。

トモ（Tomography）（TOMO）　断層撮影

トリアージ　けがや病気の重症度や緊急度によって治療や搬送の優先順位を決めること。

ドレッシング・チェンジ（Dressing change）　包帯交換

ドレナージ（Drainage）　管（くだ）を使って貯留物（浸出液・

分泌物・血液・膿など）を体外へ排出させる方法。

トロンボ（Thrombocyte）　血小板

な

内視鏡（ファイバースコープ）　身体内部の臓器を直接観察したり、写真撮影やビデオに記録するもの。組織採取やメスを使って手術も可能。

ナイトホスピタル　夜間のみ収容、診療する施設。患者を一般社会から隔絶させない為にある。

内分泌攪乱物質　生物の生殖機能に異常を起こさせる化学物質を性ホルモンと類似した作用を持つことから環境ホルモンというが、学問的には内分泌攪乱物質という。
除草剤、殺虫剤に用いられるDDT、プラスチック原料のビスフェノールA、PCB、ダイオキシンなど数十種類の原因物質が疑われるが、そのほとんどが女性ホルモンと類似した働きをもち、精子数の減少や生殖器の異常を起こすといわれている。

ナーシングホーム　長期間療養介護施設。自活が難しく、日常の援助が必要な高齢者や身体障害者に看護や介護を提供する施設。介護老人保健施設や特別養護老人ホーム、身体障害者療護施設等。

ナット検査（NAT）　ウイルスの抗体ではなく、ウイルスを構成する核酸（RNA）の一部を増幅させてウイルスの有無を検知する検査。非常に高感度で特異的な検査であり、HIV感染初期のまだ抗体が十分産生されていない献血者からの血液もエイズウイルスを検知することができる。

難病指定医　難病の医療費助成の支給認定申請に必要な診断書（臨床調査個人票）を作成する資格をもった医師。難病の診断や治療に5年以上の実務経験があり、関係学会の専門医の資格を有する医師からの申請により都道府県知事が指定する。

に

ニッシェ　潰瘍などの原因で変形し、クボミの穴にバリウムが貯まってできるもので胃潰瘍や十二指腸潰瘍ができていることを示す。

ニープ(NEEP)　呼気終末陰圧

ニフライテス/ネフリティス(Nephritis)　腎炎

日本医師会　医道の高揚、医学・医術の発達普及と公衆衛生の向上、社会福祉の増進と医師の連絡調整を目的とした社団法人の全国組織。会員の多くは開業医で、一種の私的な職能団体である。

日本医療機能評価機構　病院組織全体の運営管理および提供される医療について、中立的な見地から、科学的・専門的に評価し、その「病院機能評価」を通じて、病院の質の改善活動を支援する第三者機関。

日本病院会　国内全病院の向上発展とその使命遂行を図り、社会の福祉増進に寄与することを目的として設立された社団法人。主な事業として、病院を取り巻く環境成因に関する調査研究、病院職員の資質向上のための勉強会の実施、政府に対する要望、陳情実施などがある。

日本薬局方　医薬品の品質の適正を図るため厚生労働大臣が定めた規格基準書。日本薬局方に収載されている医薬品は局方品と呼ばれる。

ニューモニア(Pneumonia)　肺炎

ニューロン/ノイロン(Neurone)　1個の神経細胞とそれについているすべての突起の先端までをあわせた神経系の単位、神経元。

尿管カテーテル法　尿管内に管を挿入して行う検査及び画像診断。狭窄の有無、結石の検索、腎盂造影、腎盂洗浄、分腎尿の採取等の際に行われる。

ね

ネック(Necrotizing enterocolitis)(NEC)　壊死性腸炎

ネーファー(NEFA)　非エステル型脂肪酸(遊離脂肪酸)

ネブライザー　鼻腔、副鼻腔、咽頭、喉頭等にサルファ剤や抗生物質などの薬剤を噴霧吸入させること。またはその器具のこと。

ネフロン(Nephron)　腎小体、尿細管、腎動・静脈を含めた腎臓の機能上の単位。

ネーベン(Neben)　副業(アルバイト)

ネラトン　ネラトンカテーテル。導尿時に使用するゴム製の管。

の

脳死　無酸素や障害によって脳が永久に機能を失った状態(不可逆的機能消失)。厚生労働省は、①深い昏睡②自発的呼吸の喪失③瞳孔固定左右の瞳孔径が4 mm以上④脳幹反射の喪失⑤平坦脳波⑥　①～⑤の状態が6時間経過後も変化のないことを脳死の判定基準としている。

膿盆　手術、処置等で使用した患者の包帯、汚染された脱脂綿、汚物等を入れるそら豆形の容器。

ノーマライゼーション　障害者を特別視せず、普通の人と同じように受け入れ、必要な処置をしていくという考えで、全ての人が一緒に暮らす社会こそノーマルだという福祉のあり方についての主張。社会福祉一般の基本的な理念として国際的にも定着化している。

は

パイ(PIE)　好酸球性肺炎

バイオエシックス(Bioethics)　生命倫理。生命の意味や尊厳にふれる制度・技術・医療などのあり方について考察すること。

バイオ後発品/バイオシミラー　先発バイオ医薬品と類似の品質、有効性及び安全性を有する医薬品。バイオ医薬品とは細胞や微生物を使って作った蛋白質を有効成分とする医薬品のこと

バイオプシー(Biopsy)　生検。小組織の病理検査。

ハイケア病棟/ハイケアユニット　ICU（特定集中治療室）の後方として一般病棟より重症度・看護必要度が高い患者にICU退室後も密度の高い医療や看護を提供する病棟。

バイタルサインズ(Vital signs)(V･S)　生命兆候。KT or T or BT＝体温、P or PR＝脈拍、R or HR＝呼吸、BP or BD＝血圧などのこと。

ハイパーテンション(Hypertension)　高血圧

ハイポ　①皮下輸液②ハイポアルコール

廃用症候群　寝たきり等で長期間の安静状態や運動量の減少が続くことにより、さまざまな心身の機能低下が起きる病態。

ハイリスク(High risk)　危険因子。ある病気にとってマイナス要因となるもの。

ハウト(Haut 独)　皮膚

バオホシュメルツ(Bauch shmerz 独)　腹痛

播種性　広範囲にわたって分布した様。

バス(BAS) バルーン心房中隔裂開術

パーセンタイル(Percntile)　百分位数、百分順位。

パッチテスト　アレルギーの要因を調べるために、原因物質から取り出したアレルゲンを皮膚に貼布し、反応を見る検査。

パット(PAT)　発作性心房性頻拍

パト(Pathology)(Patho.)　病理学

ハブ(HAV)　A型肝炎ウイルス

ハーベー(Haemoglobin 独)(Hb)　ヘモグロビン

パラメディック(Paramedic)/**EMT**(Emergency medical technician)　高度な救命救急処置を行う専門職のこと。

バリックス　静脈瘤

針無圧力注射器　針の代わりとなるプラスチック製のノズルを通して、圧力により直接皮下へ薬剤を注入する注射器。

注射時の痛み、皮膚の硬化が少なく針刺し事故や感染を防ぐことができる。主に糖尿病患者のインスリン用として用いられる。

バル(Broncho-alveolar lavage) (BAL)　①気管支肺胞洗浄。生理食塩水で気管支を洗い、その吸引物質や細胞等を調べる。②バル (解毒剤)

バルフ(BALF)　気管支肺胞洗浄液

ハルン(Harn 独)　尿

バルーンカテーテル/フォーレイカテーテル(Balloon/Holey Catheter)　カテーテルの先端に風船 (バルーン) がついている留置用カテーテル。主に泌尿器で用いられる。

バン(Blood urea nitrogen) (BUN)　血中尿素窒素

パンクリアタイテス(Pancreatitis)　膵臓炎

バンテージ(Bandage)　包帯

汎発性　広範囲に発生するもの。

パンペリ(Panperitonitis)　汎発性腹膜炎

ひ

ビーエム(Bowel movements) (BMs)　便通

鼻腔栄養　鼻腔からカテーテルを挿入し、消化管内に留置して流動性の栄養物を投与する経口摂取が不能の患者に対して行われるエネルギー投与の方法。

ピークフローメーター　喘息の状態を自宅で手軽に知ることができる簡単な道具。使い方は、十分に息を吸い込んで思いっきり早く吐き出した時の最大瞬間風速のこと。

ヒス(Hysterie 独)　ヒステリー

ヒステロ(Hysterosalpingography)　子宮卵管造影

ヒト・ゲノム計画(Human genome project)　ヒトのゲノム (細胞あるいは、ウイルスがもつ遺伝子群) を構成する24種類の染色体DNAは、合計30億の塩基対からなり、その配列がいわゆる遺伝情報として保持・継代されている。この塩基配列のすべてを決定することによって生命の複製を解明しようという壮大な研究計画のこと。

ヒブ(Human immuno-deficiency virus) (HIV)　ヒト免疫不全ウイルス

ピープ(PEEP)　終末呼気陽圧

肥満度　$\frac{\text{体重kg} - \text{理想体重}}{\text{理想体重kg}}$ ＝比率 で求め、＋70％以上が高度肥満症とされ脂質異常症食に準じ特別食加算の対象となる。

＜理想体重kg＝(身長cm − 100) × 0.9＞

(例) 身長170cm　体重110kgの場合

$$\frac{110-(170-100)\times 0.9}{(170-100)\times 0.9} = \frac{47}{63} = 0.74 = 74\%$$

(高度肥満症)

評価療養　厚生労働大臣が定める高度の医療技術を用いた療養その他の療養であって、適正な医療の効率的な提供を図る観点から保険給付の対象とすべきか否かについて評価を行うことが必要な療養として厚生労働大臣が定めるものをいう。評価療養は、患者への十分な情報提供を前提とし患者の自由な選択と同意がなされたものに限ることとされ患者負担となるが、保険が適用される療養部分は保険外併用療養費が適用される。

病原性大腸菌O -157　腸管出血性大腸菌の一種で、大腸で増殖を始めると、ベロ毒素という強力な毒素を作る。その結果、激しい腹痛と鮮血便の下痢が生じ、重症の場合には、腎臓や脳組織が破壊され、溶血性尿毒症症候群を併発し、痙攣・意識の低下などを招き死に至る。

糜爛　粘膜がただれている状態。

ピロステ(Pyloric stenosis)　幽門狭窄症

ピロリ菌　ヘリコバクター・ピロリ菌。人間の胃の中に住んでいる菌で胃炎、胃潰瘍や十二指腸潰瘍の原因となる。

ふ

フィステル(Fistel)　瘻孔。組織の深部の膿瘍が原因で形成される皮膚の表面に通じた穴。

フィーバー(Fever)　熱

フォーエス(ssss)　ぶどう球菌性熱傷様皮膚症候群

フォーミュラリー（推奨標準治療薬）　患者に行う薬物治療に対し、最も有効かつ安全で経済的な医薬品の使用方針のこと

フォーレイカテーテル(Holey Catheter)　バルーンカテーテルのこと。

伏臥位/腹臥位　うつぶせの状態。背部の手術・処置に用いられる体位。

腹膜灌流（腹膜透析）　腹膜を用いて、体内の有害物質、過剰の電解質や水分などを除去する尿毒症や薬物中毒の患者に対して行われる療法。

プシ/プシコ(Psychiatry)　精神科

ブジー　拡張。食道、尿道、肛門等狭窄部位を広げること。または広げるときに使う棒状の器具。

浮腫　むくみ

フステン(Husten 独)　咳

不定愁訴　検査をしても一定の臓器の障害や疾患が見いだせない頭重、倦怠、不眠、手足のしびれ等の特徴のはっきりしない症状。

プノイモ(Pneumo)　気脳室撮影

プノイモニー(Pneumonia)　肺炎

プライマリーケア(Primary care)　正確にはプライマリ・ヘルス・ケア（基本的保健医療）という。「いつも求めに応じ、疾患や患者を選ぶことなく診察し、能力の限り適切な処置・指導を行い、軽快後もかかりつけの医師として健康管理を行い、専門医に紹介し、よく説明し、家族・経済状態も参考にして最善の医療を与えること」を指針とする医療体制のこと。

プライマリー・ナーシング　一患者の入院から退院まで、一人の看護師が受け持つ看護。

プラセボ(Placebo)　偽薬。新薬の効果や副作用を調べる為に、本来の薬を飲ませるグループと偽薬を飲ませるグループで治療結果の差や副作用の差を調べる為に使われる薬効のない物質のこと。患者の神経を静める目的で用いられることもある。

ブラディ(Bradycardia)　徐脈

ブリーチ(Breech)　骨盤位（さかご）

ブリーディング(Bleeding)　出血

プリミ　①初妊②初産

ブリンクマン指数　1日の喫煙本数×喫煙年数

プルス/パルス(Pulse)　脈拍

ブルスト/ブレスト(Brust 独、Breast)　胸部

ブルート(Blut 独)　血液

プレ(Pflegerin 独)　看護師

フレイル(虚弱)　加齢などで身体機能や認知機能が低下し衰えが見られる状態のこと。要介護の前段階であり、適切な治療・予防により生活機能の維持向上が可能な段階をいう。

プレート(Platelet)　血小板

プレホスピタル・ケア　救急患者を医療機関などに収容する以前に行う救急処置。救急蘇生法、止血法、傷の手当等だけでなく、最近では心筋梗塞患者に対するケアとして、循環器専門医や心疾患治療器械を備えた救急車も使用されている。

プレメジ/プレメデ　術前(プレメディケーション＝術前投薬)

プロテーゼ(protege)　主に形成外科で用いられる純度の高いシリコンのこと。

プロパー　製薬会社の医薬情報担当者の旧称

プロム(PROM)　前早期破水

プンクチオン/プンク(Punktion 独)　穿刺

吻合　血管や神経を互いに連結すること。縫い合わせてつなぐこと。例えば、ある箇所で血液が絶たれた場合、その流

域に障害を与えない為に吻合脈管を通して血液を流すこと。他に胃腸吻合など。

へ

平均在院日数　入院患者が平均して何日在院したかを示す入院基本料等の施設基準に係る指標。直近3ヶ月間の集計により算出し、次の式で求める。

平均在院日数＝在院患者延日数÷((新入棟患者数＋新退棟患者数)÷2)

※小数点以下切り上げ

ペインクリニック(Pain Clinic)　末梢神経・神経叢・神経節などに局所麻酔薬あるいは神経破壊薬を注射して、各種の痛みを取ることを専門とする診療部門。

ベカンテ(Bekannte 独)　知人

ペースメーカー　心臓(心筋)に一定の電気の刺激を与えて正常の脈拍にする装置。体内式、体外式がある。

ベッケン(Beckenendlage)　骨盤位(さかご)

ヘッドエイク(Headache)　頭痛

ベネセク(Venesection)　静脈切開

ペーハー(Past history)(PH)　既往症

ヘパタイテス(Hepatitis)　肝炎

ペーパーバック法　患者の口に袋をかぶせて、自分の吐いた二酸化炭素を何度でも吸わせる過換気症候群の治療法。

ヘマト(Hematocrit)(Ht)　ヘマトクリット

ヘモ(Hemorrhoids)　痔。肛門付近の血液の流れが悪くなって起こる病気。静脈の鬱血(静脈瘤)。

ヘモフィルター(Femo-filter)　血液濾過器

ヘモる(Hemorrhage)　出血する

ペルオス　口から飲んだり食べたりすること。

ほ

保険医　医療保険加入者の診療に当たる厚生労働大臣に登録をしている医師のこと。健康保険法、保険医療養担当規則等に則り医療を行う。

保険外併用療養費　保険診療と保険外診療が混在する療養を受けた場合、保険診療に該当する部分に限り一般の療養の給付と同様、保険給付の対象とするものである。対象となる保険外診療は「評価療養」と「選定療養」に分けられいずれも厚生労働大臣が定めることになっている。

ホスピス(Hospice)　末期患者の心身の苦痛を軽減するための施設。

ホット(Home oxygen therapy)(Hot)　在宅酸素療法

ホームヘルパー(Home-helper)　訪問介護員。介護の必要な高齢者などの自宅を訪問し、身体介護や日常生活の家事援助など身の回りの世話をする人。

ポリグラフ　人体から発生する電気を直接的、あるいは間接的に記録する装置。心電図・脳波・心音・筋電図計が主なもの。患者の生理的な変化を的確に捉えるのに有効。

ポリファーマシー　多数の医薬品の併用により、副作用などの有害事象を起こすこと

ポリペク/ポリペクトミー(Polypectomy)　内視鏡的ポリープ切除術

本態性　原因不明の症状または疾患についていう語。本態性高血圧症、本態性低蛋白血症等。

ま

マーゲン(Magen 独)　胃

マーゲンシュメルツ(Magenshmerz 独)　胃痛

マーゲンゾンデ　胃の中に入れるチューブ。口からものが食べられない患者に栄養を与えたり、胃の内容物を口腔から排液させる場合に使用される。

マス(MAS)　①胎便吸引症候群②羊水大量吸引症候群
マップ(Mean airway pressure)(MAP)　平均気道内圧
マニフェスト(Manifest)　産業廃棄物管理票
マリグナント(Malignant)(M)　悪性の______
マルク(Mark 独)　骨髄穿刺
マルサ(MRSA)　メチシリン耐性黄色ブドウ球菌
マルチスライスCT(MDCT)　血管や骨、臓器などの立体画像(3D)ができ今まで見えなかった病変がより精細な画像として撮影できる。
マンマ/マンモ(Mamma 独)　乳房

み

ミエロ(Myelo)/**ミエログラフィ**(Myelography)　脳脊髄腔造影法。脊髄腔へ造影剤を注入し、造影剤の流れ具合で疾患を見出す。
ミエロパチー　骨髄の病変による障害。

む

ムルチ(Multipara ラ)　経産
ムンテラ(Mundtherapie)　医師が患者に対して行う病状説明。
ムンプス(Mumps)　流行性耳下腺炎、おたふくかぜ

め

メタ(Metastasis)　転移
メタボリックシンドローム　内臓脂肪による肥満の人が、動脈硬化性疾患(心筋梗塞や脳梗塞等)を促進させる「脂質異常症」「高血圧」「糖尿病」といった生活習慣病の危険因子を複数併せ持っている状態をいう。
メディカルクラーク　医療秘書ともいう。

メンタルヘルス　精神衛生（Mental health）

も

モフ（Multiple organ failure）（MOF、MOSF）　多臓器不全。患者が重篤な状態になり、腎臓、心臓、消化器等多臓器にわたり障害が発生した状態。

問診　診断の方向づけをするため、患者から症状、既往歴、家族歴、生活歴等を聞くこと。

や

薬害　医薬品によって起こる副作用や後遺症などの被害。サリドマイド、スモンや最近では、血友病患者のための輸入血液製剤によるエイズ感染など。

薬機法　医薬品・医薬部外品・化粧品および医療用具に関する事項（製造、流通、販売等）を規制し、その適正を図ることを目的とした法律。平成25年11月27日に「医薬品、医療機器等の品質、有効性及び安全性の確保等に関する法律」に改正された。（旧・薬事法）

ゆ

有料老人ホーム　公的費用の補助が全くない民間経営の施設。おおむね65歳以上の老人が入居し、食事や日常サービスを受ける。また入居者の高齢化・病弱化に対応するため、看護や介護を取り入れた終身ケアを行う施設が増えている。運営・設備にあたっては都道府県知事の指導を受けることが必要。

ユリーミア（Uremia）　尿毒症。腎から排泄が不能となった為の中毒症状で、嘔吐、意識障害、痙攣が起こる。

よ

養護老人ホーム　心身の障害または環境上（住宅事情や家族関係）の理由によって居宅での養護を受けることが困難な65歳以上の者を入所させる施設。本人の属する世帯が生活保護を受けているか市町村民税を免除されている場合等、経済的事情も入所用件として必要であり、入所者本人及び扶養義務者から、所得に応じて費用が徴収される。

陽子線治療　光の速度近くに加速させた水素の原子核（陽子）を病巣部に照射する癌の治療法。陽子線は病巣部分でエネルギーを放出するように調整できる為、癌の周囲の正常な組織まで損傷させてしまう等の副作用が少ない。頭部や頸部の癌、初期の肝癌、肺癌、前立腺癌等に行われる。

腰椎麻酔　脊椎麻酔のこと。脊椎の腰の部分（腰椎）に針を刺し麻酔薬を注入して行う下半身麻酔。

翼状針　翼付の静脈針。小児や血管の細い患者への輸液に用いる。

ら

ライト（Electorolytes）（Lytes）　電解質

ラスト（Redioallergosor- bent test）（RAST）　放射性アレルギー吸着試験

ラパ（Laparotomy）　開腹術

ラパロ／ラパロスコピー（Laparoscopy）　腹腔鏡検査

り

リア（Radioimmunoassay）（RIA）　放射性免疫定量法

リエゾンナース（Liaison-nurse）　精神科看護の知識や技術をもち、他の診療科の看護師等と連携を図って患者の精神的ケアにあたる看護師。

リカバリー/リカバリールーム(Recovery room)　回復室。術後の患者を回復するまで収容する部屋。

リコール　脊髄液

リスクファクター(Risk factor)　特定の疾患にかかりやすい要素。

リスクマネジメント(RM、リスク管理、医療安全)　医療事故・医療紛争の発生を予防し、患者に安全な医療を提供するため取り組むもの。発生が予測されるリスクを把握し、分析・評価を行い、対応方法を決定する。リスクは個人責任ではなく病院全体のものと捉え組織的な対策を考える。

リスト(Radiommunosorbent test)(RIST)　放射性免疫吸着試験

リニアック/ライナック(Linear accelerator)　超高圧放射線発生装置。強力な放射線を利用することにより、癌治療を短時間のうちに行うことができる。

リネン室　患者に使用する寝具類、タオル、枕カバー等をしまっておく部屋。

リバーシローシス(Liver cirrhosis)(LC)　肝硬変症

リバーバイオプシー(Liver biopsy)　肝生検

リハビリ/リハビリテーション(Rehabilitation)　外傷や脳卒中、小児麻痺等の後遺症による身体障害を回復する為に行う治療法。理学療法、作業療法、言語聴覚療法などがある。

離被架　布団の間に入れる半円形の支え。圧痛、圧迫を防ぐ。

リビングウィル(Living Will)　患者が生前に発行する遺言状。意思疎通ができず、回復が望めないような状態になったときに、延命治療の可否などについて意思表示しておく。

リプロダクションセンター　不妊などの生殖医療を専門とする診療科

留置カテーテル　膀胱、尿管、腎盂等に、尿路を確保するために入れておく管。排尿できない患者の導尿の為に用いる。バルーンカテーテルなど。

流動食　消化器の疾患や外科的手術後等に患者に与える消化吸収の良い液状の食物。(重湯、くず湯、スープ、牛乳、果汁等。)

療養病床/療養病棟　病院又は診療所の病床のうち、精神病床、感染症病床及び結核病床以外の病床であって、主として長期にわたり療養を必要とする患者を入院させるためのものをいい、診療報酬上は「療養病棟」という。療養病棟には、医療保険適用のものと介護保険適用のものとがある。

リンド(RIND)　可逆性虚血性神経障害

リンフォ(Lympho)(Lymphocyte)　リンパ球

る

るい痩(るいそう)　体重が著しく減少し病的に痩せた状態のこと。

ルーエス/ルエス(Lues 独)　梅毒

ルーティン/ルーチン(Routine)　日常の______
(例ルーティンワーク=日常業務)

ルンゲ(Lunge 独)　肺

ルンバール(Lumbar puncture)　腰椎穿刺

れ

レーザーメス　棒状の先端からレーザー光線を発射させる方式のメス。組織を瞬間的にレーザー光線によって気化させ、組織の切開や凝固止血に用いる。

レジデント　研修医

レシピエント(Recipient)　臓器移植等を受ける患者、受血者。

レスパイトケア・レスパイト入院　在宅介護を行う家族などが事情により一時的に介護が出来ない期間に短期入院等の支援を行うこと。

レスピレーター(Respirator)　人工呼吸器。患者の呼吸が止まったり、抑制されたりした時、比較的長期にわたり患者に装着して呼吸管理を行う為の器械。

レム(Rapid eye movement sleep)(REM)　レム睡眠。入眠後１～２時間すると、急に脳波は覚醒パターンとなり筋肉は完全に弛緩しているが眼球が急速に動く特異な睡眠期となる。この睡眠期をレム睡眠という。この時期に覚醒すると夢を見ていることが多い。

ろ

ロイコ/ロイケ(Leukocyte)　白血球

労災保険　業務上または通勤災害による労働者の負傷、疾病、障害または死亡に対して、療養サービスや休業補償、遺族への補償等の給付を行うこと。保険料は全額事業主負担。

ロコモティブシンドローム(ロコモ/運動器症候群)　加齢や疾病などにより筋力が衰え、立ったり歩いたりといった移動機能が低下している状態のこと。

ローテ(Rote Zellen 独)　赤血球

ロールシャッハテスト　臨床心理検査の１つ。患者に数枚の絵を見せて自由な反応を語らせ、人格の診断をするもの。

わ

ワイセ(Weisse blutkoperchen 独)　白血球

ワッセルマン反応(WR、WaR)　梅毒検査。梅毒の診断に用いられる補体結合反応。非特異的であり妊娠その他の場合にも出ることがある。

A

A　①動脈 (Artery) ②アンプル③アレルギー

-Ab　アンチボディ (～抗体)、細菌や異物の侵入に抵抗するもの。

a.c　①食前に服用②急性の (acute)

A-C バイパス (bypass) CABG　冠動脈、大動脈バイパス移植術

ACP (Advance Care Planning)　将来起りうる病状の変化に備えて、患者と家族が医療従事者等とともに、患者の医療上の希望、生命維持治療に対する意向など、終末期を含めた今後の医療や介護医療に関する事を話し合い、意思決定ができなくなった時に備えて代理意思決定者の選定などを行うプロセスを指す。ACP を実施することにより、患者の医療に関する満足度が向上し、家族の心理的負担や抑うつ、不安が改善することが明らかとなっている。

add　加える

ADL　日常生活動作 (能力) ((Abilities) /Activities of Daily Life)

ADL 区分　患者の介護の必要度による区分、ADL 区分 1、ADL 区分 2、ADL 区分 3 の 3 段階に分類される

ADR　裁判外紛争解決制度。裁判によらず第三者の専門家の助けを借りて法的なトラブルを解決する。手続きが簡便で、時間や費用が抑えられる特徴がある。

ad us.ext.　外用

ad us.int.　内用

AED　自動体外式除細動器

Afta　人工肛門

-Ag　アンチゲン (～抗原)

agit　振り混ぜる (投薬の時に使われる)

Ai　死亡時画像診断。CT や MRI 等を用いて遺体を検査し、死因究明等に役立てる検査手法。(Autopsy imaging)

AI　人工授精 (Artifical insemination)

AID　非配偶者間人工授精 (Artifical insemination with donor's

semen)

AIDS（エイズ）　ヒト免疫不全ウイルス（HIV）に感染することにより、全身の免疫機構が低下し、死に至る伝染病のこと。当初は男性同性愛者間の感染が多かったが、最近は麻薬患者や母子感染、異性間感染、血友病患者が用いる輸入血液製剤による感染等がある。後天性免疫不全症候群（Acquired Immunodeficiency Syndrome）の略。

AIH　配偶者間人工授精（Artifical insemination with husband's semen)

a.j.　朝食前に服用

ALS　二次救命処置

Amb　救急車（Amblance）

AMR（Antimicrobial Resistance）　薬剤耐性。微生物に対して抗菌薬が効かなくなること

APR　急性期反応物質（Acute phase reactants）

aq.dest.　蒸留水

A-Vblock　房室ブロック

B

b.d.　1日2回服用

BI（Barthel Index）/**バーセル指数**　日常生活動作における、障害者や高齢者の機能的評価を数値化したもの。バーセルインデックス、バーセル尺度（Barthel scale＝BS）

b.i.d.　1日2回に分けて服用

b.i.n.　夜中に2回服用

BLS　一次救命処置

BMI　体格指数。（Body mass index）$\frac{\text{体重 kg}}{(\text{身長 m})^2}$ で求め、20～24が普通とされる。又、BMI 35以上が高度肥満症とされ、脂質異常症食に準じ特別食加算の対象となる。

（例）身長 170cm 体重 110kg の場合

$$\frac{110}{1.7\times1.7}=\frac{110}{2.89}=38.0$$ (高度肥満症)

BMT　骨髄移植。白血病など骨髄性疾患の治療の１つ。(Bone marrow transplantation)

BPSD　認知症に伴う精神症状や行動障害。認知症に伴う徘徊や妄想、攻撃的行動、不潔行動、異食などの行為、心理症状のこと。(Behavioral and Psychological Symptoms of Dementia)

C

Ca　約、おおよそ (Circa)

CAPD　自己連続携行式腹膜灌流

CC　主訴 (Chief complain)

CCU　冠動脈疾患集中治療室、心臓病診療病棟 (Coronary Care Unit)

Cert.　証明書 (Certificate)

CGA　総合的機能評価。高齢者の医学的治療指針へのアプローチ手法で、主治医だけでなく看護師、薬剤師、栄養士、理学療法士、ソーシャルワーカーが高齢者の入院時の治療方針の決定に参画し、退院時の総合評価や調整に役立てるもの。看護師がADLを評価したり、薬剤師が服薬指導を行ったり、栄養士が栄養指導をする等。(Comprehensive Geriatric Assessment)

CMI 健康調査表　患者の心身両面における自覚症状を比較的短時間 (15～20分) で調査するための質問形式による心理テスト。(Cornell medical index)

COD　死因 (Cause of death)

CPAP　持続陽圧呼吸 (Continous positive airway pressure)

CPR　心肺蘇生法

CRC　治験コーディネーター。治験 (治療の研究の為に行われる医療行為) の適正・安全性を図る為、被験者・家族・医療従事者・製薬会社との間で調整を行う職。(Clinical research coordinator)

CTR　心胸郭比 (Cardio-thoracic ratio)、心肺係数　心臓肥大胸膜癒着などを表わすもの。

CT スキャン　コンピューター断層撮影のこと。

D

dB　デシベル。音の強さを表す単位

d.d.　毎日服用

DI　薬剤情報 (Drug Information)

dieb.alt.　隔日に服用

DIEPSS/薬原性錐体外路症状評価尺度 (Drug-Indeced Extrapyramidal Symptoms Scale)　薬剤の副作用による進行性の錐体外路症状を評価する目的に開発されたスケール。錐体外路症状：大脳基底核が主として関与する神経学的症状

DIV/d.i.v　点滴静脈内注射 (Drip infusion of vein 独)

DNA　デオキシリボ核酸。染色体の主成分で白血病、遺伝病、感染症の診断のもととなるもの。

do (ドゥー)　前回と同じ (Ditto ラ)

DOA　来院時心肺停止。心肺蘇生を行う必要が有る。(Dead on arrival)

DOS　手術日 (Date of surgery)

DOT　結核治療における直接服薬確認療法。患者が治療を確実に完結するために、正しい薬を、正しい量、正しい時間に飲むことを監視者によりその場で確認する方法。(Directly Observed Treatment)

DOTS　WHO (世界保健機構) が推奨する包括的な結核対策戦略のブランド名。DOTS 戦略とも言われる。結核対策で成功した５要素を組み合わせて提唱している。(Directly Observed Therapy Short-couse)

DPC　患者分類としての診断群分類 (Diagnosis Procedure Combination)

DPC/PDPS　1日当たりの診断群分類別包括支払い方式。日本独自の診断群分類によるもの。(Diagnosis Procedure Combination/Pre-Diem Payment System)

DQ　発達指数 (Development quotient)

DRG/PPS　1入院当たりの診断群別包括支払い方式。(Diagnosis Related Groups/Prospective Payment System)

Dsy/Ds　ドライシロップ。顆粒状または粉末の薬。溶解して服用する。

D/T　治療日 (Date of treatment)

dx　2倍

E

EBM　科学的根拠に基づく医療 (Evidence-Based Medicine)

ECT　電気痙攣療法。電流を頭部に通して痙攣を起こさせる精神疾患の治療。(Electroconvulsive shock therapy)

e-Health　インターネット医療

emer　緊急 (Emergency)

EN　浣腸 (Enema)

ENT　耳鼻咽喉科 (Ear、Nose and Throat)

ESWL　体外衝撃波破石術 (Extracorporeal shock wave lithotripsy)

ES細胞　胚性幹細胞。生体のあらゆる組織に分化する能力を持っている細胞で欠陥のある臓器の再生を図る為に利用される。(Embryonic stem cell)

F

^{18}FDG　フルオロ・デオキシ・グルコース。^{18}F (フッ素18) という放射性同位元素のついたポジトロン撮影用放射性薬剤。脳・心筋・腫瘍などブドウ糖代謝測定に用いられる。

FGS　胃ファイバースコープ。胃の内視鏡に用いる装置。

FH　家族歴 (Family history)

FIM　機能的自立度評価表。生活を営む上で必要最小限の項目を把握するために用いられるADL（日常生活動作）評価法の1つ。リハビリテーション等で幅広く活用されている。(Functional Independence Measure)

G

GAFスコア　機能の全体的評定（GAF）尺度として、精神疾患の重症度を0から100までの値で評価するもので、値が低いほど重症度が高い。(Global Assessment of Functioning score)

GCS　グラスゴー・コーマ・スケール。意識障害の程度を調べる評価指標

GCU　継続保育室。回復治療室。NICU（新生児集中治療室）での治療で状態が安定した新生児の経過観察するために移るNICUの後方病床。(Growing Care Unit)

GE　グリセリン浣腸

GI　グルコース・インスリン療法

GI値　グリセミック指数。炭水化物を等量摂取した際に、食後2時間でどれだけ血糖値が上昇したかを示す数値。白米を100とした場合の相対値。

GW　包帯交換（Gauze wechsel）

H

HAV　ウイルス性肝炎を起こすA型のウイルス（Hepatitis A virus）

HBV　ウイルス性肝炎を起こすB型のウイルス（Hepatitis B virus）

HCV　ウイルス性肝炎を起こすC型のウイルス（Hepatitis C virus）

HD　血液透析

HEEH　在宅成分栄養法（Home enteral elemental hyper-alimentation）

HK　主訴

HLA　ヒト白血球抗原。臓器移植時の適合性判定に重要。

HMV　在宅人工換気 (Home mechanical ventilation)

HOT　在宅酸素療法

HPN　在宅中心静脈栄養

HPV-DNA検査　子宮頸癌の原因となる、ヒトパピローマウィルス (Human Papilloma Virus) DNAを検出し、型を判定することにより将来の危険性を予測しようとする検査方法。

h.s.　就寝時に服用

I

IC　インフォームド・コンセント(Informed consent)

ICD　国際疾病分類。(International Classification of Disease and Related Health Problems) 世界保健機関 (WHO) が作成する国際的に統一した基準で定められた死因及び疾病の分類。

ICF　国際生活機能分類。生活機能の向上に重点を置き、心身機能・構造の改善を目指す障害に対する国際分類のこと。人間の生活機能と障害について「心身機能・身体構造」「活動・参加」「環境因子」という観点から約1,500項目に分類される。(International Classification of Functioning, Disability and Health)

ICU　集中治療室。大きな手術後や全身的な管理を常時必要とする患者を収容し、集中的に治療を行う病室。(Intensive Care Unit)

ID　皮内注射。ツベルクリン反応等に行われる。(Intradermal injection)

IFN　インターフェロン。ウィルス感染の阻止作用をもつ糖蛋白質。(Interferon)

IGRT　画像誘導放射線治療。患者が治療寝台に寝たままで照射の直前や照射中に患者の画像情報 (X線画像等) を取得し、照射位置のずれを補正しながら正確にピンポイントで照射が可能な放射線治療。(Image-guided radiotherapy)

IM　筋肉内注射 (Intramuscular injection)

IMRT　強度変調放射線治療。病巣部に近接した正常組織の放射線量を抑え、腫瘍部分に集中して照射する放射線療法。(Intensity Modulated Rediation Therapy)

IMV 間欠的強制換気

inj 注射 (Injection)

IPPB 間歇的陽圧呼吸。空気を吸うときに圧力をかけて酸素などを送り込み、吐くときは圧力がかからない装置で呼吸することにより、肺胞の換気をよくし、気管支又は肺の状態を改善する方法。

IPPV 間歇的陽圧換気。人工呼吸療法のひとつ。

IU ホルモンなどの効力を統一して示す時に用いる国際単位。(International Unit)

IV 静脈注射 (Intravenous injection)

IVH 中心静脈注射。経静脈高カロリー栄養 (経口栄養が行えない場合に、静脈内に点滴注射をして栄養補給すること)。(Intravenous hyper-alimentation)

J

JCS 日本昏睡指数 (Japan Coma Scale)

M

MALT 粘膜関連リンパ組織

m.d. 指示どおり

MDC 主要診断群 (Major Diagnostic Category)

MDCT (マルチスライスCT) 血管や骨、臓器などの立体画像(3D) ができ、今まで見えなかった病変がより精細な画像として撮影できる。

MDS 総合的な評価項目として、これだけは必要とされる高齢者問題評価の為の評価体系のこと。評価内容は全部で350項目程度あり、既往歴、現疾患、機能状態、感覚器や身体機能、障害の状態、栄養状態、特殊な治療や処置の必要性、心理的・社会的状態、退院の可能性、リハビリテーションの可能性、認知障害の有無と程度、服薬治療の状態など。(Minimum Data Set)

METs/メッツ　運動強度の単位。

MFICU　母胎、胎児集中治療管理室。リスクの高い妊婦専用の集中治療室。

MITAS　低侵襲性経肛門的局所切除術 (minmally invasive transanal surgery)

M/m　混和せよ (主に投薬の時に使われる。)

MMR　麻疹・おたふく風邪・風疹の三種混合ワクチン

MR　①僧帽弁閉鎖不全 (Mitral regurgitation) ②代謝率 (Metabolic rate) ③精神発達遅滞 (Mental retardation) ④製薬会社の医薬情報担当者 (Medical Representatives) ⑤麻疹・風疹の二種混合ワクチン

MRSA　メチシリン耐性黄色ブドウ球菌。感染予防のために使用されるペニシリンやセフェム系の抗生物質に対する耐性をもち、抵抗力の弱い術直後の患者や高齢患者に感染、発症するという院内感染の原因の一つとして問題となっている。(methicillin resistant Staphylococcus aureus)

MS　医療秘書 (Medical secretary)

MSW　医療ソーシャルワーカー。療養の支障となる社会的、経済的、心理的問題を取り除く為患者や家族等の相談に乗り、助言や援助、指導を行う人。

MT　①母体搬送 (Maternal transport) ②臨床検査技師

N

NAT　ウイルスの抗体ではなく、ウイルスを構成する核酸 (RNA) の一部を増幅させてウイルスの有無を検知する検査。非常に高感度で特異的な検査であり、HIV 感染初期のまだ抗体が十分産生されていない献血者からの血液もエイズウイルスを検知することができる。

NBM　物語に基づく医療。患者と対面して対話する中で患者が抱える「病の物語」を把握することを重視したカウンセリング手法。(Narrative based medicine)

NDB　レセプト情報・特定健診等情報データベース
National Database of Health Insurance Claims and Specific Health Checkups of Japan
レセプト情報並びに特定健診・特定保健指導情報を収集し、医療費適正化計画の作成、実施及び評価のための調査や分析などに用いるためのデータベース

n.d.E　食後に服用（例３×n.d.E.（３×n）…１日３回に分けて食後に服用。）(nach dem Essen 独)

NICU　新生児集中治療室（Neonatal Intensive Care Unit）

n.p.　異常なし（Nothing Particular）

NPPV　非侵襲的陽圧換気。人工呼吸療法のひとつ。

O

OB（オーベー）　異常なし（Ohne Befund 独）

ODT 療法　密封包帯法（Occlusive dressing technique）

o.m.　毎時服用

omn.bin　２時間ごとに服用

omn.hor　毎時（例 omn.4hr…４時間ごとに服用）

OPD　外来（Outpatient Department）

ORT　視能訓練士（Orthoptist）

OT　作業療法士（Occupational therapist）

OTC 医薬品　薬局やドラッグストア等で購入できる一般用医薬品（市販薬）のこと。以前は医師の処方に基づく医療用医薬品であったものが、市販薬として薬局等でも販売が許可されたものを**スイッチ OTC 医薬品**という。(Over The Counter)

P

P　何回分、何包（頓服薬の処方に使われる。）

PCR 法　細菌やウイルスの特有の遺伝子をターゲットにして、増幅させ、検出する方法。（Polymerase Chain Reaction）

PC-test（PCテスト）　ペニシリン（抗生物質）皮内反応テスト。注射の前に行い、アレルギーの有無を調べる検査。

PDA　動脈管開存症（Patent ductus arteriosus）

PHR　個人が生涯にわたる健康・医療・介護情報を収集、管理し、その情報を活用することを目指している。（personal health record）

PICU　小児集中治療室（Pediatric Intensive Care Unit）

PMDA　独立行政法人　医薬品医療機器総合機構。薬事承認に係る医薬品や医療機器の承認審査及び安全対策、並びに健康被害救済の３つの業務を行う。

P/O　指摘（Point out）

POMR 方式　Problem Oriented Medical Record 問題志向型診療記録

POSの実践のための診療記録の作成方法。①基礎データ（病歴、所見、検査データ、主症状）②問題リスト（問題点、解決状況）③初期計画（診断･治療計画、情報収集）④経過記録（一般的にはSOAP方式にて記録）の4段階に区分され、それらをまとめて考察（⑤要約記録（中間要約、退院時要約））を加える。これを基に監査、修正し患者のケアに活かす。

POS 方式　Problem Oriented System 問題志向システム

治療にあたり患者が抱える医療上の問題に注目し、その問題を解決しようとする一連の作業システムや考え方。次の3つの段階で構成される。

Ⅰ POMR（問題志向型診療記録）の作成、Ⅱ POMRの監査、Ⅲ 記録の修正

PPD　精製ツベルクリン

Ps 処方

PSW 精神科ソーシャルワーカー (Psychiatric social worker)

PT 理学療法(士) (Physical therapist)

Pt 患者 (Patient)

PTCA 経皮的冠動脈形成(拡張)術。心臓に栄養を運ぶ冠状動脈が詰まったとき血管に管(バルンカテーテル)を通して狭くなった部分を拡張する方法。

PTCD 経皮的胆管ドレナージ。胆管内にチューブを挿入し、胆汁を体外に排出し胆道の減圧、減黄をはかる治療法。

PTCR 経皮的冠動脈血栓溶解術。血栓で塞がれた冠状動脈にカテーテルを入れ、そこに血栓溶解剤を流して除去する治療法。主に心筋梗塞の患者に対して行われる。

PTSD 外傷後ストレス障害。災害・事件・事故などによる心の病気。

Q

q.i.d. 1日4回 (quater in die ラ)

q.s. 適量 (quantum sufficit ラ)

QOD 死の質、本人の望む生き方をし尊厳を保った豊かな死。(Quality of death)

QOL 生活の質、自分らしく満足して生活しているかを評価する概念。(Quality of life)

R

RBRVS 診療行為毎定額払い方式 (Resources Baced Relative Value Scale)

RI 放射性同位元素 (Radioisotope)

Rp、Rx 処方(投薬の表示) (Rezept 独、Prescription)

RUG-Ⅲ 長期療養者に対する支払いの為のケア指数分類方式のこと。①リハビリ②集中ケア③特殊治療④医療ケア⑤認知障害⑥行動問題⑦身体障害の７項目にADLの程度、リハビリの必要性、うつ状態の有無等で患者を分類し１日当たりの定額支払い方式を設定したもの。(Resource Utilization Groups-Ⅲ)

S

SC　皮下注射 (Subcutaneous injection)

Slow VT　非発性心室性頻拍

SOAP　POMRの経過記録に用いられる叙述的記録方式。問題点ごとにS (Subjective Date)：主観的データ、O (Objective Data)：客観的データ、A (Assessment)：評価分析、P (Plan)：計画の４項目に整理して記載する。

Sofort n.d.E.　食直後に服用

Sofort v.d.E.　食直前に服用

SPO2　動脈血酸素飽和度。血液中に含まれる酸素の％を示す。

ST　言語聴覚士

STAI　①状況不安②STAI状態特性不安検査。質問用紙を用いて不安程度を見る心理テスト。

T

T　体温 (Temperature)

T/TD　何日分 (内服薬の処方に使われる。)

TORCH syndrome (トーチ症候群)　トキソプラズマ、風疹、サイトメガロウイルス、単純ヘルペスなど妊婦が感染すると流産や死産、または胎児の先天異常を起こす恐れのある疾患の総称。

TPR　体温・脈拍・呼吸 (Temperature・Pulse・Respiration)

V

V　①静脈 (vein 独) ②瓶

Vater(バーター)　十二指腸

VC　肺活量

v.d.E.　食前に服用(例　3×v.d.E.(3×v)…1日3回に分けて食前に服用。)(vor dem Essen 独)

VRE　バンコマイシン耐性腸球菌。腸球菌は人や動物の腸に常在し、健康な人に害はないが、抵抗力が落ちた重症患者や高齢者では、腎炎や敗血症を起こすことがある。バンコマイシンはMRSA(メチシリン耐性黄色ブドウ球菌)など他の院内感染原因菌に効果があり最後の抗生物質といわれていたがVREはこれにも耐性を持っている。

Y

YAM値　若年成人平均値。骨密度測定で使用される指標で、健康な若年成人の骨密度を100%と比較したときの、現在の自分の骨量の割合を表した数値。

Y-G性格検査　矢田部・ギルフォード性格テスト。アメリカのギルフォードと日本の矢田部らによって開発された性格テストのこと。12の性格特性を表わす尺度について、各10項目ずつ計120の質問からなっており、性格を16の型に分類するもの。

Z

z.d.E.　食間に服用

医療従事者一覧

〈厚生労働大臣の免許取得者〉

医師（Doc、Dr）　医療及び保健指導。具体的には、傷病者、妊産婦、褥婦に対する診察、治療、疾病の予見、予防及び治療法の指導。

看護師（RN、SRN）　傷病者、妊産婦、褥婦に対する療養上に必要な世話及び診療の補助。

保健師（RHN）　疾病の予防、健康の保持、増進等地域住民の健康生活に必要な保健指導ならびに訪問看護等の傷病者に対する療養指導。又は看護師国家資格取得者であることから、看護師同様、傷病者等に対する療養上の世話、診療の補助を行うことも可能。

助産師（SCM）　妊産婦の分娩の介助及び妊婦、褥婦、新生児に対する保健指導。看護師国家資格取得者であることから、看護師同様、傷病者等に対する療養上の世話、診療の補助を行うことも可能。

薬剤師　薬局、医療機関における調剤、医薬品の供給、その他薬事衛生。又は製薬会社、医薬品販売業における薬剤管理。

臨床検査技師（MT）　医師の指導による、微生物学的検査、血清学的検査、血液学的検査、病理学的検査、寄生虫学的検査、生化学的検査、及び政令で定める生理学的検査の実施及び診断、治療に必要な情報の提供。医師の具体的な指示を受けて行われるものであれば、検査目的の採血を行うことができる。

診療放射線技師　医師又は歯科医師の指示の下に行う、診断に必要なエックス線写真等の撮影及び治療としての人体に対する放射線照射。(照射機器又は放射性同位元素と人体内に挿入して行うものを除く)

理学療法士（PT）　医師の指示の下に、身体に障害のある者に対して行う基本的動作能力の回復をはかる為の訓練及び治療。具体的には治療体操等の運動及び電気療法、マッサージ、温熱等の物理的手段による治療。(理学療法)

作業療法士（OT）　医師の指示の下に、身体又は精神に障害のある者に対して手芸、工作等の作業を通して行う応用的動作能力又は社会的適応能力の回復をはかる為の訓練。(作業療法)

言語聴覚士（ST）　失語症、口蓋裂等による言語障害者に対する日常生活・社会生活に即した訓練及び治療。

視能訓練士（ORT）　医師の指示の下に行う、両眼視機能に障害のある者に対する機能回復の為の矯正訓練及びこれに必要な検査。

臨床工学技士（CE）　医師の指示の下に行う生命維持管理装置の操作(生命維持管理装置先端部の身体への接続又は身体からの除去であって政令で定めるものを含む)及び保守点検。

救急救命士（パラメディックス）　医師の指示の下に、救急医療機関等に収容する以前に救急自動車等において行う救急救命処置。救急蘇生法、止血法、傷の手当等。

義肢装具士　医師の指示の下に行う、義肢(義足や義手)及び装具(コルセット等)の装着部位の採型、製作、並びに身体への適合。

あん摩・マッサージ・指圧師　圧刺激による疾病の治療及び予防。

はり師　経穴(つぼ)と呼ばれる治療点に、針を刺し、人体の患部に刺激を与えることによって行う疾病の治療及び予防。

きゅう師　身体の一定の経穴(つぼ)あるいは皮膚の一定点に艾(もぐさ)を焦灼し、その刺激によって行われる疾病の治療及び予防。(東洋医学)

柔道整復師　打撲、捻挫、脱臼、骨折患部の整復(接骨)。(医療補助としての応急的処置)

歯科医師　歯科医療、(齲蝕(虫歯)などによる抜歯・充填等の歯科医療)、及び歯に関する保健指導。

歯科衛生士（DH）　歯科医師(歯科医業をなすことのできる医師を含む)の直接指導による、歯牙及び口腔疾患の予防処置、歯科診療の補助並びに歯に関する保健指導。具体的には、歯石の除去、歯牙・口腔に対しての薬物塗布、歯磨き指導等。

歯科技工士　歯科医師の指示の下に行う、歯科医療上必要な補綴物、充填物、義歯及び矯正装置等の作成、修理又は加工。

管理栄養士　栄養改善法に規定される栄養指導及び給食管理。栄養士の業務のうち、特に複雑・困難なものに対する栄養管理指導。

国家試験合格者の栄養士のうち、管理栄養士登録簿に登録した者

社会福祉士（ソーシャルワーカー）　日常生活において、身体、精神上障害がある者に対して、福祉に関する相談、助言、指導、その他の援助。

国家試験合格者のうち、社会福祉士登録簿に登録した者

介護福祉士（ケアワーカー） 寝たきりの老人あるいは心身の障害者に対する入浴、排泄、食事等の介護及び本人又はその介護者に対しての介護に関する指導。

国家試験合格者のうち、介護福祉士登録簿に登録した者

ケア・マネジャー（介護支援専門員） 介護、支援の必要な高齢者のための、自立支援の相談、援助業務や介護サービス。

国家試験合格者(保健、医療、福祉分野)で、５年以上の実務経験者

精神保健福祉士（PSW、精神科ソーシャルワーカー） 精神障害者の社会復帰に関する相談、家庭への助言又は指導。

国家試験合格者のうち、精神保健福祉士登録簿に登録した者

公認心理師 保健医療、福祉、教育その他の分野において、心理学に関する専門的知識及び技術をもって、国民の心の健康の保持増進につとめる。

国家試験合格者のうち、公認心理師登録簿に登録した者

〈都道府県知事の免許取得者〉

准看護師（LPN、SEN） 医師、歯科医師又は、看護師の指示を受けての看護業務。(療養上の世話及び診療の補助)

栄養士 栄養指導ならびに食品の栄養分析、カロリー計算による栄養効果の高い献立や見積もりの作成等。

〈その他〉

医療ソーシャルワーカー（MSW） 病院、福祉事務所、保健所などで医療費や精神的・社会的不安等を取り除くための患者や家族の相談、助言及び指導。

心理療法士 神経症、情緒障害、習癖、非行などを訴える者に対する行動療法、精神分析療法、指示療法による治療。

診療情報管理士　病歴管理、病院管理、医学研究、医学教育、公衆衛生等の目的で活用する診療録、診療情報の保存・管理。

ストマ療法士（ET）　人工肛門、人工膀胱などを造設した患者の心身の悩み等の相談及び看護。

病態栄養専門士　生活習慣病や血管病等、疾病動向に応じた病態栄養の理解と研究、臨床栄養学に基づいたチーム医療への参画等。

看護補助者　看護助手。現場において単純な看護技術の訓練を受け、看護師又は准看護師の指示の下に行う診療の補助。

医師事務作業補助者　医師の指示を受け 電子カルテの代行入力や診断書等の各種書類作成の補助

♣メモ

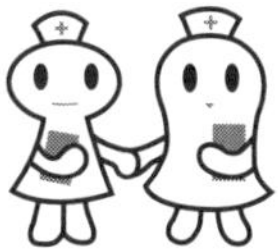

医療用語漢字の読み方

―頭文字の画数にて検索―

3　画

小口病（おぐちびょう）
下顎呼吸（かがくこきゅう）
下垂手（かすいしゅ）
下疳（げかん）
口蓋垂（こうがいすい）
口蓋帆（こうがいはん）
口蓋扁桃（こうがいへんとう）
口角潰瘍（こうかくかいよう）
口渇（こうかつ）
口腔（こうくう）
口唇（こうしん）
子癇（しかん）
子宮筋腫（しきゅうきんしゅ）
子宮後傾（しきゅうこうけい）
子宮脱（しきゅうだつ）
大後頭孔（だいこうとうこう）
大動脈瘤（だいどうみゃくりゅう）
大伏在静脈（だいふくざいじょうみゃく）

4　画

介達牽引法（かいたつけんいんほう）
幻覚（げんかく）
幻嗅（げんきゅう）
犬吠様咳嗽（けんばいようがいそう）
止瀉（ししょう）
尺骨神経麻痺（しゃくこつしんけいまひ）
心窩部痛（しんかぶつう）
心悸亢進（しんきこうしん）
心筋梗塞（しんきんこうそく）
水晶体（すいしょうたい）
水腎症（すいじんしょう）
水痘（すいとう）
水頭症（すいとうしょう）
切創（せっそう）
爪甲（そうこう）
双合診（そうごうしん）
丹毒（たんどく）
中間宿主（ちゅうかんしゅくしゅ）
中鼻道（ちゅうびどう）
天疱瘡（てんぽうそう）
内果（ないか）（ウチクルブシ）
内耳性難聴（ないじせいなんちょう）
内反股（ないはんこ）

巴布（ぱっぷ）
反芻（はんすう）
毛孔性（もうこうせい）
毛瘡（もうそう）
毛包（もうほう）

5 画

圧痛法（あっつうほう）
外陰炎（がいいんえん）
外果（がいか）（ソトクルブシ）
外耳（がいじ）
牙関緊急（がかんきんきゅう）
丘疹（きゅうしん）
広皺壁（こうしゅうへき）
叩打法（こうだほう）
矢状縫合（しじょうほうごう）
正中（せいちゅう）
石膏（せっこう）
仙痛（せんつう）
代償性月経（だいしょうせいげっけい）
打撲切創（だぼくせっそう）
白癬菌（はくせんきん）
白痴（はくち）
白斑（はくはん）
白板症（はくばんしょう）
半月弁（はんげつべん）
皮膚掻痒症（ひふそうようしょう）
皮膚膿腫（ひふのうしゅ）
弁状創（べんじょうそう）

6 画

迂遠思考（うえんしこう）
会陰（えいん）
回帰熱（かいきねつ）
回旋筋（かいせんきん）
仮関節（かかんせつ）
仮痘（かとう）
汗疹（かんしん）
汗疱状白癬（かんぽうじょうはくせん）
気管支喘息（きかんしぜんそく）
気胸（ききょう）
吃逆（きつぎゃく）
仰臥位（ぎょうがい）
血管収縮薬（けっかんしゅうしゅくやく）
血漿（けっしょう）
血栓（けっせん）
血餅（けっぺい）
光覚（こうかく）
交換神経（こうかんしんけい）
好気性菌（こうきせいきん）
交互脈（こうごみゃく）
交叉試験（こうさしけん）
向神経性（こうしんけいせい）
向皮性（こうひせい）
弛緩（しかん）
耳管通気法（じかんつうきほう）
色弱（しきじゃく）
色盲（しきもう）
糸球体腎炎（しきゅうたいじんえん）

耳垢（じこう）
耳垂（じすい）
耳癤（じせつ）
耳朶（じだ）
弛張熱（しちょうねつ）
耳鳴（じめい）
舌圧子（ぜつあつし）
舌苔（ぜったい）
尖足（せんそく）
多幸症（たこうしょう）
虫垂（ちゅうすい）
伝染性軟属腫（でんせんせいなんぞくしゅ）
吐乳（とにゅう）
吐糞（とふん）
肉芽腫瘍（にくがしゅよう）
汎発性（はんぱつせい）
妄想（もうそう）
有痛性横痃（ゆうつうせいおうげん）
羊水・羊膜液（ようすい・ようまくえき）

7　画

医原性疾患（いげんせいしっかん）
位相差顕微鏡（いそうさけんびきょう）
角膜潰瘍（かくまくかいよう）
含気骨（がんきこつ）
杵状体（かんじょうたい）
含嗽（がんそう）
肝斑（かんはん）
希発月経（きはつげっけい）
抗原（こうげん）
抗原抗体反応（こうげんこうたいはんのう）
抗生物質（こうせいぶっしつ）
更年期（こうねんき）
坐骨神経痛（ざこつしんけいつう）
坐薬（ざやく）
車軸関節（しゃじくかんせつ）
声音振盪（せいおんしんとう）
赤痢（せきり）
折転帯（せってんたい）
体肢（たいし）
対症療法（たいしょうりょうほう）
肘内障（ちゅうないしょう）
沈降反応（ちんこうはんのう）
低稠尿（ていちゅうにょう）
低張液（ていちょうえき）
尿毒症性昏睡（にょうどくしょうせいこんすい）
妊卵（にんらん）
麦穂帯（ばくすいたい）
麦粒腫（ばくりゅうしゅ）
麦角（ばっかく）
抜去（ばっきょ）
抜糸（ばっし）
尾状核（びじょうかく）
吻合（ふんごう）
沐浴（もくよく）
抑鬱型（よくうつがた）
卵円孔（らんえんこう）
利胆剤（りたんざい）

8 画

欧氏管（おうしかん）
苺舌（いちごじた）
芽胞（がほう）
拒食（きょしょく）
茎捻転（けいねんてん）
拘縮（こうしゅく）
股関節脱臼（こかんせつだっきゅう）
昏睡（こんすい）
昏蒙（こんもう）
侏儒症（しゅじゅしょう）
昇汞水（しょうこうすい）
虱（しらみ）
疝痛（せんつう）
咀嚼運動（そしゃくうんどう）
苔癬（たいせん）
泥膏（でいこう）
泥骨（でいこつ）
泥状便（でいじょうべん）
耵耶（ていねい）
兎眼（とがん）
兎唇（としん）
乳房（にゅうぼう）
房室束（ぼうしつそく）
奔馬性心音（ほんばせいしんおん）
味蕾（みらい）
免疫（めんえき）
夜驚症（やきょうしょう）
夜盲症（やもうしょう）

9 画

胃潰瘍（いかいよう）
泉熱（いずみねつ）
胃穿孔（いせんこう）
疣（いぼ）
胃瘻（いろう）
咽頭（いんとう）
音島（おんとう）
疥癬（かいせん）
咳嗽（がいそう）
巻軸帯（かんじくたい）
冠状動脈（かんじょうどうみゃく）
拮抗筋（きっこうきん）
狭窄（きょうさく）
後遺症（こういしょう）
恒久性（こうきゅうせい）
虹彩（こうさい）
虹彩毛様体炎（こうさいもうようたいえん）
後陣痛（こうじんつう）
咬創（こうそう）
紅斑症（こうはんしょう）
枯草熱（こそうねつ）
砂嚢（さのう）
哆開（しかい）
指瘢痕（しはんこん）
指紋（しもん）
重症筋無力症（じゅうしょうきんむりょくしょう）
神経鞘腫（しんけいしょうしゅ）
神経衰弱（しんけいすいじゃく）

陣痛（じんつう）
前駆期（ぜんくき）
前置胎盤（ぜんちたいばん）
前兆（ぜんちょう）
前頭洞（ぜんとうどう）
前房水（ぜんぼうすい）
前麻酔（ぜんますい）
泉門（せんもん）
前立腺肥大症（ぜんりつせんひだいしょう）
相加作用（そうかさよう）
相乗作用（そうじょうさよう）
胎位（たいい）
胎向（たいこう）
胎勢（たいせい）
耐性（たいせい）
胎動（たいどう）
胎盤（たいばん）
胆汁（たんじゅう）
単染色法（たんせんしょくほう）
炭疽菌（たんそきん）
帝王切開術（ていおうせっかいじゅつ）
剃毛（ていもう）
点耳（てんじ）
洞結節（どうけっせつ）
洞房結節（どうぼうけっせつ）
突背（とつはい）
肺壊疽（はいえそ）
肺虚脱療法（はいきょだつりょうほう）
肺腫瘍（はいしゅよう）
肺性心（はいせいしん）
肺葉（はいよう）
発露（はつろ）
飛蚊症（ひぶんしょう）
飛沫感染（ひまつかんせん）
風眼（ふうがん）
風疹（ふうしん）
扁平足（へんぺいそく）
勃起（ぼっき）
面疔（めんちょう）
面皰（めんぽう）
疣贅（ゆうぜい）
幽門（ゆうもん）

10 画

痂皮（かひ）
陥入爪（かんにゅうそう）
陥没乳頭（かんぼつにゅうとう）
既往症（きおうしょう）
飢渇療法（きかつりょうほう）
飢餓熱（きがねつ）
起坐呼吸（きざこきゅう）
胸郭（きょうかく）
胸腔（きょうくう）
狭骨盤（きょうこつばん）
珪肺症（けいはいしょう）
眩暈（げんうん）
骨腫（こつしゅ）
骨粗鬆症（こつそしょうしょう）
骨軟化症（こつなんかしょう）
根管充填（こんかんじゅうてん）
根治（こんち）

挫傷（ざしょう）
挫滅（ざめつ）
残気（ざんき）
残尿（ざんにょう）
脂腺（しせん）
弱視（じゃくし）
酒皶（しゅさ）
徐脈（じょみゃく）
脂漏（しろう）
浸出性（しんしゅつせい）
浸潤（しんじゅん）
振顫譫妄（しんせんせんもう）
振戦麻痺（しんせんまひ）
脊髄癆（せきずいろう）
穿刺（せんし）
造血器（ぞうけつき）
帯下（たいげ）
帯状疱疹（たいじょうほうしん）
致死量（ちしりょう）
恙虫病（つつがむしびょう）
凍傷（とうしょう）
疼痛（とうつう）
梅毒（ばいどく）
破瓜病（はかびょう）
剥離（はくり）
破傷風（はしょうふう）
被殻（ひかく）
粃糠疹（ひこうしん）
胼胝（べんち）
疱疹（ほうしん）
脈絡叢（みゃくらくそう）
流涙症（りゅうるいしょう）
涙嚢（るいのう）
狼咽（ろういん）
狼創（ろうそう）

11 画

悪液質（あくえきしつ）
萎黄病（いおうびょう）
異汗症（いかんしょう）
萎縮（いしゅく）
陰嚢水腫（いんのうすいしゅ）
黄疸（おうだん）
悪寒（おかん）
悪心（おしん）
悪露（おろ）
脚気（かっけ）
葛藤（かっとう）
眼圧（がんあつ）
眼球振盪（がんきゅうしんとう）
桿菌（かんきん）
眼瞼縁炎（がんけんえんえん）
乾酪変性（かんらくへんせい）
規那（きな）
強膜（きょうまく）
虚脱（きょだつ）
亀裂（きれつ）
菌血症（きんけつしょう）
経口（けいこう）
倦怠（けんたい）
健忘（けんぼう）
混濁尿（こんだくにょう）
細隙灯（さいげきとう）
細網肉腫（さいもうにくしゅ）

産褥（さんじょく）
産瘤（さんりゅう）
痔核（じかく）
視診（ししん）
悉無律（しつむりつ）
斜位（しゃい）
雀卵斑（じゃくらんはん）
斜頸（しゃけい）
斜照法（しゃしょうほう）
宿酔（しゅくすい）
常同症（じょうどうしょう）
清拭（せいしき）
掻爬（そうは）
唾液腺（だえきせん）
蛇行帯（だこうたい）
脱臼（だっきゅう）
脱肛（だっこう）
脱疽（だっそ）
脱落膜（だつらくまく）
断層撮影（だんそうさつえい）
窒息（ちっそく）
窒素血症（ちっそけっしょう）
陳旧性（ちんきゅうせい）
停留睾丸（ていりゅうこうがん）
転位（てんい）
盗汗（とうかん）
動悸（どうき）
動脈瘤（どうみゃくりゅう）
鳥肌（とりはだ）
粘液腫（ねんえきしゅ）
捻転（ねんてん）
捻髪音（ねんぱつおん）
脳圧亢進（のうあつこうしん）
脳溢血（のういっけつ）
脳血管撮影法（のうけっかんさつえいほう）
脳挫傷（のうざしょう）
脳腫瘍（のうしゅよう）
脳震盪（のうしんとう）
脳梁（のうりょう）
徘徊（はいかい）
副睾丸（ふくこうがん）
副子（ふくし）
副木（ふくぼく）
閉塞（へいそく）
閉塞性黄疸（へいそくせいおうだん）
黒子（ホクロ・こくし）
麻痺（まひ）
野兎病（やとびょう）
痒疹便毒（ようしんべんどく）
菱脳（りょうのう）
淋菌（りんきん）
淋巴腺（りんぱせん）

12 画

腋窩（えきか）
腋臭症（えきしゅうしょう）
覚醒（かくせい）
喀痰（かくたん）
喀血（かっけつ）
嵌頓（かんとん）
期外収縮（きがいしゅうしゅく）
棘間径（きょくかんけい）

筋弛緩薬（きんしかんやく）
軽擦法（けいさつほう）
痙攣（けいれん）
結紮（けっさつ）
結節腫（けっせつしゅ）
結腸（けっちょう）
検疫（けんえき）
検痰（けんたん）
硬膏（こうこう）
喉頭鏡（こうとうきょう）
喉頭隆起（こうとうりゅうき）
痤瘡（ざそう）
散剤（さんざい）
散瞳（さんどう）
歯牙（しが）
歯石（しせき）
歯槽膿漏（しそうのうろう）
湿疹（しっしん）
紫斑病（しはんびょう）
揉捏法（じゅうでつほう）
絨毛（じゅうもう）
滋養浣腸（じようかんちょう）
猩紅熱（しょうこうねつ）
硝子体（しょうしたい）
焼灼（しょうしゃく）
掌蹠膿疱症（しょうせきのうほうしょう）
植皮術（しょくひじゅつ）
尋常性（じんじょうせい）
靭帯（じんたい）
随意筋（ずいいきん）
喘息（ぜんそく）
喘鳴（ぜんめい）
創傷（そうしょう）
象皮症（ぞうひしょう）
粟粒結核（ぞくりゅうけっかく）
弾性線維（だんせいせんい）
弾撥股（だんぱつこ）
遅脈（ちみゃく）
超短波（ちょうたんぱ）
椎間円板（ついかんえんばん）
椎間板（ついかんばん）
痛風（つうふう）
橈骨（とうこつ）
痘瘡（とうそう）
痘苗（とうびょう）
媒介（ばいかい）
跛行（はこう）
晩発（ばんぱつ）
腓骨（ひこつ）
脾臓（ひぞう）
復古作用（ふっこさよう）
無為症（むいしょう）
無顆粒球症（むかりゅうきゅうしょう）
無酸症（むさんしょう）
落屑（らくせつ）

13 画

暗視野照射法（あんしやしょうしゃほう）
罨法（あんぽう）
意識喪失（いしきそうしつ）
意想奔逸（いそうほんいつ）

暍病（えつびょう）
溢乳（いつにゅう）
楓糖尿症（かえでとうにょうしょう）
寛解（かんかい）
頑癬（がんせん）
義歯（ぎし）
禁断現象（きんだんげんしょう）
解毒（げどく）
解熱（げねつ）
嫌気性（けんきせい）
腱鞘（けんしょう）
腱紡錘（けんぼうすい）
鼓腸（こちょう）
催淫剤（さいいんざい）
催下浣腸（さいげかんちょう）
罪業妄想（ざいごうもうそう）
催吐薬（さいとやく）
嗄声（させい）
嗜癖（しへき）
嗜眠（しみん）
腫脹（しゅちょう）
腫瘍（しゅよう）
睫毛（しょうもう）
腎盂（じんう）
腺癌（せんがん）
僧帽筋（そうぼうきん）
搔痒（そうよう）
塞栓（そくせん）
鼠径（そけい）
鼠咬症（そこうしょう）
損傷（そんしょう）
置換骨（ちかんこつ）
蓄気（ちくき）
蓄膿症（ちくのうしょう）
腟痙（ちつけい）
痴呆（ちほう）
腸重積（ちょうじゅうせき）
殿位（でんい）
塗擦（とさつ）
鳩胸（はとむね）
腹水（ふくすい）
腹膜灌流（ふくまくかんりゅう）
腹鳴（ふくめい）
蜂窩織炎（ほうかしきえん）
硼砂（ほうしゃ）
夢中遊行（むちゅうゆうこう）
酩酊状態（めいていじょうたい）
蒙古斑（もうこはん）
溶血性貧血（ようけつせいひんけつ）
腰椎（ようつい）
裏急後重（りきゅうこうじゅう）

14 画

嘔吐（おうと）
廓清（かくせい）
褐色（かっしょく）
疑似症（ぎじしょう）
疑徴（ぎちょう）
駆血帯（くけつたい）
駆虫剤（くちゅうざい）
駆梅療法（くばいりょうほう）
睾丸（こうがん）

語瞼（ごかい）
截石位（さいせきい）
滲出性（しんしゅつせい）
塵肺症（じんはいしょう）
漸減療法（ぜんげんりょうほう）
嘈雑（そうそう）
滴沫感染（てきまつかんせん）
鼻茸（はなたけ）（びじ）
鼻鏡（びきょう）
鼻腔栄養（びくうえいよう）
鼻癤（びせつ）
鼻洗（びせん）
鼻中隔彎曲症（びちゅうかくわんきょくしょう）
鼻涙管（びるいかん）
網膜膠腫（もうまくこうしゅ）
網膜剥離（もうまくはくり）
緑内障（りょくないしょう）
漏斗胸（ろうときょう）

15 画

鞍鼻（あんび）
鋭性亀背（えいせいきはい）
横位（おうい）
横隔膜（おうかくまく）
横痃（おうげん）
横突起（おうとっき）
蝸牛軸（かぎゅうじく）
蝸牛窓（かぎゅうそう）
緩下剤（かんげざい）
鞍関節（くらかんせつ）
劇薬（げきやく）
膠原病（こうげんびょう）
膝蓋骨（しつがいこつ）
膝胸位（しつきょうい）
漿液性悪露（しょうえきせいおろ）
褥創（瘡）（じょくそう）
蕁麻疹（じんましん）
膵臓（すいぞう）
線維腫（せんいしゅ）
遷延性（せんえんせい）
潜血（せんけつ）
潜伏（せんぷく）
蝶形骨洞（ちょうけいこつどう）
蝶番関節（ちょうばんかんせつ）
徹照法（てっしょうほう）
導尿（どうにょう）
播種性（はしゅせい）
瘢痕（はんこん）
賦形薬（ふけいやく）
噴嚏反射（ふんていはんしゃ）
憤怒痙攣（ふんぬけいれん）
憤門（ふんもん）
編綴（へんてつ）
摩耗症（まもうしょう）
養生訓（ようじょうくん）
魯鈍（ろどん）

16 画

閾値（いきち）
壊疽（えそ）
壊血病（かいけつびょう）
頸管（けいかん）
稽留熱（けいりゅうねつ）

凝固（ぎょうこ）
篩骨洞（しこつどう）
縦位（じゅうい）
縦隔腫瘍（じゅうかくしゅよう）
踵骨腱（しょうこつけん）
錐状体（すいじょうたい）
錐体外路（すいたいがいろ）
錐体交叉（すいたいこうさ）
整復（せいふく）
緻密質（ちみつしつ）
蹄状紋（ていじょうもん）
澱粉（でんぷん）
頭蓋癆（とうがいろう）
憑依妄想（ひょういもうそう）
瘭疽（ひょうそ／ひょうそう）
頻脈（ひんみゃく）
頻発（ひんぱつ）
輻輳（湊）（ふくそう）
膨満（ぼうまん）
謡人結節（ようじんけっせつ）
瘰癧（るいれき）
瘻孔（ろうこう）

17 画

癌（がん）
環行帯（かんこうたい）
縮瞳薬（しゅくどうやく）
瞳孔散大筋（どうこうさんだいきん）
鍍銀法（とぎんほう）
膿痂疹（のうかしん）
膿腫（のうしゅ）
膿疱（のうほう）
膿瘍（のうよう）
膿漏眼（のうろうがん）
糜汁（びじゅう）
糜爛（びらん）

18 画

鵞口瘡（がこうそう）
顔貌（がんぼう）
顕症梅毒（けんしょうばいどく）
臍感染（さいかんせん）
臍帯（さいたい）
鎖陰（さいん）
瀉血（しゃけつ）
蹠骨（せきこつ）
癤（せつ）
鎮咳（ちんがい）
鎮痛（ちんつう）
癒着（ゆちゃく）
濾過（ろか）
濾胞性結膜炎（ろほうせいけつまくえん）

19 画

嚥下（えんげ）
鶏眼（けいがん）
髄液（ずいえき）
離床（りしょう）

20 画

鐙骨（あぶみこつ）
霰粒腫（さんりゅうしゅ）

蠕動（ぜんどう）
譫妄（せんもう）
躁鬱病（そううつびょう）
瀰漫性甲状腺腫（びまんせい
こうじょうせんしゅ）

21 画

灌流（かんりゅう）
囁語検査（せつごけんさ）
癩（らい）
蠟屈症（ろうくつしょう）

22 画

轢傷（れきしょう）
聾唖（ろうあ）

23 画

癰（よう）
攣縮（れんしゅく）

24 画

齲蝕（うしょく）
癲癇（てんかん）

25 画

鬱血（うっけつ）

各種法令の名称

● **法　律**…国会の議決を経て天皇が公布する。
〔例：健康保険法〕

● **政　令**…法律を施行する為に内閣が制定する命令。
〔例：健康保険法施行令〕

● **省　令**…各省大臣が主管する行政事務について発する命令。
〔例：健康保険法施行規則、保険医療機関及び保険医療養担当規則〕

● **告　示**…国や地方公共団体などが、ある事項を一般の人に広く知らせるもの。
〔例：点数表、施設基準　等〕

● **通　知**…各省などが、所管の諸機関(都道府県など)や職員に対して、守るべき法令の解釈や運用方針を示すもの。

- ● **保　発**…保険局長による通知。
- ● **保保発**…保険局保険課長による通知。
- ● **保医発**…保険局医療課長による通知。

処方箋・カルテ等における略称

略　称	意味／正式名称
分3、3×、3×tgl、auf3、t.d.s.、t.i.d.	1日3回に分けて服用
1W	一週間分
(1－1－2)	朝1錠(包)、昼1錠(包)、夜2錠(包)を服用
3×v.d.E.（3×v)	1日3回に分けて、食前に
3×n.d.E.（3×n)	1日3回に分けて、食後に
3×z.d.E.（3×z)	1日3回に分けて、食間に
5st×4	5時間ごとに1日4回服用
×10	10倍散（レセプトには10%と記載）
×100	100倍散（レセプトには1%と記載）
A	管（アンプル）
Add	「加える」
b.i.d.	1日2回に分けて服用
b.i.n.	夜中2回に分けて服用
C（Cap、K、Kap）	カプセル
dieb.alt.	隔日に服用
do	「同じ」
G（Granule）	顆粒
h.s.、v.d.s	就眠時に服用
IVH	中心静脈注射
iM	皮下、筋肉内注射
iV	静脈内注射
n.d.E.、P.C.	食後に
n.P.O.	絶飲食
o.m.	毎朝
omn.bin	2時間ごとに
omn.hor	毎時（omn.8hr → 8時間ごとに）
P	何回分、何包（Pack）
P.O.	経口
q.i.d.	1日4回
Rp	「処方」
S（Syr）	シロップ
sofort v.d.E.	食直前に服用
sofort n.d.E.	食直後に服用
Suppo	坐剤
T（Tab）	錠剤
TD、T	何日分（Tage dosen）
V	瓶（バイアル）
v.d.E.、a.c.	食前に
z.d.E.	食間に

単位早見表

重量

kg (キログラム)	g (グラム)	dg (デシグラム)	cg (センチグラム)	mg (ミリグラム)
1	1,000	10,000	100,000	1,000,000
0.001	1	10	100	1,000
0.0001	0.1	1	10	100
0.00001	0.01	0.1	1	10
0.000001	0.001	0.01	0.1	1

容量

ℓ (リットル)	dℓ (デシリットル)	cℓ (センチリットル)	mℓ＝ cc (ミリリットル) (シーシー)
1	10	100	1,000
0.1	1	10	100
0.01	0.1	1	10
0.001	0.01	0.1	1

%・mℓ（量）とmg（重さ・力価）の関係

A％Bmℓ＝（A×B×10）mg

水の比重は　1……▶　1mℓ＝1g＝1,000mg

●1,000mgを100％とする。

1mℓの溶液中に100mg → 10％（10％＝100mg）

〃　　　　10mg → 1％（1％＝10mg）

※1％ 1mℓ＝10mgとなり換算式が成り立つ。

(0.01×1,000mg＝10mg)

臨床でよく使われる単位

(1)

	略　号	読　み　方	使　用　例
濃度	mg/dℓ	ミリグラム・パー・デシリットル	ビリルビン、尿素窒素、クレアチニン、血糖、コレステロール等の血中化学物質濃度
	μg/dℓ	マイクログラム・パー・デシリットル	Fe、アンモニア等の濃度
	μg/mℓ	マイクログラム・パー・ミリリットル	血中化学物質等の濃度
	ng/mℓ	ナノグラム・パー・ミリリットル	
	pg/mℓ	ピコグラム・パー・ミリリットル	
	mIU/mℓ	ミリ・国際単位・パー・ミリリットル	ホルモン等の濃度
	g/dℓ	グラム・パー・デシリットル	血色素、総蛋白等の濃度
	mEq/ℓ	ミリ当量・パー・リットル	Na、K、Cl、等の電解質の濃度
	IU/ℓ	アイユニット・パー・リットル	GOT、GPT、アミラーゼ、γ-GTP 等の酵素の濃度
	%	パーセント	ヘマトクリット
	/μℓ	マイクロリットル	血球数
	‰	プロミリ	網状赤血球
重さ	mg	ミリグラム	薬剤の力価
	kg/m^2	キログラム・パー・スクエアメートル	体表面積あたりの体重(制癌剤)
容量	mℓ	ミリリットル	薬剤の溶液
長さ	cm	センチメートル	超音波の計測
	Å	オングストローム (=10^{-10}m)	電顕的長さの単位
	μm	マイクロメートル	
	nm	ナノメートル	紫外線（光線）の波長
圧	mmHg	ミリメートル水銀柱	血圧、眼圧
	cmH_2O	センチメートル水柱	静脈圧
	mmH_2O	ミリメートル水柱	

(2)

	略　号	読　み　方	使　用　例
その他	**Gy**	グレイ	放射線吸収線量
	Sv	シーベルト	線量当量
	sec	秒	心電図の計測
	msec	ミリ秒	His 束心電図の計測
	Fr	フレンチ	気管内チューブ等の太さ（内径mm×４＋２または外径×３）
	PPm	ピーピーエム	百万分率（重量比・容量比）
	Hz	ヘルツ	聴力検査（音の高さ）
	Bq	ベクレル	放射能の強さ

10の累乗倍を表す単位の接頭語

接頭語	読み方	英文名	倍数	接頭語	読み方	英文名	倍数
M	メ　ガ	mega	10^{6}	**c**	セ　ン　チ	centi	10^{-2}
k	キ　ロ	kilo	10^{3}	**m**	ミ　リ	milli	10^{-3}
h	ヘ　ク　ト	hecto	10^{2}	μ	マイクロ	micro	10^{-6}
da	デ　カ	deca	10^{1}	**n**	ナ　ノ	nano	10^{-9}
d	デ　シ	deci	10^{-1}				

人 体 図

全身の骨格〈前面〉

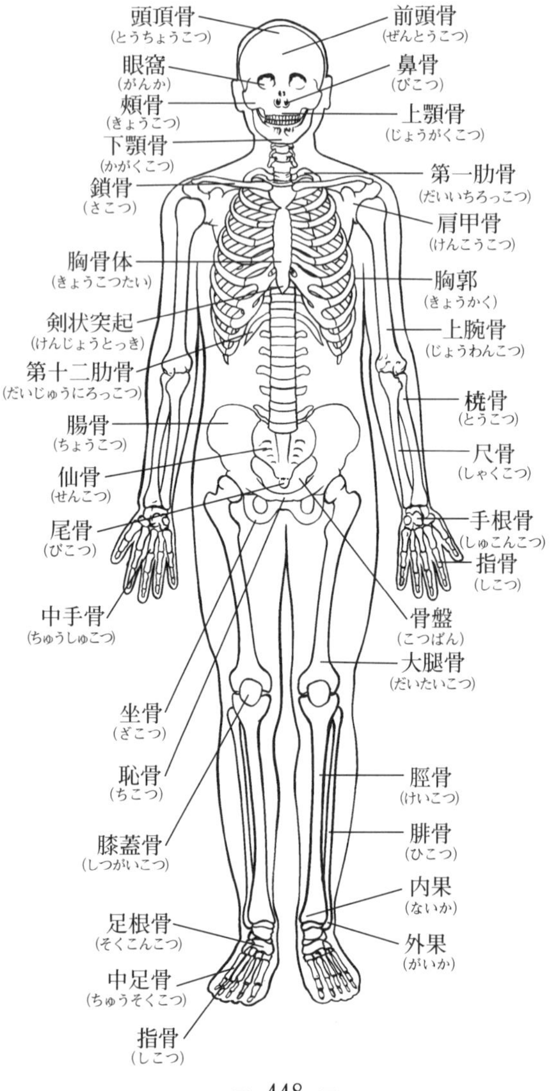

頭頂骨
(とうちょうこつ)
前頭骨
(ぜんとうこつ)
眼窩
(がんか)
鼻骨
(びこつ)
頰骨
(きょうこつ)
上顎骨
(じょうがくこつ)
下顎骨
(かがくこつ)
第一肋骨
(だいいちろっこつ)
鎖骨
(さこつ)
肩甲骨
(けんこうこつ)
胸骨体
(きょうこつたい)
胸郭
(きょうかく)
剣状突起
(けんじょうとっき)
上腕骨
(じょうわんこつ)
第十二肋骨
(だいじゅうにろっこつ)
橈骨
(とうこつ)
腸骨
(ちょうこつ)
尺骨
(しゃくこつ)
仙骨
(せんこつ)
手根骨
(しゅこんこつ)
尾骨
(びこつ)
指骨
(しこつ)
中手骨
(ちゅうしゅこつ)
骨盤
(こつばん)
大腿骨
(だいたいこつ)
坐骨
(ざこつ)
恥骨
(ちこつ)
脛骨
(けいこつ)
膝蓋骨
(しつがいこつ)
腓骨
(ひこつ)
内果
(ないか)
足根骨
(そくこんこつ)
外果
(がいか)
中足骨
(ちゅうそくこつ)
指骨
(しこつ)

全身の骨格〈後面〉

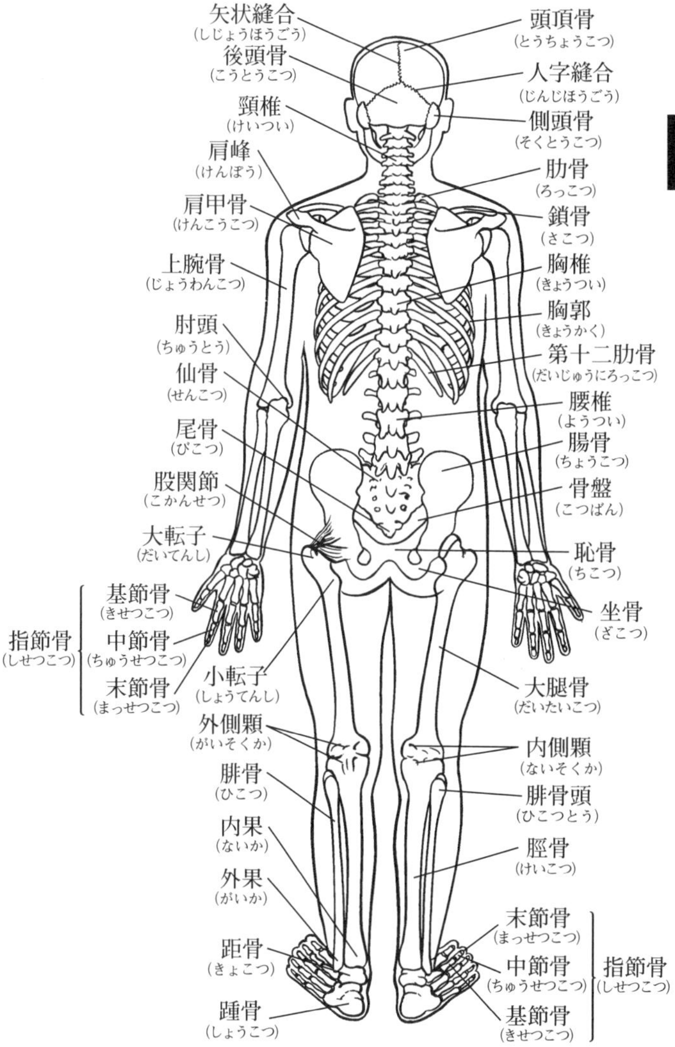

矢状縫合（しじょうほうごう）
後頭骨（こうとうこつ）
頸椎（けいつい）
肩峰（けんぽう）
肩甲骨（けんこうこつ）
上腕骨（じょうわんこつ）
肘頭（ちゅうとう）
仙骨（せんこつ）
尾骨（びこつ）
股関節（こかんせつ）
大転子（だいてんし）
指節骨（しせつこつ）
基節骨（きせつこつ）
中節骨（ちゅうせつこつ）
末節骨（まっせつこつ）
小転子（しょうてんし）
外側顆（がいそくか）
腓骨（ひこつ）
内果（ないか）
外果（がいか）
距骨（きょこつ）
踵骨（しょうこつ）
頭頂骨（とうちょうこつ）
人字縫合（じんじほうごう）
側頭骨（そくとうこつ）
肋骨（ろっこつ）
鎖骨（さこつ）
胸椎（きょうつい）
胸郭（きょうかく）
第十二肋骨（だいじゅうにろっこつ）
腰椎（ようつい）
腸骨（ちょうこつ）
骨盤（こつばん）
恥骨（ちこつ）
坐骨（ざこつ）
大腿骨（だいたいこつ）
内側顆（ないそくか）
腓骨頭（ひこつとう）
脛骨（けいこつ）
末節骨（まっせつこつ）
中節骨（ちゅうせつこつ）
基節骨（きせつこつ）
指節骨（しせつこつ）

筋系の全景〈前面〉

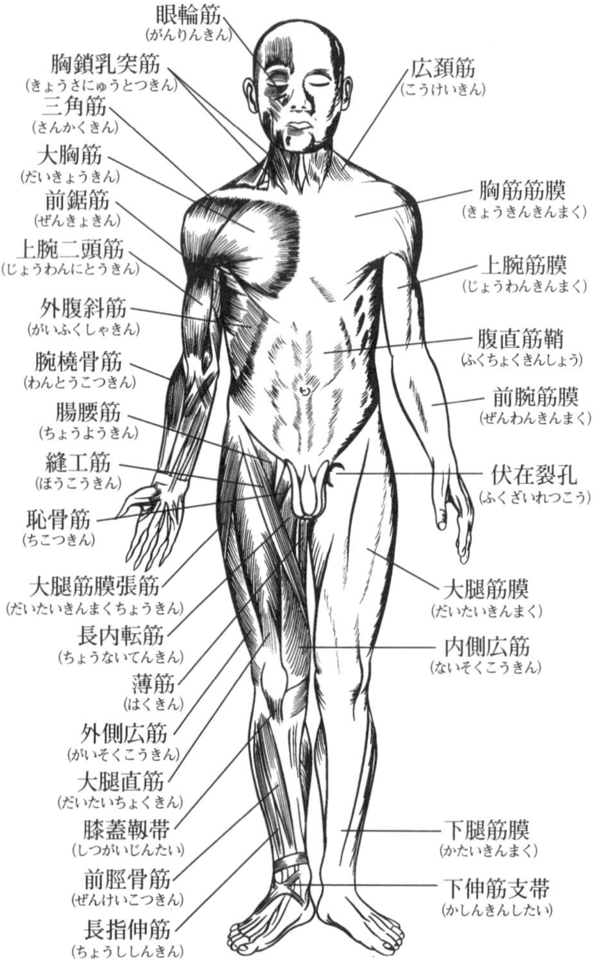
眼輪筋
(がんりんきん)
胸鎖乳突筋
(きょうさにゅうとつきん)
三角筋
(さんかくきん)
大胸筋
(だいきょうきん)
前鋸筋
(ぜんきょきん)
上腕二頭筋
(じょうわんにとうきん)
外腹斜筋
(がいふくしゃきん)
腕橈骨筋
(わんとうこつきん)
腸腰筋
(ちょうようきん)
縫工筋
(ほうこうきん)
恥骨筋
(ちこつきん)
大腿筋膜張筋
(だいたいきんまくちょうきん)
長内転筋
(ちょうないてんきん)
薄筋
(はくきん)
外側広筋
(がいそくこうきん)
大腿直筋
(だいたいちょくきん)
膝蓋靱帯
(しつがいじんたい)
前脛骨筋
(ぜんけいこつきん)
長指伸筋
(ちょうししんきん)
広頚筋
(こうけいきん)
胸筋筋膜
(きょうきんきんまく)
上腕筋膜
(じょうわんきんまく)
腹直筋鞘
(ふくちょくきんしょう)
前腕筋膜
(ぜんわんきんまく)
伏在裂孔
(ふくざいれつこう)
大腿筋膜
(だいたいきんまく)
内側広筋
(ないそくこうきん)
下腿筋膜
(かたいきんまく)
下伸筋支帯
(かしんきんしたい)

筋系の全景〈後面〉

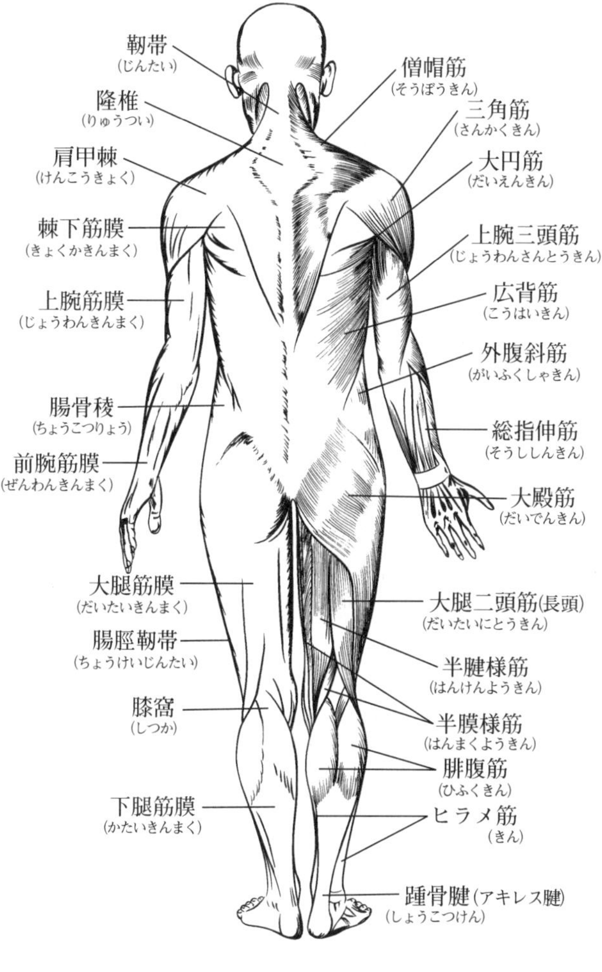
靭帯 (じんたい)
隆椎 (りゅうつい)
肩甲棘 (けんこうきょく)
棘下筋膜 (きょくかきんまく)
上腕筋膜 (じょうわんきんまく)
腸骨稜 (ちょうこつりょう)
前腕筋膜 (ぜんわんきんまく)
大腿筋膜 (だいたいきんまく)
腸脛靭帯 (ちょうけいじんたい)
膝窩 (しつか)
下腿筋膜 (かたいきんまく)
僧帽筋 (そうぼうきん)
三角筋 (さんかくきん)
大円筋 (だいえんきん)
上腕三頭筋 (じょうわんさんとうきん)
広背筋 (こうはいきん)
外腹斜筋 (がいふくしゃきん)
総指伸筋 (そうししんきん)
大殿筋 (だいでんきん)
大腿二頭筋(長頭) (だいたいにとうきん)
半腱様筋 (はんけんようきん)
半膜様筋 (はんまくようきん)
腓腹筋 (ひふくきん)
ヒラメ筋 (きん)
踵骨腱(アキレス腱) (しょうこつけん)

循環器〈血管の全景〉

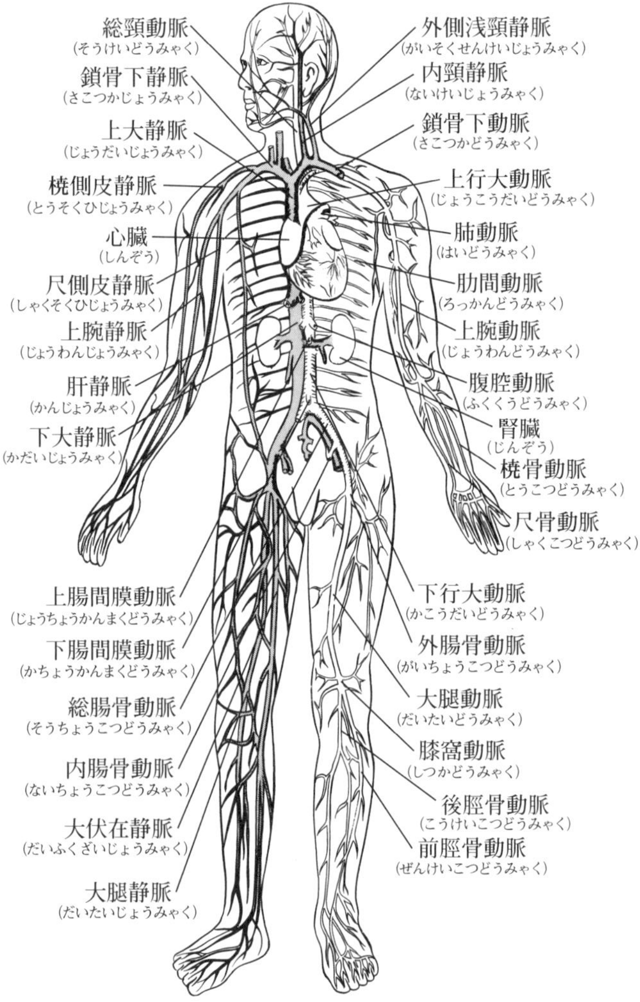
総頸動脈
(そうけいどうみゃく)
鎖骨下静脈
(さこつかじょうみゃく)
上大静脈
(じょうだいじょうみゃく)
橈側皮静脈
(とうそくひじょうみゃく)
心臓
(しんぞう)
尺側皮静脈
(しゃくそくひじょうみゃく)
上腕静脈
(じょうわんじょうみゃく)
肝静脈
(かんじょうみゃく)
下大静脈
(かだいじょうみゃく)
上腸間膜動脈
(じょうちょうかんまくどうみゃく)
下腸間膜動脈
(かちょうかんまくどうみゃく)
総腸骨動脈
(そうちょうこつどうみゃく)
内腸骨動脈
(ないちょうこつどうみゃく)
大伏在静脈
(だいふくざいじょうみゃく)
大腿静脈
(だいたいじょうみゃく)
外側浅頸静脈
(がいそくせんけいじょうみゃく)
内頸静脈
(ないけいじょうみゃく)
鎖骨下動脈
(さこつかどうみゃく)
上行大動脈
(じょうこうだいどうみゃく)
肺動脈
(はいどうみゃく)
肋間動脈
(ろっかんどうみゃく)
上腕動脈
(じょうわんどうみゃく)
腹腔動脈
(ふくくうどうみゃく)
腎臓
(じんぞう)
橈骨動脈
(とうこつどうみゃく)
尺骨動脈
(しゃくこつどうみゃく)
下行大動脈
(かこうだいどうみゃく)
外腸骨動脈
(がいちょうこつどうみゃく)
大腿動脈
(だいたいどうみゃく)
膝窩動脈
(しつかどうみゃく)
後脛骨動脈
(こうけいこつどうみゃく)
前脛骨動脈
(ぜんけいこつどうみゃく)

心　臓

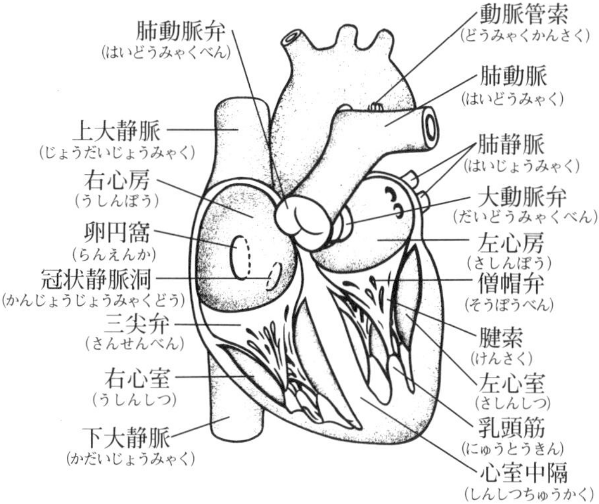
肺動脈弁
(はいどうみゃくべん)
上大静脈
(じょうだいじょうみゃく)
右心房
(うしんぼう)
卵円窩
(らんえんか)
冠状静脈洞
(かんじょうじょうみゃくどう)
三尖弁
(さんせんべん)
右心室
(うしんしつ)
下大静脈
(かだいじょうみゃく)
動脈管索
(どうみゃくかんさく)
肺動脈
(はいどうみゃく)
肺静脈
(はいじょうみゃく)
大動脈弁
(だいどうみゃくべん)
左心房
(さしんぼう)
僧帽弁
(そうぼうべん)
腱索
(けんさく)
左心室
(さしんしつ)
乳頭筋
(にゅうとうきん)
心室中隔
(しんしつちゅうかく)

〈心臓の位置〉

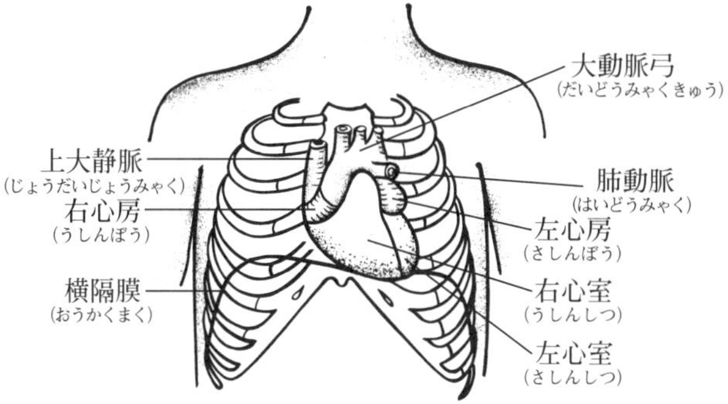
大動脈弓
(だいどうみゃくきゅう)
上大静脈
(じょうだいじょうみゃく)
右心房
(うしんぼう)
横隔膜
(おうかくまく)
肺動脈
(はいどうみゃく)
左心房
(さしんぼう)
右心室
(うしんしつ)
左心室
(さしんしつ)

リンパ系

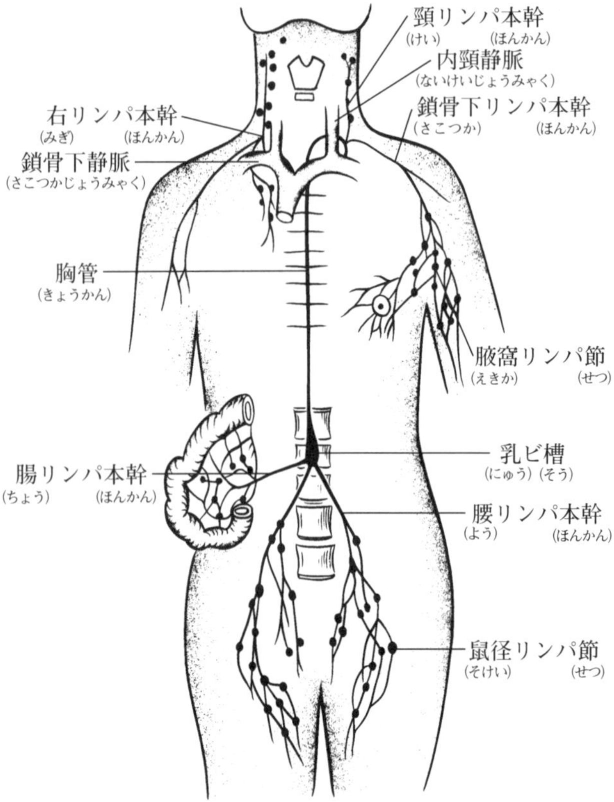
頸《けい》リンパ本幹《ほんかん》
内頸静脈《ないけいじょうみゃく》
右《みぎ》リンパ本幹《ほんかん》
鎖骨下《さこつか》リンパ本幹《ほんかん》
鎖骨下静脈《さこつかじょうみゃく》
胸管《きょうかん》
腋窩《えきか》リンパ節《せつ》
乳《にゅう》ビ槽《そう》
腸《ちょう》リンパ本幹《ほんかん》
腰《よう》リンパ本幹《ほんかん》
鼠径《そけい》リンパ節《せつ》

神経系の全景

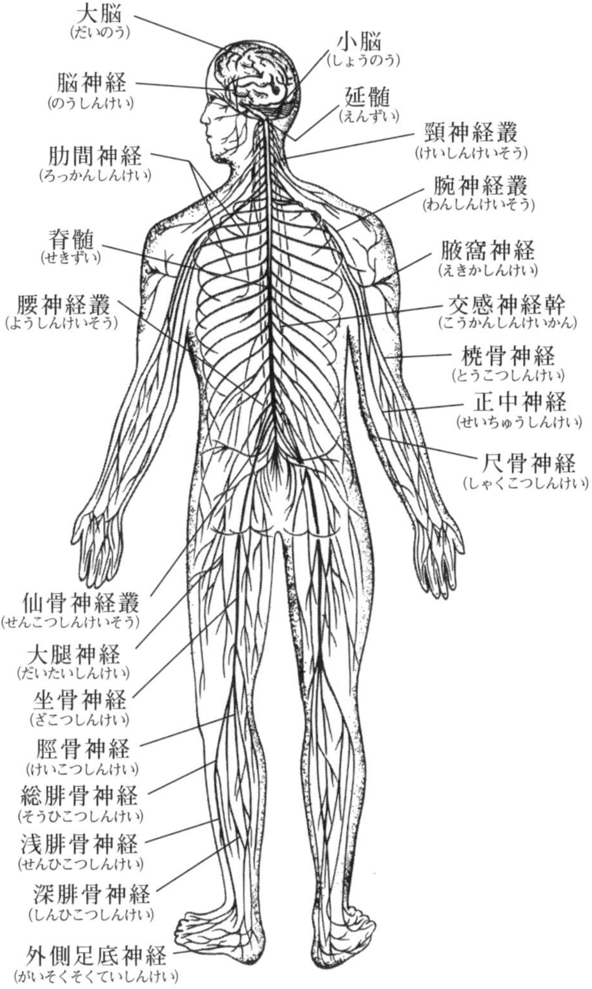
大脳
(だいのう)
小脳
(しょうのう)
脳神経
(のうしんけい)
延髄
(えんずい)
頸神経叢
(けいしんけいそう)
肋間神経
(ろっかんしんけい)
腕神経叢
(わんしんけいそう)
脊髄
(せきずい)
腋窩神経
(えきかしんけい)
腰神経叢
(ようしんけいそう)
交感神経幹
(こうかんしんけいかん)
橈骨神経
(とうこつしんけい)
正中神経
(せいちゅうしんけい)
尺骨神経
(しゃくこつしんけい)
仙骨神経叢
(せんこつしんけいそう)
大腿神経
(だいたいしんけい)
坐骨神経
(ざこつしんけい)
脛骨神経
(けいこつしんけい)
総腓骨神経
(そうひこつしんけい)
浅腓骨神経
(せんひこつしんけい)
深腓骨神経
(しんひこつしんけい)
外側足底神経
(がいそくそくていしんけい)

三叉神経
(さんさしんけい)

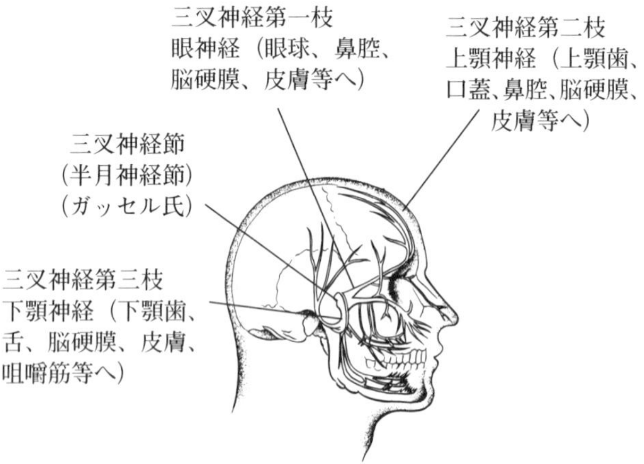

顔面神経その他

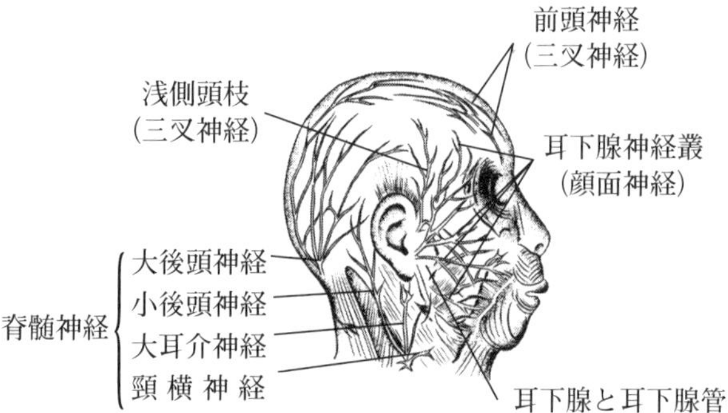

呼吸器〈全景〉

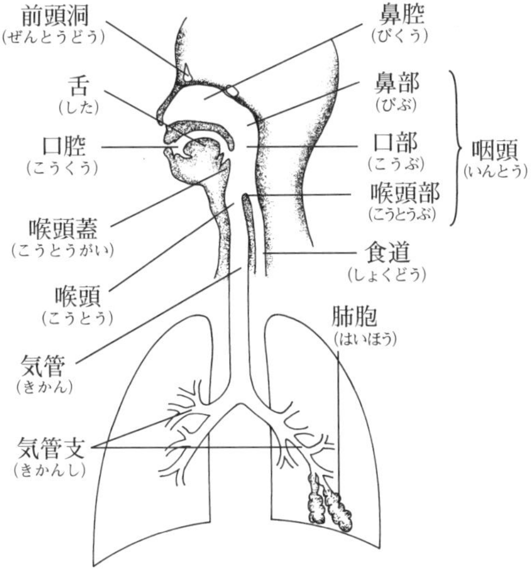
前頭洞
(ぜんとうどう)
鼻腔
(びくう)
舌
(した)
鼻部
(びぶ)
口腔
(こうくう)
口部
(こうぶ)
咽頭
(いんとう)
喉頭部
(こうとうぶ)
喉頭蓋
(こうとうがい)
食道
(しょくどう)
喉頭
(こうとう)
肺胞
(はいほう)
気管
(きかん)
気管支
(きかんし)

肺胞

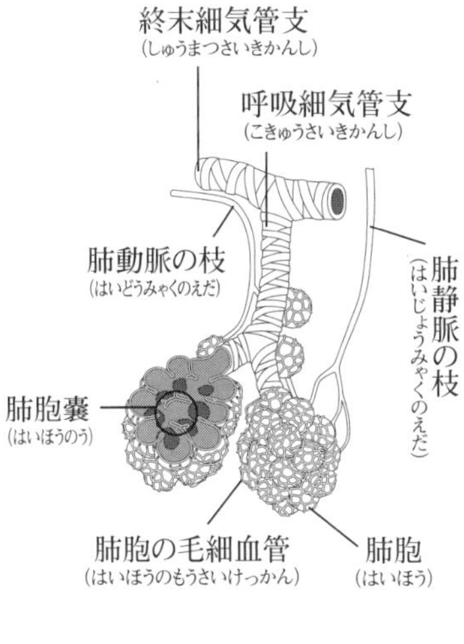
終末細気管支
(しゅうまつさいきかんし)
呼吸細気管支
(こきゅうさいきかんし)
肺動脈の枝
(はいどうみゃくのえだ)
肺静脈の枝
(はいじょうみゃくのえだ)
肺胞嚢
(はいほうのう)
肺胞の毛細血管
(はいほうのもうさいけっかん)
肺胞
(はいほう)

〈前胸部断面〉

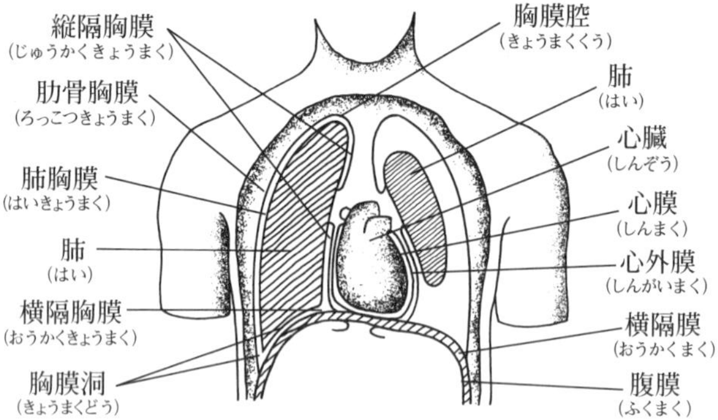

〈前胸部水平断面〉

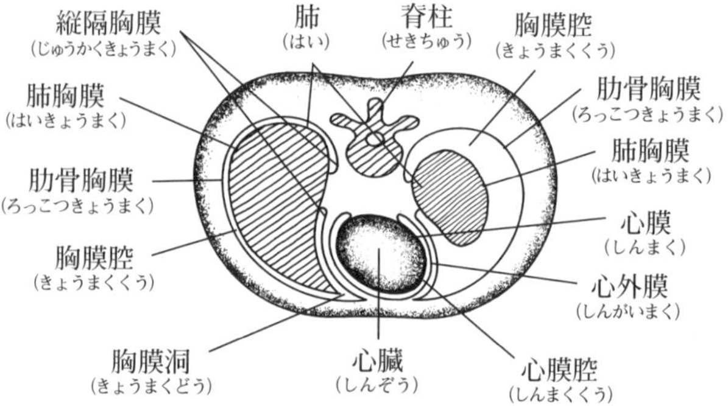

（左胸は気胸により肺が収縮した状態を示した。）

喉頭・気管・肺

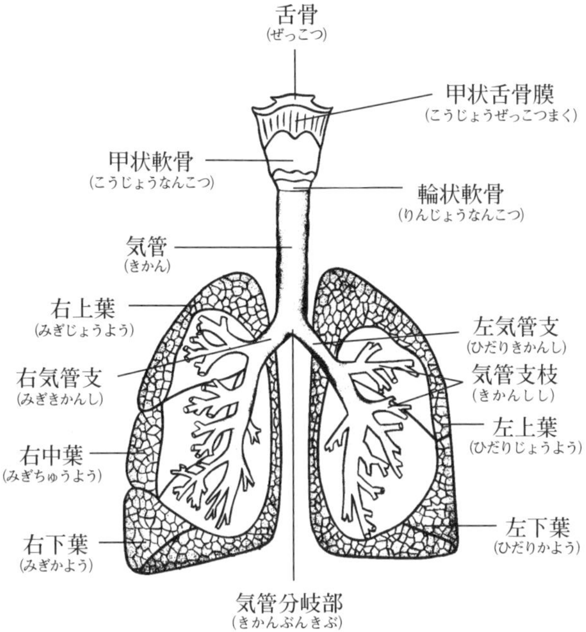
舌骨
(ぜっこつ)
甲状舌骨膜
(こうじょうぜっこつまく)
甲状軟骨
(こうじょうなんこつ)
輪状軟骨
(りんじょうなんこつ)
気管
(きかん)
右上葉
(みぎじょうよう)
左気管支
(ひだりきかんし)
右気管支
(みぎきかんし)
気管支枝
(きかんしし)
左上葉
(ひだりじょうよう)
右中葉
(みぎちゅうよう)
右下葉
(みぎかよう)
左下葉
(ひだりかよう)
気管分岐部
(きかんぶんきぶ)

消化器系の全景

小腸（十二指腸、空腸、回腸）
大腸（盲腸、結腸、直腸）

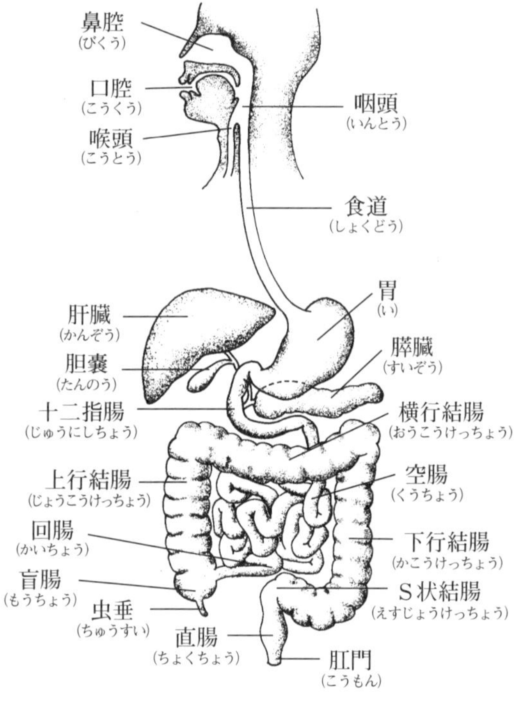

胃

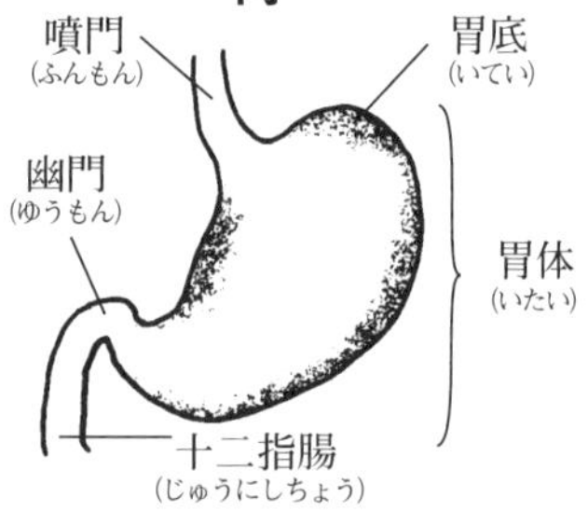

内分泌腺の分布

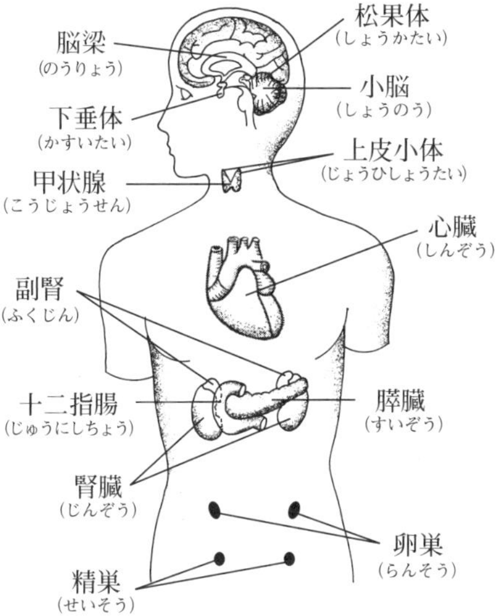

肝臓と膵臓

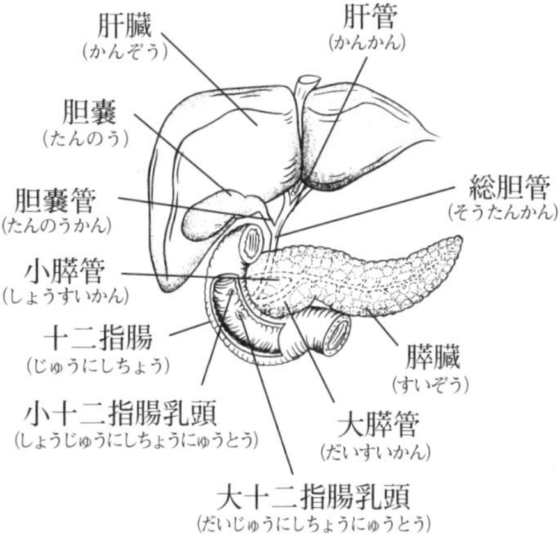

腹　膜〈矢状断面、半模型図〉

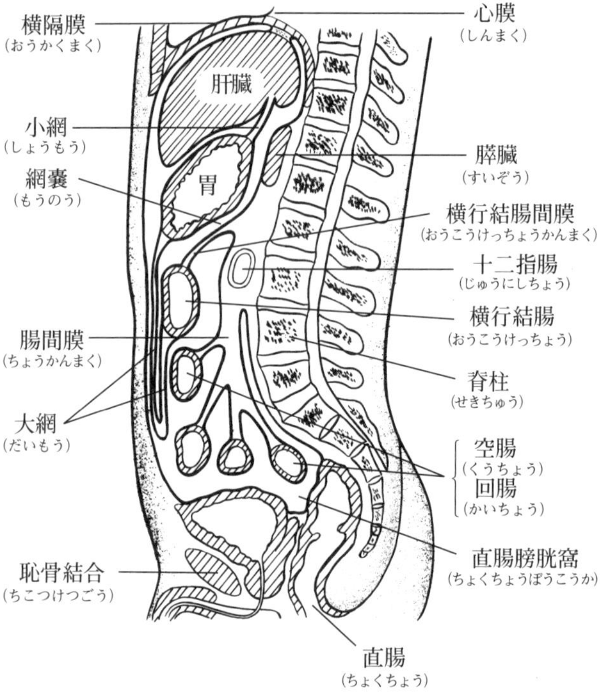

横隔膜
(おうかくまく)
心膜
(しんまく)
肝臓
小網
(しょうもう)
膵臓
(すいぞう)
網嚢
(もうのう)
胃
横行結腸間膜
(おうこうけっちょうかんまく)
十二指腸
(じゅうにしちょう)
横行結腸
(おうこうけっちょう)
腸間膜
(ちょうかんまく)
脊柱
(せきちゅう)
大網
(だいもう)
空腸
(くうちょう)
回腸
(かいちょう)
直腸膀胱窩
(ちょくちょうぼうこうか)
恥骨結合
(ちこつけつごう)
直腸
(ちょくちょう)

泌尿器

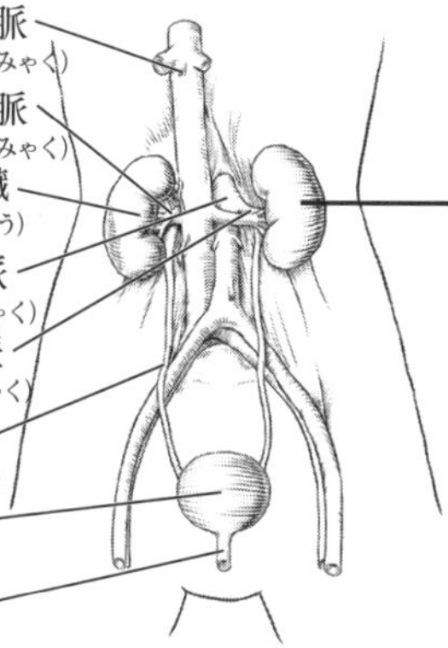

腎　臓

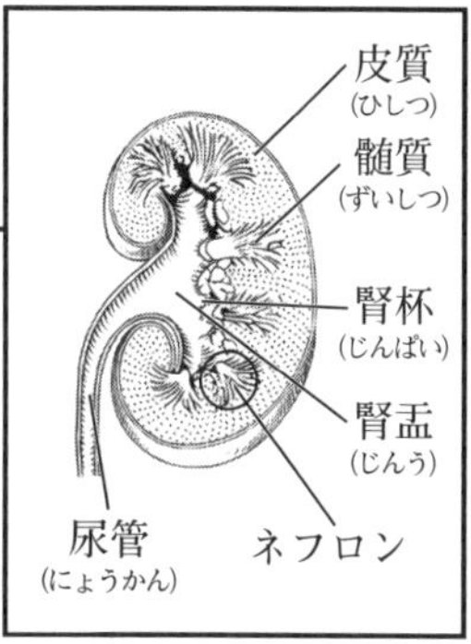

腎小体

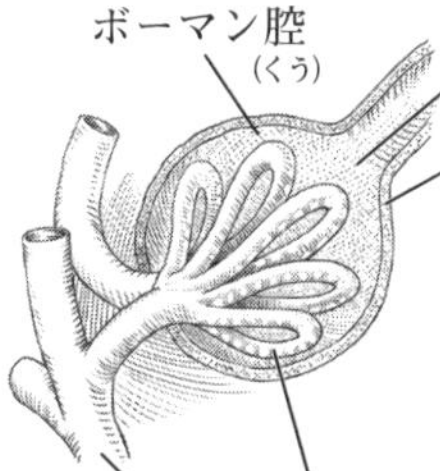

ネフロン

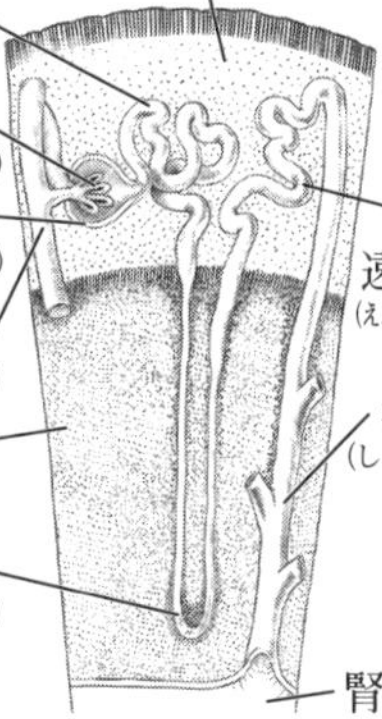

泌尿生殖器
〈男性〉

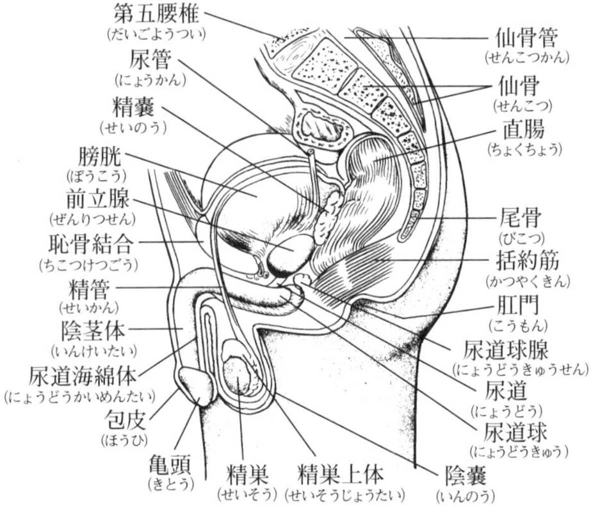

〈男性泌尿生殖器模型図〉

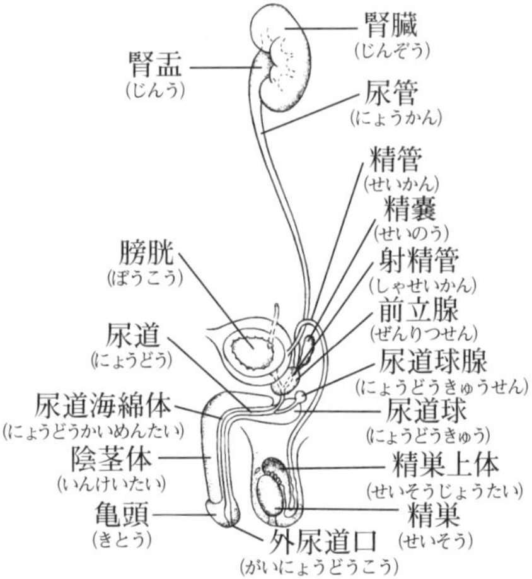

〈女性骨盤臓器〉

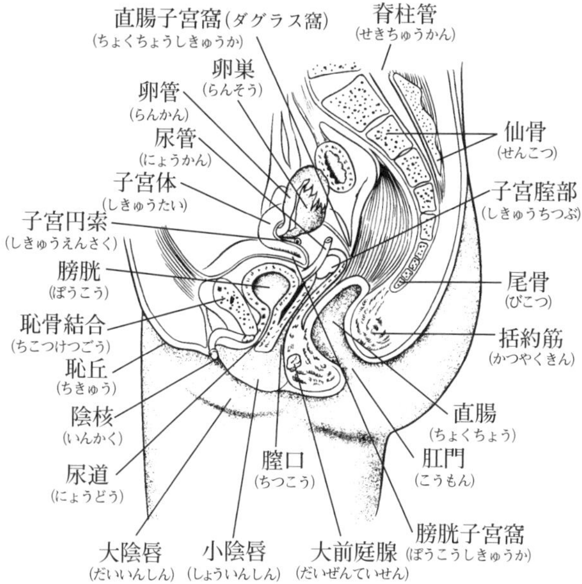

〈女性前額断面図〉

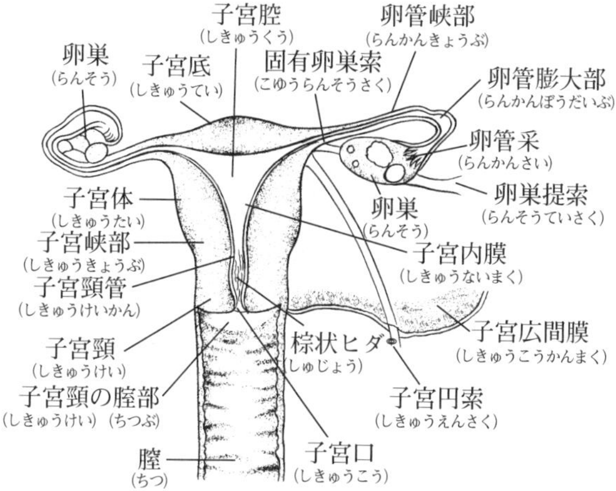

脳の構造

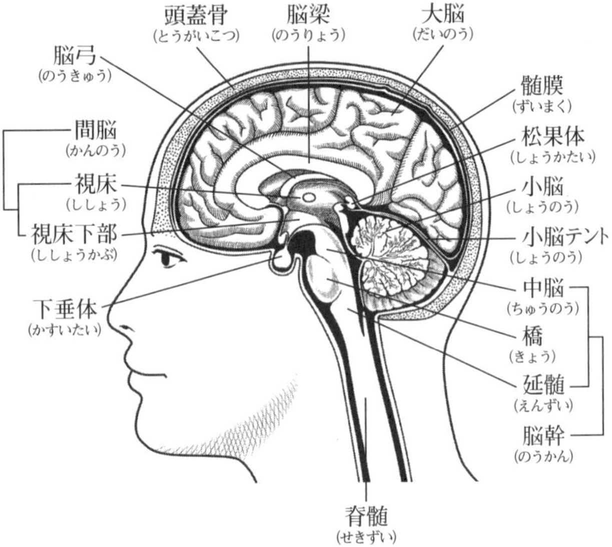

髄膜の構造
(脳の表面近くの前頭断面)

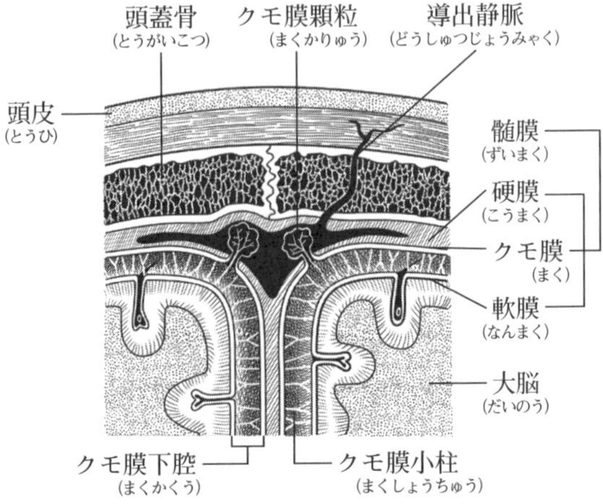

眼球とその付属器の縦断

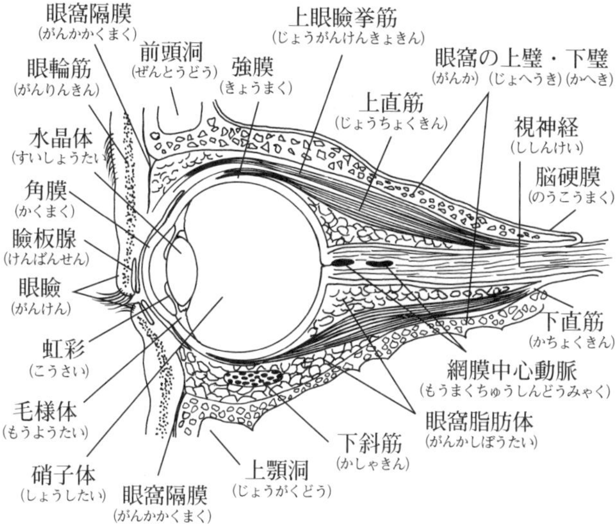

涙　器

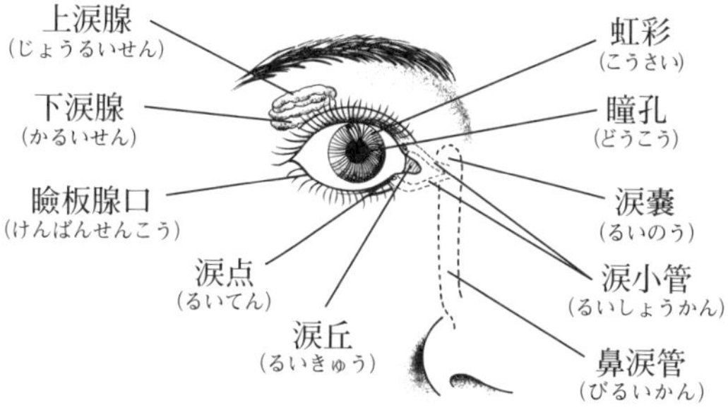

平衡感覚器の構成

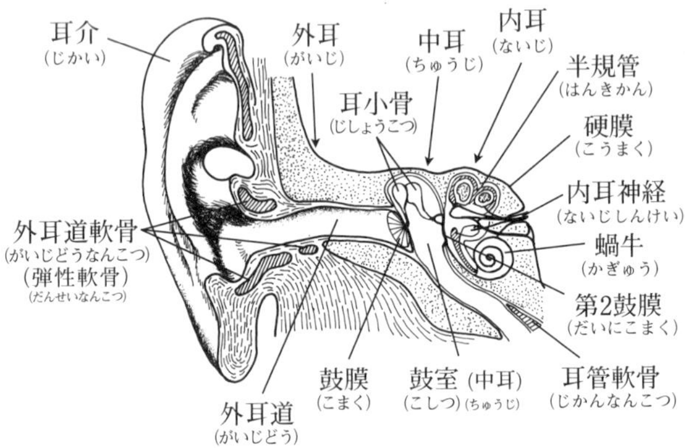

耳介
(じかい)
外耳
(がいじ)
中耳
(ちゅうじ)
内耳
(ないじ)
半規管
(はんきかん)
耳小骨
(じしょうこつ)
硬膜
(こうまく)
内耳神経
(ないじしんけい)
外耳道軟骨
(がいじどうなんこつ)
(弾性軟骨)
(だんせいなんこつ)
蝸牛
(かぎゅう)
第2鼓膜
(だいにこまく)
鼓膜
(こまく)
鼓室 (中耳)
(こしつ)(ちゅうじ)
耳管軟骨
(じかんなんこつ)
外耳道
(がいじどう)

口腔・鼻腔・咽頭〈矢状断面〉

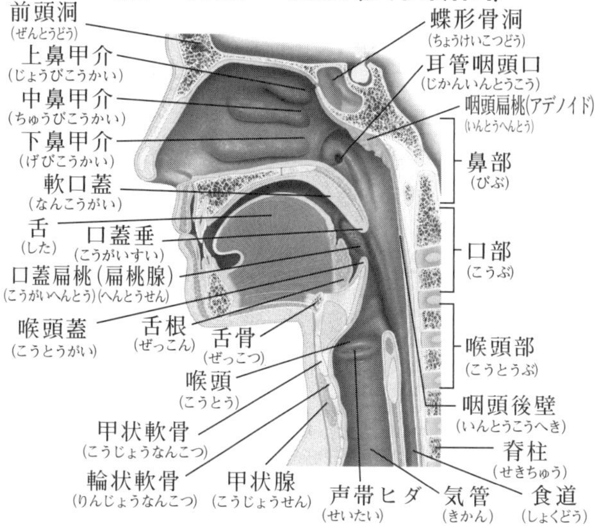

口　腔

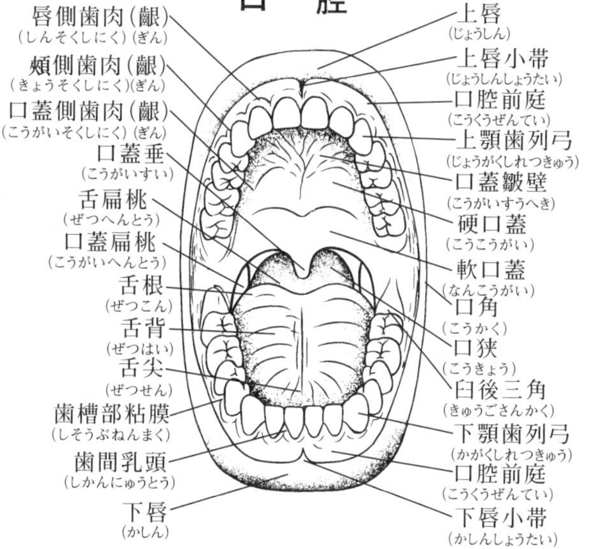

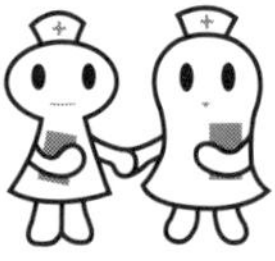

索　引

医療現場の基礎用語・知識
医療従事者・人体図

す

索引

医療関連団体名簿

社会保険診療報酬支払基金

北海道（01）
060-8551　札幌市中央区北７条西14丁目28番地22
☎011-241-8191

青森（02）
030-8502　青森市堤町１丁目５番１号
☎017-734-7126

岩手（03）
020-0883　盛岡市志家町10番35号
☎019-623-5436

宮城（04）
983-8504　仙台市宮城野区榴岡５丁目１番27号
☎022-295-7671

秋田（05）
010-8566　秋田市中通７丁目２番17号
☎018-836-6501

山形（06）
990-9559　山形市鉄砲町２丁目15番１号
☎023-622-4235

福島（07）
960-8555　福島市三河南町11番5号
☎024-531-3115

茨城（08）
310-8508　水戸市末広町１丁目１番８号
☎029-225-5522

栃木（09）
320-8577　宇都宮市塙田１丁目３番14号
☎028-622-7177

群馬（10）
371-8502　前橋市問屋町１丁目２番地４
☎027-252-1231

埼玉（11）
330-9511　さいたま市浦和区領家３丁目18番１号
☎048-882-6631

千葉（12）
260-8521　千葉市中央区問屋町２番１号
☎043-241-9151

東京（13）
171-8541　豊島区南池袋２丁目28番10号
☎03-3987-6181

神奈川（14）
231-8534　横浜市中区山下町34番地
☎045-661-1021

新潟（15）
950-8567　新潟市中央区新光町11番地２
☎025-285-3101

富山（16）
939-8214　富山市黒崎21番地
☎076-425-5561

石川（17）
920-8517　金沢市元菊町16番15号
☎076-231-2299

福井（18）
918-8518　福井市花堂東１丁目26番30号
☎0776-34-7000

山梨（19）
400-8503　甲府市湯田２丁目12番22号
☎055-226-5711

長野（20）
380-8535　長野市大字鶴賀1457番地44
☎026-232-8001

岐阜（21）
500-8740　岐阜市五坪１-１-１
☎058-246-7121

静岡（22）
422-8511　静岡市駿河区国吉田１丁目２番20号
☎054-265-3000

愛知（23）
462-8523　名古屋市北区大曽根４丁目８番57号
☎052-981-2323

三重（23）
514-8528　津市桜橋３丁目446番68
☎059-228-9195

滋賀（25）
520-0801　大津市におの浜２丁目２番８号
☎077-523-2561

京都（25）
615-0054　京都市右京区西院月双町36番地
☎075-312-2400

大阪（27）
530-8327　大阪市北区鶴野町２番12号
☎06-6375-2321

兵庫（28）
650-8528　神戸市中央区港島中町４丁目４番４
☎078-302-5000

奈良（29）
630-8529　奈良市佐保台西町114番地１
☎0742-71-9880

和歌山（30）
640-8530　和歌山市吹上２丁目５番14号
☎073-427-3711

鳥取（31）
680-8531　鳥取市扇町117番地
☎0857-22-5165

島根（32）
690-8533　松江市北田町33番１
☎0852-21-4178

岡山（33）
700-8533　岡山市北区新屋敷町２丁目１番16号
☎086-245-4411

広島（34）
733-8534　広島市西区中広町１丁目17番30号
☎082-294-6761

山口（35）
753-8522　山口市葵1丁目3番38号
☎083-922-5222

徳島（36）
770-0866　徳島市末広２丁目１番25号
☎088-622-4187

香川（37）
760-8537　高松市朝日町２丁目17番３号
☎087-851-4411

愛媛（38）
791-8021　松山市六軒家町2番13号
☎089-923-3800

高知（39）
780-8502　高知市神田593番地
☎088-832-3001

福岡（40）
812-8532　福岡市博多区美野島１丁目１番８号
☎092-473-6611

佐賀（41）
840-0801　佐賀市駅前中央３丁目10番１号
☎0952-31-5510

長崎（42）
852-8585　長崎市光町３番15号
☎095-862-7272

熊本（43）
860-8533　熊本市中央区本荘町667番地1
☎096-364-0105

大分（44）
870-8544　大分市新川町２丁目５番17号
☎097-532-8226

宮崎（45）
880-0813　宮崎市丸島町２番38号
☎0985-24-3101

鹿児島（46）
890-8552　鹿児島市宇宿１丁目52番12号
☎099-255-0121

沖縄（47）
902-8585　那覇市上間290番地１
☎098-836-0131

本部
105-0004　東京都港区新橋２丁目１番３号
☎03-3591-7441

国民健康保険団体連合会

北海道（01）
060-0062　札幌市中央区南二条西14丁目　国保会館
☎011-231-5161

青森（02）
030-0801　青森市新町２-４-１
青森県共同ビル３階
☎017-723-1336

岩手（03）
020-0025　盛岡市大沢川原３-７-30
☎019-623-4322

宮城（04）
980-0011　仙台市青葉区上杉１-２-３
宮城県自治会館内
☎022-222-7070

秋田（05）
010-0951　秋田市山王４-２-３
県市町村会館内（４階）
☎018-862-6864

山形（06）
991-0041　寒河江市大字寒河江字久保６番地
☎0237-87-8000

福島（07）
960-8043　福島市中町３-７
☎024-523-2754

茨城（08）
310-0852　水戸市笠原町 978-26
茨城県市町村会館内
☎029-301-1550

栃木（09）
320-0033　宇都宮市本町３-９
栃木県本町合同ビル
☎028-622-7242

群馬（10）
371-0846　前橋市元総社町 335-８
☎027-290-1363

埼玉（11）
338-0002　さいたま市中央区大字下落合1704　国保会館
☎048-824-2761

千葉（12）
263-8566　千葉市稲毛区天台６-４-３
☎043-254-7318

東京（13）
102-0072　千代田区飯田橋３-５-１
東京区政会館11階
☎03-6238-0011

神奈川（14）
220-0003　横浜市西区楠町27-１
国保会館
☎045-329-3400

新潟（15）
950-8560　新潟市中央区新光町７-１　新潟県自治会館別館内
☎025-285-3030

富山（16）
930-8538　富山市下野字豆田995番地の３　富山県市町村会館内
☎076-431-9827

石川（17）
920-0968　金沢市幸町12-１
石川県幸町庁舎４階
☎076-261-5191

福井（18）
910-0843　福井市西開発４-202-１
福井県自治会館４階
☎0776-57-1611

山梨（19）
400-8587　甲府市蓬沢１-15-35
山梨県自治会館４階
☎055-223-2111

長野（20）
380-0871　長野市大字西長野字加茂北 143-８　長野県自治会館
☎026-238-1550

岐阜（21）
500-8385　岐阜市下奈良２-２-１
☎058-275-9820

静岡（22）
420-8558　静岡市葵区春日２-４-34
☎054-253-5530

愛知（23）
461-8532　名古屋市東区泉１-６-５
☎052-962-1221

三重（24）
514-8553　津市桜橋２-96
三重県自治会館内
☎059-228-9151

滋賀（25）
520-0043　大津市中央４-５-９
滋賀県国保会館
☎077-522-2651

京都（26）
600-8411　京都市下京区烏丸通四条下ル水銀屋町620番地
☎075-354-9011

大阪（27）
540-0028　大阪市中央区常盤町１-３-８　中央大通りＦＮビル内
☎06-6949-5309

国民健康保険団体連合会

兵庫（28）
650-0021　神戸市中央区三宮町1-9-1-1801
☎078-332-5601

奈良（29）
634-0061　橿原市大久保町 302-1 奈良県市町村会館内
☎0744-29-8311

和歌山（30）
640-8137　和歌山市吹上2-1-22-501　日赤会館内
☎073-427-4678

鳥取（31）
680-0061　鳥取市立川町6丁目176　鳥取県東部総合事務所5階
☎0857-20-3680

島根（32）
690-0825　松江市学園1-7-14
☎0852-21-2113

岡山（33）
700-8568　岡山市北区桑田町17-5 国保会館
☎086-223-9101

広島（34）
730-8503　広島市中区東白島町19-49 国保会館
☎082-554-0770

山口（35）
753-8520　山口市朝田1980-7
☎083-925-2003

徳島（36）
771-0135　徳島市川内町平石若松78-1
☎088-666-0111

香川（37）
760-0066　高松市福岡町2-3-2 香川県自治会館内
☎087-822-7431

愛媛（38）
791-8550　松山市高岡町101-1
☎089-968-8800

高知（39）
780-8536　高知市丸ノ内2-6-5
☎088-820-8400

福岡（40）
812-8521　福岡市博多区吉塚本町13-47
☎092-642-7800

佐賀（41）
840-0824　佐賀市呉服元町7-28 佐賀県国保会館
☎0952-26-4181

長崎（42）
850-0025　長崎市今博多町8番地2 国保会館内
☎095-826-7291

熊本（43）
862-8639　熊本市東区健軍2-4-10　熊本県市町村自治会館
☎096-365-0811

大分（44）
870-0022　大分市大手町2-3-12
☎097-534-8470

宮崎（45）
880-8581　宮崎市下原町 231-1
☎0985-25-4901

鹿児島（46）
890-0064　鹿児島市鴨池新町7-4
☎099-206-1029

沖縄（47）
900-8559　那覇市西3-14-18
☎098-863-2321

国保中央会
100-0014　東京都千代田区永田町1-11-35　全国町村会館内
☎03-3581-6821

後期高齢者医療広域連合電話番号一覧

都道府県	TEL
北海道	011−290−5601
青森県	017−721−3821
岩手県	019−606−7500
宮城県	022−266−1026
秋田県	018−838−0610
山形県	0237−84−7100
福島県	024−528−9025
茨城県	029−309−1211
栃木県	028−627−6805
群馬県	027−256−7171
埼玉県	048−833−3125
千葉県	043−308−6768
東京都	0570−086−519
神奈川県	045−440−6700
新潟県	025−285−3221
富山県	076−465−7502
石川県	076−223−5171
福井県	0776−54−6330
山梨県	055−236−5671
長野県	026−229−5320
岐阜県	058−387−6368
静岡県	054−270−5520
愛知県	0570−011−558
三重県	059−221−6883

都道府県	TEL
滋賀県	077−522−3013
京都府	075−344−1202
大阪府	06−4790−2028
兵庫県	078−326−2612
奈良県	0744−29−8430
和歌山県	073−428−6688
鳥取県	0858−32−1097
島根県	0852−20−2236
岡山県	086−245−0090
広島県	082−502−3010
山口県	083−921−7110
徳島県	088−677−3666
香川県	087−811−1866
愛媛県	089−911−7734
高知県	088−821−4525
福岡県	092−651−3111
佐賀県	0952−64−8476
長崎県	095−816−3930
熊本県	096−368−6511
大分県	097−534−1771
宮崎県	0985−62−0921
鹿児島県	099−206−1397
沖縄県	098−963−8012

診療報酬に関する照会先 （令和6年3月5日現在）

都道府県	事業所等の名称	電話番号
北 海 道	医療課	011−796−5105
青 森	青森事務所	017−724−9200
岩 手	岩手事務所	019−907−9070
宮 城	指導監査課（宮城）	022−206−5217
秋 田	秋田事務所	018−800−7080
山 形	山形事務所	023−609−0140
福 島	福島事務所	024−503−5030
茨 城	茨城事務所	029−277−1316
栃 木	栃木事務所	028−341−8486
群 馬	群馬事務所	027−896−0488
埼 玉	指導監査課（埼玉）	048−851−3060
千 葉	千葉事務所	043−382−8102
東 京	東京事務所	03−6692−5126
神 奈 川	神奈川事務所	045−270−2053
新 潟	新潟事務所	025−364−1847
山 梨	山梨事務所	055−209−1001
長 野	長野事務所	026−474−4346
富 山	富山事務所	076−439−6570
石 川	石川事務所	076−210−5140
岐 阜	岐阜事務所	058−249−1822
静 岡	静岡事務所	054−355−2015
愛 知	指導監査課（愛知）	052−228−6179
三 重	三重事務所	059−213−3533
福 井	福井事務所	0776−25−5373
滋 賀	滋賀事務所	077−526−8114
京 都	京都事務所	075−256−8681
大 阪	指導監査課（大阪）	06−7663−7663
兵 庫	兵庫事務所	078−325−8925
奈 良	奈良事務所	0742−25−5520
和 歌 山	和歌山事務所	073−421−8311
鳥 取	鳥取事務所	0857−30−0860
島 根	島根事務所	0852−61−0108
岡 山	岡山事務所	086−239−1275
広 島	指導監査課（広島）	082−223−8209
山 口	山口事務所	083−902−3171

診療報酬に関する照会先　（令和6年3月5日現在）

都道府県	事業所等の名称	電話番号
徳 島	徳島事務所	088−602−1386
香 川	指導監査課（香川）	087−851−9593
愛 媛	愛媛事務所	089−986−3156
高 知	高知事務所	088−826−3116
福 岡	指導監査課（福岡）	092−707−1125
佐 賀	佐賀事務所	0952−20−1610
長 崎	長崎事務所	095−801−4201
熊 本	熊本事務所	096−284−8001
大 分	大分事務所	097−535−8061
宮 崎	宮崎事務所	0985−72−8880
鹿 児 島	鹿児島事務所	099−201−5801
沖 縄	沖縄事務所	098−833−6006

厚生労働省HPより

〈年齢早見表2024年〉

生年	西暦	年齢	干支
R6	2024年	0歳	辰
R5	2023年	1歳	卯
R4	2022年	2歳	寅
R3	2021年	3歳	丑
R2	2020年	4歳	子
R1 H31	2019年	5歳	亥
H30	2018年	6歳	戌
H29	2017年	7歳	酉
H28	2016年	8歳	申
H27	2015年	9歳	未
H26	2014年	10歳	午
H25	2013年	11歳	巳
H24	2012年	12歳	辰
H23	2011年	13歳	卯
H22	2010年	14歳	寅
H21	2009年	15歳	丑
H20	2008年	16歳	子
H19	2007年	17歳	亥
H18	2006年	18歳	戌
H17	2005年	19歳	酉
H16	2004年	20歳	申
H15	2003年	21歳	未
H14	2002年	22歳	午
H13	2001年	23歳	巳
H12	2000年	24歳	辰
H11	1999年	25歳	卯
H10	1998年	26歳	寅
H9	1997年	27歳	丑
H8	1996年	28歳	子
H7	1995年	29歳	亥
H6	1994年	30歳	戌
H5	1993年	31歳	酉
H4	1992年	32歳	申
H3	1991年	33歳	未

生年	西暦	年齢	干支
H2	1990年	34歳	午
H1 S64	1989年	35歳	巳
S63	1988年	36歳	辰
S62	1987年	37歳	卯
S61	1986年	38歳	寅
S60	1985年	39歳	丑
S59	1984年	40歳	子
S58	1983年	41歳	亥
S57	1982年	42歳	戌
S56	1981年	43歳	酉
S55	1980年	44歳	申
S54	1979年	45歳	未
S53	1978年	46歳	午
S52	1977年	47歳	巳
S51	1976年	48歳	辰
S50	1975年	49歳	卯
S49	1974年	50歳	寅
S48	1973年	51歳	丑
S47	1972年	52歳	子
S46	1971年	53歳	亥
S45	1970年	54歳	戌
S44	1969年	55歳	酉
S43	1968年	56歳	申
S42	1967年	57歳	未
S41	1966年	58歳	午
S40	1965年	59歳	巳
S39	1964年	60歳	辰
S38	1963年	61歳	卯
S37	1962年	62歳	寅
S36	1961年	63歳	丑
S35	1960年	64歳	子
S34	1959年	65歳	亥
S33	1958年	66歳	戌
S32	1957年	67歳	酉

生年	西暦	年齢	干支
S31	1956年	68歳	申
S30	1955年	69歳	未
S29	1954年	70歳	午
S28	1953年	71歳	巳
S27	1952年	72歳	辰
S26	1951年	73歳	卯
S25	1950年	74歳	寅
S24	1949年	75歳	丑
S23	1948年	76歳	子
S22	1947年	77歳	亥
S21	1946年	78歳	戌
S20	1945年	79歳	酉
S19	1944年	80歳	申
S18	1943年	81歳	未
S17	1942年	82歳	午
S16	1941年	83歳	巳
S15	1940年	84歳	辰
S14	1939年	85歳	卯
S13	1938年	86歳	寅
S12	1937年	87歳	丑
S11	1936年	88歳	子
S10	1935年	89歳	亥
S9	1934年	90歳	戌
S8	1933年	91歳	酉
S7	1932年	92歳	申
S6	1931年	93歳	未
S5	1930年	94歳	午
S4	1929年	95歳	巳
S3	1928年	96歳	辰
S2	1927年	97歳	卯
S1 T15	1926年	98歳	寅
T14	1925年	99歳	丑
T13	1924年	100歳	子
T12	1923年	101歳	亥

※誕生日前は年齢早見表より1歳引いてください。

R…令和　H…平成　S…昭和　T…大正　　2024年4月現在

♣ご意見・ご要望を下記までお寄せ下さい。

日本医療事務協会

・ＦＡＸ　03-5909-1503

・e-mail　info-ijinet@nk-create.co.jp

・〒160-0023

東京都新宿区西新宿１-23-７

新宿ファーストウエスト７階

医療事務

ハンドブック2024

＜検印廃止＞

2024年5月15日　発行

編集・発行　株式会社日本教育クリエイト

日本医療事務協会

〒160-0023 東京都新宿区西新宿１-23-７

新宿ファーストウエスト７階

電話（03）5909-1508

FAX（03）5909-1503

編　　者　森 泰代／渡邉みどり／六笠喜以子

印刷・製本　株式会社　岡良印刷社

ISBN978-4-907906-23-8

C3047 ¥2400E

定価2,640円（本体2,400円+税10%）